Innenwelt verlag

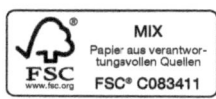

MIX
Papier aus verantwor-
tungsvollen Quellen
FSC® C083411

6. Auflage 2021

Umschlaggestaltung: Silke Bunda Watermeier, www.watermeier.net

Coverfoto: www.sxc.hu

Copyright © 2009 Innenwelt Verlag GmbH, Köln

Alle Rechte vorbehalten

Nachdruck und fotomechanische Wiedergabe, auch auszugsweise,

nur mit Genehmigung des Verlages

www.innenwelt-verlag.de

Druck: CPI books, Leck

Printed in Germany

ISBN 978-3-936360-51-6

WILFRIED NELLES

DAS LEBEN
HAT KEINEN
RÜCKWÄRTSGANG

**Die Evolution des Bewusstseins,
spirituelles Wachstum und das Familienstellen**

INHALT

Teil II

Bewusstsein und Therapie

Die Aufstellungsmethode:
Sprung ins Unbekannte

Inhalte und Erkenntnisse des Familienstellens

Vorwort

ICH BIN JETZT 60 JAHRE ALT UND HABE, SO KOMMT ES MIR VOR, IN meinem erwachsenen Dasein mindestens drei Leben gelebt. Das erste war das eines Intellektuellen, eines Studenten, Assistenten, jungen Forschers und Dozenten an der Universität. Es dauerte bis zu meinem 33. Lebensjahr, dann begann das zweite: das Leben eines spirituellen Suchers als Schüler des indischen Meisters Osho. Es endete ungefähr mit 48. Dann merkte ich plötzlich, dass ich kein Schüler und kein Sucher mehr war, ich wollte einfach wieder normal und gewöhnlich sein. Das war, nachdem ich mit dem Familienstellen begonnen hatte und es zu meinem Beruf geworden war.

Der Sucher hat auf den Intellektuellen eine lange Zeit ziemlich herabgeschaut, er hielt sich für besser. Das hat ihm der Intellektuelle – oder das, wofür er stand, was er zu meinem Leben beigetragen hatte – übel genommen und ihm seine Unterstützung verwehrt. Konkret sah dies so aus, dass das, was ich zu sagen oder geschrieben hatte oder auf andere Weise mitteilen wollte, kaum jemanden interessierte. Jedenfalls nicht so sehr, dass es jemandem genug Geld wert gewesen wäre, dass ich davon hätte leben können. Zwischenzeitlich konnte ich einige Jahre überhaupt nicht mehr schreiben. Und mein Doktortitel schien vollkommen wertlos.

Das hätte dem Sucher natürlich egal sein können, schließlich ging es ihm um „höhere" Dinge. War es aber nicht, denn irgendwie musste er ja auch leben. Das hat er zwar geschafft, aber es blieb das Gefühl, dass etwas nicht so war, wie es sein sollte – nicht, weil ich es unbedingt anders haben wollte, sondern weil es sich tatsächlich nicht richtig anfühlte. Dessen ungeachtet strebte der Sucher nach dem Höchsten: der Erleuchtung. Bei einigen Gelegenheiten hatte er Momente grenzenloser Liebe zu allem und jedem erfahren, hatte das Leben in einem Grashalm und einer Blume sich bewegen und pulsieren gesehen, hatte buchstäblich in sie hinein und den Saft fließen gesehen, das innere Leuchten und Strahlen eines Regentropfens bestaunt und in vollkommener, zeit- und absichtsloser Stille gesessen. Das waren keine Drogenerfahrungen und nichts, was er irgendwie gemacht hätte, es war einfach plötzlich da gewesen, meist in oder nach einer Meditation. Er wusste, dass da mehr war, als er sich in seinem ersten, intellektuellen Leben je hätte vorstellen können. Aber es glitt ihm immer wieder aus den Fingern, die erleuchteten Momente blieben Momente, und statt mehr wurden sie, so schien es jedenfalls, weniger.

Als mir das Familienstellen begegnete, wusste ich sofort, dass ich hier etwas finden würde, was mir gefehlt hatte, und ich wusste sofort, dass ich damit arbeiten würde. Es dauerte nicht lange, bis der Sucher sich zur Ruhe begab. Ich hatte gefunden, was ich brauchte: meine Wurzeln. Und ich begann, mich um mein ganz gewöhnliches Leben nicht nur notdürftig zu kümmern, sondern es auch zu schätzen. Ich gestand mir meine Wünsche ein, zum Beispiel so schnöde Dinge wie ein richtig tolles Auto, und erlaubte mir, die Leistung anzuerkennen, die hinter meinem Doktortitel stand; ich versteckte ihn nicht mehr, sondern trug ihn mit Achtung vor dem Intellektuellen. Er zahlte es mir sofort zurück, ich erntete nicht nur die lang ersehnte Anerkennung und finanzielle Belohnung für meine Arbeit, sondern fühlte mich auch von meinem Titel mitgetragen.

Und die Erleuchtung? Ich habe sie vergessen. Wenn sie will, wird sie mich finden, und wenn es sein soll, werde ich bereit für sie sein. Bis dahin kümmere ich mich jedoch um das, was vor mir liegt. Seit zehn Jahren meditiere ich nicht mehr, und ich fühle mich dem Jetzt mehr verbunden als damals. Damit sage ich nichts gegen Meditation, sie hat mir bestimmt geholfen, eine gewisse Gelassenheit zu erlangen. Aber ich will nicht mehr irgendwo hin, sondern lasse die Dinge und mich selbst sein, wie sie sind und wie ich bin. Man sagt ja, auch die Erleuchtung läge unmittelbar vor einem, sie sei nicht weit weg, sondern ganz nah. Wenn es so ist, werde ich sie wohl finden, auch ohne nach ihr zu suchen. Gerade habe ich ein paar Zeilen von Eckhard Tolle gelesen, schöne, wahre Worte. Tolle ist ja ganz „in", aber mich interessiert er nicht wirklich. Es gibt da ein Gefühl in mir, das mir sagt: Das ist alles wahr, und das weiß ich alles schon. Worauf es ankommt ist aber nicht, irgendwohin zu gelangen und ein besseres Bewusstsein zu bekommen, sondern mit und in dem zu leben, wo ich gerade bin. Wenn das mein Ego ist, dann ist es eben so und dann soll es wohl auch so sein. Und wenn es etwas anderes ist, dann ist es auch in Ordnung.

Damit komme ich zu diesem Buch. Ich schreibe es, weil es sich bei mir gemeldet hat und ich mich dazu aufgefordert fühlte. Die Bewusstseinsstufen, die es beschreibt, stellen eine Weiter- oder Höherentwicklung bis hin zur Erleuchtung dar. Sie scheint mir das letztendliche Ziel der Evolution zu sein, die für mich insgesamt eine Evolution des Bewusstseins ist, in der dieses sich Schritt für Schritt selbst erfährt und erkennt. Es geht mir aber nicht darum, wie man dieses Ziel möglichst schnell oder effektiv erreicht. Es ist auch kein Ziel, das man sich setzen könnte, es ist ein innerer Zweck, ein inneres Ziel, ein Telos. Für mich nehme ich wahr, dass ich dann entspannt bin, wenn ich im Einklang bin mit der Bewegung, wie sie gerade ist. In diesem Sinne beschreibe ich die Stufen des Bewusstseins als etwas, was zu seiner Zeit immer richtig ist, so wie ich heute den Intellektuellen, der ich einst war, ganz in mein Herz geschlossen habe und ihn für meine damalige Lebenszeit als richtig ansehe. Ohne ihn hätte ich dieses Buch nie schreiben können; wäre ich bei ihm stehen geblieben, aber auch nicht. Das gilt ebenso für den Sucher, auch wenn ich jetzt nicht mehr – oder vielleicht auch nur anders – suche. Ohne ihn wäre ich an der Wahrheit ewig vorbeigelaufen. Nicht, dass ich sie jetzt gefunden, dass ich sie jetzt hätte, aber ich habe dank seiner einen Sinn dafür entwickelt, sie wahrzunehmen. Hätte ich aber nicht aufgehört, nach ihr (der Wahrheit, der Erleuchtung oder wie immer man es nennen mag) zu suchen, wäre ich immer noch zu beschäftigt, sie in den Dingen des Alltags zu bemerken.

Das Buch handelt aber nicht nur von der persönlichen spirituellen Suche. Sie erscheint mir nur als Widerspiegelung einer Bewegung, die das Bewusstsein insgesamt treibt. Eigentlich gibt es Bewusstsein nur als etwas Ganzes, die Aufteilung in persönliches, gesellschaftliches oder kollektives Bewusstsein (und weitere Ebenen) ist zwar hilfreich, aber letztlich doch künstlich. Wir bewegen uns mit unserem persönlichen Bewusstsein nicht nur immer in einem überpersönlichen Bewusstseinsfeld, sondern unser Bewusstsein ist im Grunde nichts anderes als ein – natürlich sehr partieller – Ausdruck des Bewusstseins schlechthin. Und unsere eigene Bewusstseinsbewegung ist nur verständlich im Kontext dieser Gesamtbewegung.

Ich stelle hier aber kein theoretisches Buch vor, mich interessiert das Bewusstsein nur in praktischer Hinsicht. Denn es ist unser Bewusstsein, das entscheidet, wie wir uns fühlen, wie wir unser Leben sehen und ob wir glücklich oder unglücklich sind. Und da scheint es mir, dass wir umso mehr leiden, je weiter unser Sein und unser Bewusstsein auseinanderklaffen. Hier kommt die Therapie ins Spiel als ein Mittel, Sein und Bewusstsein miteinander zu verbinden. Dem, was war, zustimmen, in Einklang kommen mit dem, was ist, und entstehen lassen, was gerade entstehen will – das sind für mich die Prozesse, um die es bei der Therapie geht. Ein guter Therapeut ist einer, der in der Lage ist, seinem Klienten dabei behilflich zu sein, diesen Einklang zu finden. Dabei, so meine Hoffnung, kann die Landkarte des Bewusstseins, die ich hier skizziere, vielleicht einige Dienste erweisen. Nicht, indem sie einem sagt, was richtig ist, sondern indem sie vielleicht die innere Einsicht für das fördert, was gerade angesagt und angemessen ist. Und indem sie die Wertschätzung für jede der beschriebenen Stufen fördert.

Dazu scheint mir die Aufstellungsarbeit besonders geeignet, sofern sie mit einer Bewusstheit über die Entwicklung des Bewusstseins einhergeht. Bei den Aufstellungen zeigt sich die Wirklichkeit auf eine bisher nicht gekannte Weise, sie bringen uns unmittelbar in Kontakt mit uns selbst und den Menschen und Ereignissen, die am stärksten auf unser Leben einwirken, und zeigen uns die Wahrheit unserer Seele. Insbesondere helfen sie bei der Würdigung dessen, woher wir kommen, und bei der Sichtbarmachung einer Perspektive, wohin wir gehen. Und da die Aufstellungen mit Körper, Seele und Geist unmittelbar erlebt werden können, unterstützen sie diese Prozesse auf eine erfahrbare und ganzheitliche Weise. Allerdings hat die Aufstellungsarbeit bisher selbst keine klare Perspektive dafür, wo sie (beziehungsweise wo welche Variante von ihr) im Prozess der spirituellen Entwicklung hingehört. In diesem Punkt möchte ich mit meinem Buch ebenfalls zur Klärung beitragen.

Wilfried Nelles, Marmagen, im Mai 2009

Dank

Ich bedanke mich an dieser Stelle erstmalig bei all meinen Lehrern, guten wie weniger guten, freundlichen wie weniger freundlichen. Ich habe sie alle gebraucht, und sie haben mir alle auf ihre Weise geholfen. Danke.

Besonders wichtig waren für mich zwei Menschen, die sich zwar nicht als Lehrer verstanden, von denen ich aber vielleicht deshalb mit am meisten gelernt habe: Osho, als dessen spiritueller Schüler ich mich fünfzehn Jahre lang verstanden habe, und Bert Hellinger, der mir zehn Jahre eine lebendige Quelle der Inspiration und ein freundschaftlicher Wegbegleiter war. Ich habe mich von beiden getrennt, weil ich weiter zu gehen hatte, bleibe ihnen aber in Dankbarkeit und Liebe verbunden.

Erwähnen möchte ich auch meinen langjährigen Freund Deva Basir (Roland Werner), mit dem ich vor zwanzig Jahren vieles diskutiert und von dem ich vieles gelernt habe, was jetzt in mein Wachstumsmodell eingegangen ist.

Heinrich Breuer und Joachim Vogel haben die erste Fassung des Manuskripts gelesen und mich vor einigen Fehlern bewahrt und mir wichtige Hinweise gegeben, und die vertrauensvolle Zusammenarbeit mit Heinrich Breuer bei mehreren Kongressen und in unserem gemeinsamen Institut *Eurasys* hat mich in vielfacher Weise gestärkt und ermutigt.

Meine Verlegerin Jivana Werner, Weggefährtin und Freundin seit über zwanzig Jahren (mein Gott, jetzt merke ich, wie alt ich bin!), hat fest an dieses Buch geglaubt, mir alle Zeit gelassen, die ich brauchte, und mir damit großen Rückhalt gegeben. Danke, Jivana.

Und last but not least hat meine Frau wieder einmal die Aufs und Abs meiner Buchschwangerschaft begleitet, mir als „Sparringspartnerin" gedient, geduldig zugehört und mir mit ihren Kommentaren wichtige Hinweise gegeben. Auch an dich, Birgid, ein großes Dankeschön.

Teil 1

DIE EVOLUTION DES
MENSCHLICHEN BEWUSSTSEINS

WIE SICH DAS BEWUSSTSEIN *ENT*-WICKELT

Alte und neue Götter

Die Welt dreht sich immer schneller, und mancher wird vom Schwindel erfasst. Geld, Geld, Geld scheint das einzige, was noch zählt. Ob es sich um die Vergütung von Managern, um die Ablösesummen und Gehälter von Fußballern oder um Renditen für Aktien und andere Geldanlagen handelt: Es geht nur um mehr und noch mehr. Und selbst damit ist es nicht genug: Tag für Tag werden krumme Geschäfte und Betrügereien der Wohlhabenden aufgedeckt. Vor einigen Jahren blickte mir auf der Frankfurter Buchmesse von Werbeplakaten für den Großen Brockhaus Marcel Reich-Ranicki entgegen, begleitet von dem Spruch: „Wer viel weiß, will noch mehr wissen." Dieses Motto eignet sich, über das Wissen hinaus, zur generellen Charakterisierung unserer Zeit: Wer viel hat, will noch mehr haben. Erich Fromms „Haben oder Sein" mag den Bücherschrank zieren und für manche Sonntagsrede hervorgeholt werden – praktisch ist die Sache längst entschieden: *Haben* ist angesagt. Den biedermännischen Mahnungen und Verurteilungen glaubt niemand mehr. Wer heute auf die anderen zeigt und die „Gier" der Finanzjongleure anprangert, kann morgen selbst am Pranger stehen. Wenn der Lotto-Jackpot im zweistelligen Millionenbereich liegt, verdoppelt sich die Zahl der Lottospieler. Herr und Frau Jedermann sind genauso gierig wie die von der Wallstreet.

Wir müssen wieder Werte vermitteln, lautet die verbreitete Devise. Alte Tugenden sollen her, die Kinder sollen wieder wertbezogen erzogen werden. Was das bringt, zeigt beispielhaft die Geschichte der amerikanischen Vizepräsidentschaftskandidatin

Sarah Palin. Während sie einen Feldzug für die Wiederherstellung konservativer Werte im Allgemeinen und für die Enthaltsamkeit vor der Ehe im Besonderen durchführt, hat ihre minderjährige Tochter Sex mit einem jungen Mann, dessen Mutter wegen Drogendelikten verhaftet wurde. Das ist zwar nicht Palins Schuld, aber es sollte jedem zu denken geben, der meint, man könnte das Rad zurückdrehen. Wenn man annimmt, dass Sarah Palin versucht hat, ihre Tochter im Sinne ihres politischen Programms zu erziehen, dann zeigt ihr Beispiel: Das geht nicht einmal in der eigenen Familie. Frau Palin selbst zeigt ihre Tugendhaftigkeit und ihren Sinn für Werte, indem sie sich mit teuersten Designerkleidern versorgt, die aus Parteispenden bezahlt werden, und ihr Amt benutzt, um persönliche Rache zu üben. Darüber kann man, je nach Weltanschauung, entsetzt sein oder sich schadenfroh amüsieren, aber beides verdeckt nur einen grundlegenden Tatbestand: Die alten Ordnungen gelten nicht mehr, die sogenannten Werte geben keine praktische Orientierung mehr, und vor allem: einen Weg zurück gibt es nicht. Denn dies ist nicht nur die Geschichte einer amerikanischen Hausfrau, die an die Spitze der Weltmacht wollte, sondern es ist – mehr oder weniger – genauso wie die Jagd nach dem Lotto-Jackpot unser aller Geschichte.

Die „alten Werte" haben ausgedient. Sie wurzeln in einem Bewusstsein, das heute nur noch in Restbeständen vorhanden ist. Von diesen Restbeständen zehren wir noch, während wir sie gleichzeitig zerstören. Vielleicht ist „zerstören" aber auch der falsche Ausdruck. Sie erodieren, verschwinden von selbst, sterben einfach. Es ist der Lauf der Dinge, der Weg der Welt. Ein Weg, der nicht umgedreht, noch nicht einmal aufgehalten werden kann. Vor einigen Jahren, kurz nach der Jahrtausendwende, habe ich in Budapest vom Burghügel aus auf die andere Seite der

Donau mit ihren wunderbaren alten Gebäuden aus dem 19. und frühen 20. Jahrhundert geschaut. Einige wurden gerade renoviert, andere strahlten bereits wieder im alten Glanz. Es war, als sei eine Stadt, die im Koma gelegen hat, wieder zum Leben erwacht. Plötzlich hatte ich eine Eingebung: Die Kommunisten haben versucht, die Welt anzuhalten. Sie widersetzten sich dem eigengesetzlichen Lauf der Dinge und wollten der Welt ihren eigenen Plan aufzwingen. Sie wollten ihre „Werte" durchsetzen. Ich konnte richtig sehen, wie die Welt dabei fast erstickt wäre.

Auch in unserem persönlichen Leben sind wir tot, bevor wir sterben, wenn wir dem Leben unseren Plan aufzuzwingen versuchen. Das Leben hat seine ganz eigene Bewegung, und es will, dass wir vorwärts gehen. Manche sehnen sich nach der Kindheit zurück, aber sie kommt nie mehr wieder. Viele meinen, ihnen sei früher etwas vorenthalten worden und sie müssten noch etwas bekommen, beispielsweise von ihren Eltern. Beklagen sich über zu wenig Aufmerksamkeit, Liebe, Fürsorge, Schutz, Geborgenheit. Aber da gibt es nichts mehr, Nachbesserungen sieht unsere Existenz nicht vor. Einzig die Erkenntnis, dass alles richtig ist, wie es ist und war, dass wir alles haben, was wir brauchen, kann uns wirklich helfen. Andere suchen sich das, was ihnen fehlt, bei anderen Menschen, vor allem bei ihren Partnern. Aber die denken nicht daran, Mamis oder Papis Defizite zu übernehmen. Selbst wenn sie es versuchen, geben sie früher oder später erschöpft auf. Und wir können nicht nur nicht zurück, sondern auch die Gegenwart zerrinnt uns zwischen den Fingern, wenn wir sie festhalten wollen. Das Leben geht unaufhaltsam vorwärts, von der Wiege bis zur Bahre. Nur unser Bewusstsein hält mit dieser Lebensbewegung nicht Schritt, wir wollen sie anhalten, zurückdrehen, manchmal vielleicht auch vorwärts springen. All dies ist vergeblich und führt zugleich zu einer modernen Volkskrankheit:

Stress. In meiner Kindheit war das Wort noch unbekannt, zumindest auf dem Land, wo ich herkomme. Stress ist nichts anderes als das Leiden an einer Diskrepanz zwischen dem, was ich will oder empfinde oder glaube, tun (oder sein) zu müssen, und dem, was tatsächlich ist. Mit anderen Worten: eine Diskrepanz zwischen Sein und Bewusstsein. Die einzig wirksame Stresstherapie besteht daher darin, das Bewusstsein mit dem Sein zu versöhnen.

Das ist allerdings nicht ganz einfach, weil das moderne Bewusstsein sich gerade dadurch auszeichnet, dass es sich gegen das Sein stellt. Es ist eine einzige Rebellion gegen das Sein, gegen das Sosein der Dinge. Nachdem die Menschheit sich eine kleine Ewigkeit lang mehr oder weniger ins Sein gefügt oder allenfalls versucht hat, das Ganze mit Opfer, Gebet und Magie etwas zu beeinflussen, steckt der moderne Mensch seine gesamte Energie in die Beherrschung des Seins, versucht, es sich untertan zu machen. Das Einverstandensein mit den Dingen und Verhältnissen oder gar die Hingabe an das, was ist, gilt als Fatalismus. Gleichzeitig ergibt man sich fatalistisch dem sogenannten Lebenskampf, zu dem es scheinbar keine Alternative gibt. Die meisten von uns empfinden die heutige Zeit als das Ende einer langen Entwicklung, nach der nichts Neues, qualitativ anderes mehr kommen kann, anstatt als Stufe in einem Prozess, der weit über uns hinausreicht. Das geschichtliche Denken ist nur rückwärts gewandt, nach vorne, in die Zukunft, scheint es keine Entwicklung mehr zu geben. Dies ist die tiefste, zugleich jedoch versteckteste Form des Endzeitdenkens, und sie herrscht mitten im Kern der modernen Gesellschaft. Es ist der Glaube unseres aufgeklärten Zeitalters, dass wir Heutigen das Ende der Menschheitsentwicklung seien; dass das menschliche Bewusstsein, der menschliche Geist, seine höchste Form erreicht habe, die zwar noch endlos zu verfeinern und zu verbessern, aber nicht in eine höhere Form zu transzendieren sei beziehungsweise sich aus der ihr selbst innewohnenden Dynamik, die uns bis hierher geführt hat, zu höheren Stufen weiterentwickeln könnte; dass die Wissenschaft der Gipfel sei, hinter dem es keinen Anstieg mehr gibt, sondern nur noch Abstürze in dunkelste Tiefen; dass das aufgeklärte Denken, die so genannte Vernunft, die höchstmögliche Stufe menschlicher Entwicklung sei, dass, mit einem Satz, „das Ende der Geschichte" – so der Titel eines viel beachteten Buchs eines hoch geachteten Wissenschaftlers[1] – erreicht sei. Zwar redet man gerade in der Moderne ununterbrochen von Fortschritt und investiert sein ganzes Leben da hinein, aber es ist kein Fortschritt zu etwas Höherem, sondern nur die endlose (und alternativlose) Verbesserung des Bestehenden. Fortschritt wird rein technisch verstanden, als immer weitergehende Beherrschung der Natur. Das Bewusstsein selbst hat seinen Gipfel längst erreicht, auch wenn der Mensch sich nach wie vor barbarisch verhält. Dieser Gipfel ist aber in Wahrheit eine endlose Ebene, auf der man immer weiter fortschreitet, ohne sich noch ein wirkliches Höher, das heißt ein höheres (oder tieferes) Bewusstsein auf einer qualitativ anderen Ebene vorstellen zu können. Das ist Endzeit in Reinkultur.

Demgegenüber vertrete ich hier die These, dass wir uns gerade erst *in der Mitte* der Entwicklung des Bewusstseins befinden. Vielleicht ist diese Mitte ein besonders kritischer Ort (ähnlich wie die individuelle Lebensmitte mit ihrer „midlife crisis"), weil hier – mit der Verwirklichung von Vernunft und Individualität – tatsächlich der gesamte bisherige Prozess kulminiert und sich die Entwicklung in gewisser Weise umkehrt: nämlich hin zu einer neuen Form von Ganzheitlichkeit. Aber die Vorstellung, das menschliche Bewusstsein hätte in uns, abgesehen von der Verbesserung

---

1. Francis Fukuyama, *Das Ende der Geschichte*, 1992 (Kindler).

unserer technischen Mittel, seinen Höhepunkt erreicht, scheint mir nicht nur ziemlich vermessen, sondern auch Ausdruck eines ganz ungeschichtlichen, egozentrischen und nicht gerade logischen Denkens. Natürlich kann sich die Aufklärung mit ihren eigenen Mitteln, also mithilfe der Vernunft, nicht über sich selbst hinausbewegen – ebenso, wie die Religion sich mithilfe des Glaubens nicht über sich selbst aufklären konnte, sondern es des Zweifels und der Vernunft bedurfte, um die Beschränktheit des Glaubens zu sehen. Aber wieso sollte es nicht auch ein Jenseits der Vernunft, ein transrationales Bewusstsein geben, das sich qualitativ vom rationalen Bewusstsein abhebt und dieses überschreitet?[2]

Um diese Frage zu beantworten, müssen wir uns dem Bewusstsein selbst zuwenden. Wenn wir dies tun, sehen wir, dass nicht nur die äußere Natur vorwärts drängt, auch nicht nur unser äußeres Leben, sondern auch das Bewusstsein, also das innere Leben. Und zwar sowohl das Bewusstsein jedes Einzelnen als auch das Bewusstsein der Menschheit als Ganzes. Im ersten Drittel unseres persönlichen Lebens kann man dies gut beobachten: Ein größeres Kind hat ein anderes Bewusstsein als ein Säugling, ein Jugendlicher ein anderes als ein Kind, ein Erwachsener ein anderes als ein Jugendlicher. Dann hört es bei den meisten auf, weiter geht das Wachstum des Bewusstseins nicht mehr. Jedenfalls nicht in qualitativer Hinsicht. Der Unterschied zwischen einem kindlichen und einem erwachsenen Bewusstsein ist nämlich ein qualitativer. Der Erwachsene weiß nicht nur mehr, sondern er sieht die Welt grundsätzlich anders, er lebt quasi in einer anderen Welt als ein Kind (sofern sein Bewusst-

---

2. *Ein kleines Indiz dafür, wie fremd diese Vorstellung dem gegenwärtigen Denken erscheint (obwohl ein großer Denker wie Ken Wilber seit einem Vierteljahrhundert fast jedes Jahr ein neues Buch dazu veröffentlicht), zeigt mir gerade das – ansonsten ausgezeichnete – Rechtschreibprogramm meines Computers, dass das Wort „transrational" rot unterschlängelt als Zeichen dafür, dass es falsch geschrieben oder ihm unbekannt ist.*

sein nicht, was nicht gerade selten geschieht, auf der kindlichen Stufe stehen geblieben ist). So ist es auch mit dem Bewusstsein insgesamt, also dem kollektiven Menschheitsbewusstsein. Auch dieses entwickelt sich und wächst, und zwar so, dass wir die Welt auf verschiedenen Bewusstseinsstufen völlig unterschiedlich erfahren und verstehen. Jede Stufe hat ihre eigene Weltsicht, ihre eigenen Wahrheiten, ihre eigenen Vorzüge, ihre eigenen Lernschritte und ihre eigenen Probleme. Dass, zum Beispiel, wir Heutigen meist meinen, keine Zeit zu haben, ist für einen Menschen einer vormodernen Bewusstseinsstufe völlig unverständlich. Wenn es dort etwas in Hülle und Fülle gab (und immer noch gibt), dann Zeit. Aber die Natur oder der Hunger waren, anders als heute, eine ständige Bedrohung. Und die Götter und Geister waren real. Ich war einmal auf einem Seminar eines Amazonas-Schamanen, es war eine *Ayahuasca*-Zeremonie. *Ayahuasca* ist nach unseren Maßstäben eine stark halluzinogene Droge, bei den Indianern gilt sie als heilige Pflanze, die unter Anleitung von Eingeweihten für Heilzeremonien und die Kommunikation mit den Göttern benutzt wird. Der Schamane redete nie von einer Pflanze oder gar Droge und deren Wirkungen, sondern nur vom *Ayahuasca*-Geist, den man einnähme und mit dem man nach der Einnahme des Trankes in Kontakt käme. Und der Geist war gleichzeitig ein Gott. Ein Teilnehmer fragte ihn, ob er das mit dem Geist metaphorisch oder wörtlich meine. Der Schamane, ein junger Mann, der recht gut englisch sprach und sich ganz modern verhielt, schaute den Fragesteller verständnislos an. Er verstehe die Frage nicht, sagte er. Ob er glaube, dass es tatsächlich solch einen *Ayahuasca*-Geist gäbe, erläuterte der Teilnehmer. Ja natürlich gibt es den, antwortete der Indio, das habe mit Glauben überhaupt nichts zu tun, das sei einfach so. Jeder im Regenwald wüsste das.

Heute haben wir andere Geister, die für uns real sind. Sie heißen Dax, Dow-Jones und Nikkei, und Walhalla nennt sich jetzt neumodisch Wallstreet. Wie die alten Götter regieren sie unser Leben nach Lust und Laune. Selbst wenn wir nicht an sie glauben und ihnen nicht opfern, mischen sie sich ein, indem sie uns Erdbeben an den Börsen und ähnliche Naturkatastrophen schicken, die indirekt auch die treffen, die nicht dort wohnen. Dem Buschmann im afrikanischen Regenwald oder dem Orang Asli in Kalimantan können sie noch egal sein, für sein Leben sind seine alten Götter noch wichtiger. Aber für die meisten anderen regieren neue Herren den Götterhimmel. Jede Zeit, jedes Bewusstsein bringt seine eigenen Leistungen hervor und schafft sich seine eigenen Probleme. Irgendwann gehen diese so tief oder reichen so weit, dass sie innerhalb des bestehenden Bewusstseins nicht mehr lösbar sind. Nicht nur neue Instrumente sind nötig (für die Regulierung der Finanzmärkte mögen sie noch ausreichen), sondern ein neues Bewusstsein, eine qualitativ andere, weitere, höhere und tiefere Wahrnehmung der Welt und der eigenen Existenz. Denn die tieferen Probleme der modernen Gesellschaft heißen nicht Dax und Dow, auch nicht Krebs und Aids, noch nicht einmal Krieg und Hunger. Selbst wenn dies alles wie von Zauberhand gelöst wäre, stünden wir am Abgrund, vielleicht sogar mehr als heute. Vielleicht müssen wir einen Großteil dieser Probleme tatsächlich noch lösen, ehe wir in der Lage sind, die ganze Abgründigkeit des modernen Bewusstseins[3] zu sehen. Solange die genannten Probleme noch da sind, sind wir wenigstens beschäftigt und bemerken die innere Leere nur gelegentlich. Wären sie plötzlich verschwunden, gäbe es wahrscheinlich eine

---

3. Ich unterscheide hier nicht zwischen modern und postmodern. Die so genannte Postmoderne steht aus meiner Sicht keineswegs für ein neues Bewusstsein, sondern ist nur eine verirrte Moderne, ein Ausdruck ihrer Seelenlosigkeit, eine Leugnung von und zugleich eine verzweifelte Suche nach Seele und Sinn.

Selbstmordschwemme, die all die Opfer von Krieg und Krankheit vergessen ließe – es sei denn, wir erreichten eine andere Bewusstseinsstufe, in der wir uns wieder innerlich erfüllt fühlen könnten.

Alles wächst – oder: Was ist spirituelles Wachstum?

Wachstum ist unsere innerste Natur. Es gibt auf dieser Welt nichts, was nicht wächst. *Alles wächst,* und alles wächst von allein. Oder, um es mit Osho zu sagen: *Sitting silently, doing nothing – the grass grows on it's own* (still sitzend, nichts tuend – das Gras wächst von alleine).

Alles wächst – das erinnert an den berühmten Ausspruch eines ansonsten nicht ganz so berühmten Weisen des Altertums: an den Griechen Heraklit. Sein *„Panta Rhei"* – *„Alles fließt"* drückt in zwei simplen Worten das gesamte Geschehen der Welt aus. Wenn man sich in diesen Satz hineinversenkt, wird man in eine tiefe Meditation gezogen. Die scheinbar feststehenden Dinge um uns herum geraten ebenso ins Schwimmen wie das, was wir in unserem Geist für Tatsachen halten. Nichts ist fest, nichts dauert, alles ist in Bewegung, alles ändert sich fortwährend. Zweieinhalbtausend Jahre vor Quantentheorie und Teilchenbeschleunigern hat es der alte Seher schon gewusst: Die Berge wachsen oder schrumpfen, und selbst in einem Eisenklumpen rasen die Teilchen hin und her und verändern ihn, für unsere Wahrnehmung unsichtbar, in jedem Moment. Auch unser Ich, das, was wir zu sein glauben – alles fließt. An einer anderen Stelle macht Heraklit das auf andere Weise deutlich: „Man kann nicht zweimal in denselben Fluss steigen." Das ist nicht nur so, weil „derselbe" Fluss beim zweiten Mal ein anderer ist – das Wasser von zuvor ist längst dahin geflossen – , sondern auch, weil derjenige, der in den Fluss steigt, inzwischen ein anderer ist. Er mag es nicht bemerkt haben, aber auch derjenige, der er beim ersten Mal war, ist gewissermaßen längst dahingeflossen. Wenn man sich auf diese Meditation, diese Worte und das Bild, dass sie malen, wirklich einlässt, wird einem sein Leben und seine feste Welt sehr schnell zwischen den Fingern zerrinnen. Und Sätze wie den, dass „ich mein Leben nicht mehr im Griff habe" oder „wieder in den Griff bekommen möchte" – ein Satz, den ich in meinen Kursen oft zu hören bekomme –, dürften einem sehr bald absurd vorkommen.

Seit mehr als zwei Jahrzehnten beschäftige ich mich als Therapeut mit den Problemen von Menschen. Diejenigen, die meine Kurse besuchen, kommen aus allen sozialen Schichten, allen Altersstufen und inzwischen auch aus fast allen Kontinenten; ihre Probleme und deren Hintergründe umfassen nahezu jeden Aspekt des menschlichen Lebens, vom Streit mit dem Ehemann über den Verlust des Arbeitsplatzes zum sexuellen Missbrauch, vom plötzlichen Tod eines Kindes, von einer tödlichen Krankheit, einem Mord in der Familie bis zur Auslöschung fast der gesamten Familie im Holocaust oder bei der chinesischen Kulturrevolution. Manche, und nicht die wenigsten, kommen auch einfach nur, weil sie etwas für ihr „inneres Wachstum" tun oder, profaner ausgedrückt, sich selbst näherkommen wollen. Was es auch immer sein mag: Es ist immer ein Problem des Bewusstseins, nie eines des Seins an sich. Das Sein an sich *ist* einfach, und wer sich dem ganz stellt, *ist* ebenfalls. Es ist immer das Bewusstsein, das zwischen das Sein und die Person tritt, was das Problem erzeugt. Zum Beispiel, indem es in uns das Gefühl hervorruft, dass dieses Sein falsch sei und daher nicht sein dürfte und abgelehnt, verändert oder überwunden werden sollte. In diesem Moment entsteht das Problem. Dass das Problem im Bewusstsein entsteht und nur dort existiert, gilt für Armut und Reichtum ebenso wie für Krankheit und Gesundheit, ja sogar für Leben und Tod. Mit Geld lebt es sich sicher sehr viel angenehmer als ohne, und gesund zu sein ist sehr viel besser als krank zu sein, aber es ist ein großer Unterschied, ob ich entspannt damit umgehe oder von Geld oder Gesundheit oder dergleichen besessen bin. Die Tatsachen, die Gegebenheiten des Lebens sind das eine, wie ich damit umgehe, ist das andere; das Leben im Sinne unserer natürlichen Bedürfnisse und Wünsche zu verbessern, ist das eine, diese zum Maßstab unseres Glücks oder unserer Lebenshaltung zu machen, das andere. Es gibt Menschen, die jedes Zipperlein als eine Katastrophe oder Bedrohung empfinden, während andere mit schweren Krankheiten ein glückliches Leben führen. Die heute bei uns verbreitete Vorstellung, dass Gesundheit das Wichtigste sei, würde bei vielen Menschen anderer Kulturen oder Zeitalter sicherlich Verwunderung hervorrufen. Ja, es ist schön, wenn man gesund ist, aber das Wichtigste? Das ist für ein Nomadenvolk vielleicht, dass das Vieh gesund ist und genug zu fressen und zu saufen hat, oder dass es genügend Nachkommen gibt. Dass man die eigene Gesundheit über die des Viehs stellen könnte, können sich die Angehörigen eines solchen Stammes wahrscheinlich nicht einmal im Traum vorstellen. Denn vom Vieh hängt schließlich das Wohlergehen und der Fortbestand der ganzen Sippe oder des ganzen Stammes ab – was bedeutet dagegen schon die persönliche Gesundheit? Noch nicht einmal das eigene Leben ist so wichtig. Wenn ich sterbe, können meine Kinder weiterleben. Wenn das Vieh stirbt, ist alles aus. Für andere geht es vielleicht darum, dass die Götter wohlgesinnt sind oder dass man – gesund oder nicht – in Einklang mit Gott lebt.

Man könnte also sagen, unser Bewusstsein selbst – genauer gesagt: die Inhalte unseres Bewusstseins, unsere Art und Weise, auf die Wirklichkeit zu schauen – ist das Problem. Dies ist in der Tat das, was die großen Weisen, die Erleuchteten, ihren Schülern seit einigen tausend Jahren einzuhämmern versuchen: Entledige dich aller Formen und Inhalte deines Bewusstseins, indem du einfach nur bewusst *bist*. Das Bewusstsein, das sie lehren, ist eines ohne jeden Inhalt, vollkommen leer. Reines, waches Sein, eine Begegnung mit der Wirklichkeit, die nicht durch einen einzigen Gedanken, nicht durch den Hauch einer Erinnerung an frühere Erfahrungen getrübt oder gefiltert wird. Das – inhaltlich verstandene – Bewusstsein wird hier durch reine Bewusstheit ersetzt. Peter Sloterdijk hat dies am Ende seines ersten großen Werkes, der „Kritik der zynischen Vernunft", in ein emphatisches Bild gekleidet: „Es geht um Erfahrungen, für die ich kein anderes Wort finden kann als das vom gelungenen Leben. In unseren besten Augenblicken, wenn vor lauter Gelingen auch das energischste Tun im Lassen aufgeht und die Rhythmik des Lebendigen spontan uns trägt, kann sich der Mut plötzlich melden wie eine euphorische Klarheit oder ein wunderbar in sich gelassener Ernst. Er weckt in uns die Gegenwart. Kühl und hell betritt jeder Augenblick deinen Raum; du bist von seiner Helle, seiner Kühle, seinem Jubel nicht verschieden. Schlechte Erfahrungen weichen zurück vor den neuen Gegebenheiten. Keine Geschichte macht dich alt. Die Lieblosigkeiten von gestern zwingen zu nichts. Im Lichte solcher Geistesgegenwart ist der Bann der Wiederholungen gebrochen. Jede bewußte Sekunde tilgt das hoffnungslose Gewesene und wird zur ersten einer Anderen Geschichte."[4]

Es liegt also nahe, sich dem Bewusstsein selbst zuzuwenden, wenn man seine Probleme wirklich lösen will. Das ist genau das, was die meisten „spirituellen Therapien" oder „spirituellen Gemeinschaften" tun: Sie arbeiten am spirituellen Wachstum mit dem Ziel, zu höheren Bewusstseinsstufen zu gelangen, in denen man

---

4. Peter Sloterdijk, *Kritik der zynischen Vernunft, Frankfurt 1983, S. 953.*

die Inhalte seines eigenen Bewusstseins durchschauen, sich von ihnen lösen oder gar ganz befreien kann. Nun ist aber die Idee, das Bewusstsein müsse besser sein – oder klarer oder wacher oder höher oder weiter –, ebenfalls eine Vorstellung, die zu einer Spannung führt zwischen dem, was ist, und dem, was sein soll. Wenn wir uns also das Wachstum unseres Bewusstseins oder gar die vollständige Leere zum Ziel setzen, erzeugen wir wieder ein Problem. Genau betrachtet sogar zwei: Das erste ist die Spannung zum eigenen Sein, das als ungenügend angesehen wird und ein ständiges An-sich-Arbeiten erfordert.

Deshalb braucht man, um dies durchzuhalten, eine Gruppe von Gleichgesinnten und nach Möglichkeit auch noch einen Guru, die einem bestätigen, dass man auf dem richtigen Weg ist, dass man Fortschritte macht – die aber selbstverständlich nie genügen – und am Ende belohnt wird, wenn man intensiv weiter an sich arbeitet. Hier drängt sich die Parallelität zum christlichen Erlösungsgedanken auf. Der Unterschied ist nur, dass die christliche Erlösung nach dem Tod winkt, wenn man ein tugendhaftes Leben geführt hat, während die neuzeitlich-spirituelle Erlösung, die Erleuchtung oder Befreiung, noch in diesem Leben erreicht werden kann, wenn man hart an sich arbeitet. Gemeinsam ist beiden, dass sie eine Erlösung von diesem Leben (diesem Jammertal) anstreben, anstatt sich ins Leben zu verströmen. Zum anderen kann es zu massiven psychischen Problemen kommen, wenn man sich durch entsprechende Übungen tatsächlich zu höheren Bewusstseinsstufen hocharbeitet, ohne dass diese das reale Fundament eines tatsächlichen seelischen

6. So hatte ich in Prag einen etwa vierzigjährigen Professor in einem Kurs, der seit einiger Zeit arbeitsunfähig war, nachdem er daran gearbeitet hatte, mithilfe bestimmter Übungen seine „Kundalini-Energie" zu wecken. Diese Energie war tatsächlich in Bewegung gekommen, aber sie hatte das Gegenteil dessen bewirkt, was er sich erhofft hatte: Er konnte nicht mehr schlafen und nicht mehr geistig arbeiten. Ich habe ihm Hausarbeit empfohlen, und er sagte, das mache er bereits, er habe einen kleinen Sohn und das Zusammensein mit ihm würde ihn erden.

Wachstums haben.[6] Denn wirkliches Wachstum kann nicht *gemacht* werden. Es *geschieht* von innen heraus.

Es gibt tatsächlich eine Höherentwicklung des Bewusstseins, aber dies ist ein *natürlicher* Prozess. Dieser geschieht umso nachhaltiger, je mehr wir mit unserem *jeweiligen* Bewusstsein in Einklang sind. Dann wachsen wir mit diesem Bewusstsein, ohne auch nur einen Gedanken daran zu verschwenden, schneller wachsen zu müssen. An seinem Wachstum zu arbeiten, um es zu beschleunigen, ist etwa so, als wenn man aus einem Kind möglichst schnell einen Erwachsenen machen möchte. Man lehrt es jeden Tag, wie ein Erwachsener zu denken, zu reden und zu handeln und lässt es nicht mit anderen Kindern spielen oder nur mit einer Gruppe, die insgesamt schneller wachsen soll, und füttert vielleicht auch noch seinen Körper mit Hormonen. Was kann dabei herauskommen? Im besten Fall ein armer Kerl, der nie eine richtige Kindheit hatte und deshalb immer nach ihr suchen wird, im schlechtesten ein Monster. Es ist kein Zufall, dass viele spirituelle Sucher außerhalb ihrer Gruppe große Probleme haben, im Leben zurechtzukommen. Das hat nichts mit der schlechten Welt zu tun, sondern damit, dass sie sich von der Wirklichkeit entfernt haben. Die Wirklichkeit, also das, was wir sind und was uns begegnet, das Sosein des Lebens, ist die eigentliche Quelle unseres Wachstums. Es ist auch die Quelle oder der Humus unseres Bewusstseins. Aus dieser Quelle nährt es sich.

Alles wächst, auch das Bewusstsein. Womit wir wieder bei Heraklit wären. Vielleicht ist ja auch das Bewusstsein ein großer Strom. Wie jeder Fluss kommt es aus dem Ganzen, tritt irgendwo an die Oberfläche und wird zu einem besonderen Fluss, der sich nach und nach mit vielen anderen Flüssen vereinigt, und endet schließlich wieder im großen Ganzen, im Meer, um sich schlussendlich auch dort gänzlich aufzulösen. Und wie bei Heraklits Fluss kann man auch hier nicht zweimal in denselben Strom steigen – das Bewusstsein fließt ständig weiter, es kennt weder Stillstand noch fließt es rückwärts und ist in jedem Moment neu. Da er aus dem Ganzen kommt, trägt jeder Fluss auch die Erinnerung an dieses Ganze in sich, und er mag ahnen, dass sein Weg am Ende wieder dort mündet, im großen Ozean. Aber so sehr es ihn dorthin ziehen mag, so sehr ihm der Ozean die Richtung weist, so unsinnig wäre es, daran zu arbeiten, möglichst schnell und sofort dorthin zu gelangen. Es würde bedeuten, sein Flusssein zu verleugnen und all die großartigen Landschaften zu verpassen, die er auf dem Weg zum Meer zu durchfließen – und durch sein Fließen mitzuge-stalten – hat. Das Meer, die Auflösung im Ganzen, wird kommen, und sie kommt von selbst, sie ist die natürliche Bestimmung des Flusses.

Und ebenso wie alles von selbst fließt, wächst auch alles von selbst. Wachstum ist die Natur des Lebens. Wir können allenfalls ein biss-chen düngen, wässern, kreuzen – und auch da kann man schnell des Guten zu viel tun, so dass wir am Ende zwar schönes, aber saft- und kraftloses Gemüse haben. Vielleicht ist sogar alles, was wächst, ist die Welt, wie sie ist, und der Mensch, wie er ist, ein Aspekt des Bewusstseins und seiner Entfaltung. Dieses Wachstum ist nicht das Resultat eines Tuns, weder auf der kosmischen Ebene noch auf der individuellen. Es ist ein Geschehen, das seinem eigenen Rhythmus, seinem eigenen Tempo folgt. Spirituelle Entwicklung oder Wachstum ist nichts anderes als die *Ent*-Wicklung des *Bewusst*-Seins selbst, das Zu-sich-selbst-Kommen des Bewusstseins, also nicht eine Bewegung, die von uns ausgeht und unseren Wünschen oder unserem Willen folgt, sondern eine des Bewusstseins selbst. *Das Bewusstsein ist das Subjekt*, es *ent*-wickelt sich selbst, und wir sind ein Teil dieser Entwicklung. Was uns also fehlt (wenn uns etwas fehlt), ist nicht mehr, schnelleres oder höheres Wachstum; was uns fehlt, ist nicht ein besseres Bewusstsein; was uns fehlt, ist der Einklang mit dem, was ist, mit der Wirklichkeit, die uns umgibt und die in uns wirkt. Das beinhaltet auch den Einklang mit unserem Bewusstsein, wie es ist. Deshalb liegt der Fokus dieses Buches darin, das jeweilige Bewusstsein bewusst zu machen.

Erste Annäherung: Die Entwicklungsstufen des menschlichen Bewusstseins

Zur Einstimmung mein Lieblingsgedicht von Hermann Hesse, das uns durch das ganze Buch begleiten wird:

Stufen

Wie jede Blüte welkt und jede Jugend
Dem Alter weicht, blüht jede Lebensstufe,
blüht jede Weisheit auch und jede Tugend
zu ihrer Zeit und darf nicht ewig dauern.
Es muss das Herz bei jedem Lebensrufe
Bereit zum Abschied sein und Neubeginne,
um sich in Tapferkeit und ohne Trauern
in andre, neue Bindungen zu geben.
Und jedem Anfang wohnt ein Zauber inne,
der uns beschützt und der uns hilft zu leben.

Wir sollen heiter Raum um Raum durchschreiten,
an keinem wie an einer Heimat hängen,
der Weltgeist will nicht fesseln uns und engen,
er will uns Stuf' um Stufe heben, weiten.
Kaum sind wir heimisch einem Lebenskreise

Und traulich eingewohnt, so droht Erschlaffen,
nur wer bereit zu Aufbruch ist und Reise
mag lähmender Gewöhnung sich entraffen.
Es wird vielleicht auch noch die Todesstunde
Uns neuen Räumen jung entgegen senden,
des Lebens Ruf an uns wird niemals enden ...
wohlan denn, Herz, nimm Abschied und gesunde!

Man kann sich die Bewusstseinsstufen wie Stufen einer Leiter vorstellen, aber auch wie Kreise, die sich immer weiter ausdehnen. Wichtig ist, dass man jede Stufe nehmen oder jeden Kreis ganz durchleben muss, um zur beziehungsweise zum nächsten zu gelangen. Bleiben wir zunächst beim Bild der Leiter. Ich benutze dabei zwei Analogien, um die einzelnen Wachstumsstufen zu veranschaulichen und begreifbar zu machen und um zu zeigen, dass sie nicht einfach aus der Luft gegriffen sind, sondern natürliche Entsprechungen auf vielen Ebenen des Lebens haben. In der folgenden Übersicht ist es die Analogie zum östlichen System der feinstofflichen Energiezentren (auch Chakra genannt), die mit bestimmten menschlichen Organen und Körperregionen verbunden sind und nach Auffassung der ayurvedischen oder chinesischen Medizin die Organfunktionen steuern. Später, bei der ausführlichen Besprechung der Stufen, werde ich der jeweiligen Bewusstseinsstufe immer eine kurze Darstellung der entsprechenden (biologischen) Lebensstufe voranstellen. Hier zunächst eine geraffte Übersicht.

1. Die erste Stufe des Bewusstseins ist ganz auf das Überleben ausgerichtet: essen, trinken, Fortpflanzung. Triebgesteuert, bio-logisch, das heißt dem Gesetz (Logos) des Lebens (Bios) folgend. Die einfachste, ursprünglichste Art zu leben. Unsere Grund-

bedürfnisse. Ohne zu essen und zu trinken stirbt der einzelne Mensch, ohne Sex die Gattung. Daher brauchen wir sie nicht nur auf der ersten Stufe, sondern immer, so hoch wir auch steigen. Die Natur war so clever, sie als Trieb in uns einzupflanzen, dessen Befriedigung wir als lustvoll erleben. Auf der Ebene des menschlichen Körpers entspricht dem das erste (unterste) Chakra oder Energiezentrum am tiefsten Punkt unseres Rumpfes, dem Damm, auch Wurzelchakra genannt. Wenn wir uns stehend auf diesen Bereich ausrichten, können wir unsere Verbindung zur Erde spüren. Man kann sehr klar wahrnehmen, wie stabil, sicher oder unsicher, wackelig diese Verbindung ist, ob man gut „geerdet" ist oder nicht. Wessen Bewusstsein der Stufe 1 entspricht, dessen geistiger Horizont und dessen Bedürfnisse drehen sich nur ums Überleben, sprich: essen, trinken und Paarung.

2. Die Stufe 2 entspricht dem Nabelchakra, das die Japaner Hara nennen. Es liegt zwei Fingerbreit unter dem Nabel. Unter den Samurai galt es als höchste Kunst, sich einen Dolch (*Kiri*) so genau ins Hara zu stechen, dass man auf der Stelle tot war (Hara-kiri). Interessanterweise sitzt dort kein körperliches Organ, dessen Verletzung den unmittelbaren Tod zur Folge haben könnte. Es ist vielmehr das spirituelle Lebenszentrum, durch das wir nach den Vorstellungen der asiatischen Energielehren direkt mit dem Kosmos und der von dort kommenden Lebensenergie verbunden sind. Körperlich ist das Hara der Mittelpunkt zwischen oben und unten. Dort findet man – nicht nur metaphorisch, sondern auch ganz profan, zum Beispiel bei der Ausübung fast aller Sportarten – seine Mitte, sein Gleichgewicht. So wie das körperliche Ruhen im Hara dem Körper ein sicheres Gleichgewicht verleiht, steht die Stufe 2 als Bewusstseinsstufe für das Thema Stabilität, Sicherheit und

Gleichgewicht im Leben. Hier geht es darum, einen sicheren Ort zu haben, materiell, seelisch und geistig. Ein Zuhause, einen Platz, einen Glauben, eine Ordnung.

3. Auf der Stufe 3 gerät diese Ordnung ins Wanken. Körperlich befinden wir uns im Solarplexus, zu deutsch Sonnengeflecht. Auch dies ist – wie übrigens alle Chakrazentren – ein sehr empfindlicher Punkt: Ein Schlag auf den Solarplexus, er muss nicht einmal sehr hart sein, und dir bleibt die Luft weg oder du wirst sogar ohnmächtig. Ohn-macht ist die Abwesenheit von Macht, und um die genau geht es auf Stufe 3. Aber nicht Macht im politischen Sinne, Macht über andere, sondern Macht über sich selbst. Hier sitzt unser persönlicher Wille, das Ich-Gefühl, das Streben nach Autonomie. Das dritte Chakra hat in der spirituellen Szene den schwarzen Peter, es ist der böse Bube, der nach Macht strebt und den man daher abfällig „Powerchakra" nennt. Während es jede Menge Kurse zur Öffnung und Stärkung von Wurzelchakra, Hara, Herzchakra und den darüberliegenden Zentren gibt, arbeitet man mit dem „Powerchakra" nur, um es möglichst schnell zu überwinden. Hier sitzt schließlich das Ego, und es ist genau dieses Ego, das angeblich der Erleuchtung oder auch nur dem weiteren Wachstum im Wege steht. Das ist nicht nur ungerecht, sondern auch lächerlich, weil sich fast alle sogenannten spirituellen Sucher in ihrem tatsächlichen Bewusstseinstand auf eben diesem dritten Chakra bewegen. Gerade das Streben nach Selbsterfahrung und Selbstverwirklichung – und in den allermeisten Fällen auch das nach Erleuchtung – ist eine Bewegung der 3. Stufe. Hier geht es nämlich darum, aus der Gruppe herauszutreten, „Ich" zu sagen und seinen eigenen Weg zu suchen. Zugleich ist es auch das emotionale Zentrum, in dem wir Gefühle als etwas Persönliches empfinden. Da Gefühle jedoch potenziell überwältigend sind, ist das Bewusst-

sein der 3. Stufe ständig damit beschäftigt, zugleich zu fühlen (weil ich mich erst im Gefühl wirklich als „Ich" erfahre) und die Gefühle zu kontrollieren. Weil das alles ziemlich verwirrend und stressig ist, möchten viele aus diesem Gefühlschaos raus, was aber nicht so einfach ist. Doch davon später mehr.

4. Die Stufe 4 wartet nämlich, das Herz. Obwohl sie das natürliche Ziel der Sehnsucht aller Dreier ist, herrscht vor diesem Schritt die größte Angst. Das wird verständlich, wenn man sich vergegenwärtigt, was das Herz von uns verlangt: Vertrauen und Hingabe, Selbstaufgabe. Also das genaue Gegenteil von dem, was wir auf Stufe 3 unter vielen Mühen gelernt haben, nämlich Ich-Stärke, Macht und Kontrolle. Aber der Weg zur Liebe führt nur über die Hingabe und das Aufgeben der Kontrolle. Die Liebe des Herzens ist nämlich keine besitzende Liebe, sondern eine bedingungslose Liebe. Sie erfüllt sich nicht im Haben, sondern im Sein. Daher ist sie auch nicht heiß, sondern warm oder sogar kühl und ruhig wie ein tiefer See. Sie ist auch mehr mit der See-le verbunden (das Wort Seele kommt von See) als mit dem Begehren. Das Herzchakra ist das mittlere der sieben Chakren, die Verbindung von oben und unten. So wie wir im Hara zu unserer körperlichen Mitte finden, finden wir im Herzen zu unserer spirituellen Mitte. Dazu braucht es den Schritt von der Kontrolle zum Vertrauen. Wer hier zu Hause ist, lebt in dem Gefühl, dass für sein Leben gesorgt ist, obwohl niemand Spezielles ihn versorgt und er zu niemandem gehört. Das Jesuswort von den Vögeln, die nicht säen und nicht ernten und sich doch des Lebens freuen, verweist auf diese Ebene. In gewisser Weise leistet es aber auch der Sicht aus Stufe 3 Vorschub, von wo aus jemand, der so lebt oder leben möchte, als Spinner oder als Träumer angesehen wird. Ein paar davon kann man ja verkraften, aber viele dürfen es nicht werden. Die

Vielen dürfen allenfalls Feuerzeuge anzünden und mit John Lennon singen „*You may say I'm a dreamer/but I am not the only one/one day we'll join us/and the world will live as one*" – aber am nächsten Tag gilt es, im Büro zu funktionieren. Wenn man die Stufe 4 aber einmal betreten hat oder gar dort heimisch geworden ist, zeigt sich, dass dies nur ein scheinbarer Widerspruch ist. Man lebt wie ein Vogel *und* bestellt sein Feld, allerdings im Gegensatz zur Stufe 3 ganz ohne Stress.

5. Wenn wir vom Herzchakra höher gehen, kommen wir zur engsten Stelle unseres Körpers, zum Hals. Und damit zu dem Punkt, an dem alles, was aus unserem Körper, unserem Herzen und unserer Seele kommt, in Töne umgewandelt wird, einen Ausdruck, eine Stimme bekommt: die Kehle. Hier entsteht eine neue Form, die auch die Grundlage für den spezifisch menschlichen Ausdruck, das Wort und die Sprache, ist. Das fünfte Chakra, das Kehlchakra, ist eine Art Nadelöhr, an dem Ungeformtes in eine dichtere Schwingung versetzt und in Form gebracht wird. Daher ist es mit Kreativität verbunden, mit Gestaltung und Formung, aber auch mit der Schönheit, die erst in der Form sichtbar wird. Gestaltung bedeutet aber auch immer Verdichtung, Festlegung. Die Bewegung, die von unten kommt, muss in der Kehle zusammengepresst werden, damit sie hörbar werden kann. Und der ungeformte Laut findet im Wort zu einer Dichte und Schärfe, die im Extremfall sowohl in höchste Freude und Wonne versetzen als auch töten kann. Um sich vom Herzchakra hierhin weiterzubewegen, bedarf es allerdings eines Rufes, denn sonst würde niemand die sich selbst genügende vierte Stufe verlassen. Daher ist die fünfte Stufe auch die Stufe der Berufung und der Vision. Das macht sie sehr attraktiv und gefährlich. Wer nicht aus der Verbundenheit mit dem Herzen dorthin kommt und damit verbunden bleibt, hebt

nämlich als Berufener leicht ab und geht über alles Menschliche hinweg, und wer die Stufe 3 nicht verinnerlicht hat, blickt gerne zu solchen Menschen auf.

6. Berufung und Vision weisen auf ein Höheres oder gar Höchstes, die Stufe 6. Hier sind wir fast auf dem Gipfel, denn hier beginnen wir zu sehen. Nicht zu glauben (wie auf 2) oder zu meinen (wie auf 3), wahrzunehmen oder zu schauen (wie auf 4) oder zu gestalten, ohne tatsächlich zu wissen (wie auf 5), sondern wirklich zu sehen, klar und eindeutig. Daher nennen wir das 6. Chakra auch „Drittes Auge". Es liegt genau zwischen den beiden physischen Augen und steht für das spirituelle Sehen, das unmittelbare Sehen der Wirklichkeit. Nicht der Wirklichkeit, die unsere physischen Augen sehen, sondern der ungeteilten Wirklichkeit dahinter oder dazwischen oder darin, jenseits von Raum und Zeit. Es gibt aber, so sagt man, noch eine letzte Trennung auf dieser Stufe, so dass sie noch nicht der höchste Gipfel ist: die Trennung zwischen dem, der sieht, und dem, was man sieht, dem Gesehenen. Erst wenn diese Trennung aufgehoben, das heißt, wenn der Seher (das Gefühl, dass „ich" etwas sehe) verschwunden ist, ist die Einheit vollendet.

7. So ist die 7. Stufe zugleich der Gipfel wie das Verschwinden. Im Körper ist es das Kronenchakra in der Mitte des Kopfes, genau dort, wo wir als Säugling unsere weichste und verletzlichste Stelle hatten, die sich mit jedem Pulsschlag hob und senkte: die Fontanelle. Das wäre dann die vollständige Erleuchtung, die Erfahrung des Einsseins, die gar keine Erfahrung mehr ist, weil es niemanden mehr gibt, der etwas erfahren kann. Daher wird der Übergang in die Ganzheit von denen, die sie vollbracht haben, auch als Sterben, als vollständiges Erlöschen jedes Identitätsgefühls, beschrieben. Wir sind kollektiv noch weit von

dieser Stufe entfernt. Da ich mich hier auf das, was aktuell auf der Tagesordnung steht, konzentrieren will, und zwar aufgrund meiner eigenen Erfahrungen und dessen, was ich selbst sehen und wahrnehmen kann, erwähne ich diese letzte Ebene nur der Vollständigkeit halber.

Das Modell: Die Bewusstseinsstufen im Überblick

Die gegenüberliegende Grafik zeigt die sieben Bewusstseinsstufen, wobei ich mich bei der Zeichnung der Kreise aus Platzgründen auf die Stufen 1 bis 5 beschränke. Die Stufen sind bewusst so gezeichnet, dass die jeweils höhere Stufe die vorangegangene in sich enthält und aufbewahrt. Der Punkt, wo die eine Stufe in die nächste übergeht, ist jeweils der Mittelpunkt der folgenden Stufe. Daneben sind die Analogien zu den wichtigsten biologischen Stufen eines Menschenlebens angefügt. Der dunkle Streifen in der Mitte umreißt den Bereich, in dem sich das Bewusstsein in den fortgeschritteneren Gesellschaften heute befindet. Im Detail beschreibe ich dies im Kapitel über die Lebens-und Bewusstseinsstufen, ab S. 57

Auf den folgenden Seiten finden Sie einen tabellarischen Gesamtüberblick über die Bewusstseinsstufen und die Elemente, die diese auf den verschiedensten Ebenen des Bewusstseins – nicht nur den individuellen, sondern auch den kollektiven und institutionellen Ebenen – charakterisieren.

Die sieben Bewusstseinsstufen

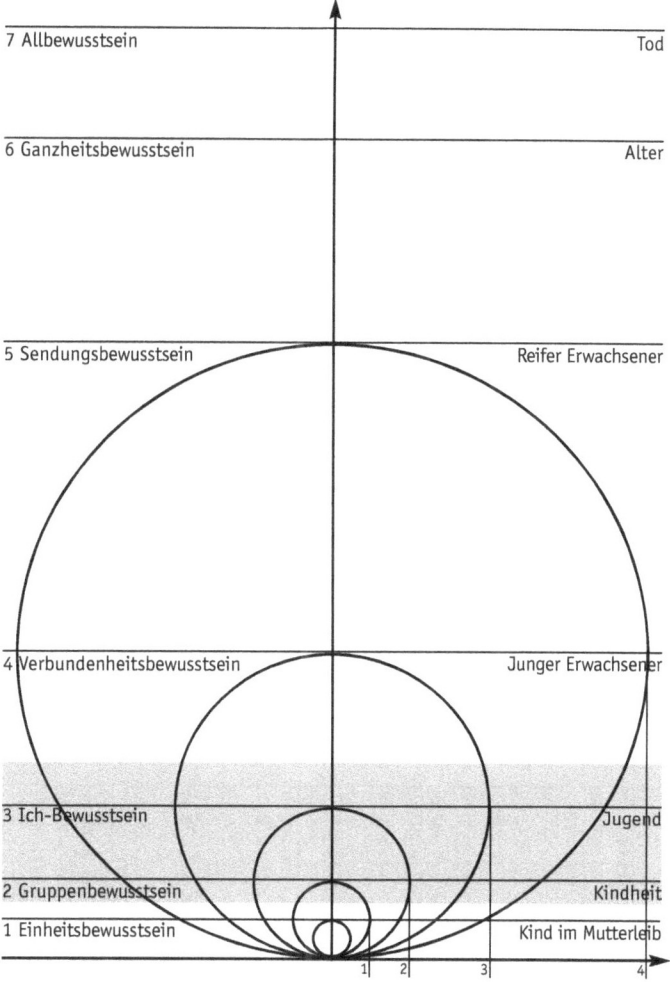

7 Allbewusstsein — Tod

6 Ganzheitsbewusstsein — Alter

5 Sendungsbewusstsein — Reifer Erwachsener

4 Verbundenheitsbewusstsein — Junger Erwachsener

3 Ich-Bewusstsein — Jugend

2 Gruppenbewusstsein — Kindheit

1 Einheitsbewusstsein — Kind im Mutterleib

Die individuelle Ebene

Bewusstseinsstufe	Welterfahrung	Selbstgefühl	Lebensmodus	Handlungsgrund	Ausrichtung	Schlüsselsätze
Übergang						*Wachstumsschritt*
7 Allbewusstsein	Nichtsein	Nichts	Allsein			Nichts ist
Übergang						*Aufgeben des Selbst*
6 Ganzheitsbewusstsein	Zeuge sein	Nicht-Selbst	Sein	Stille	Einfachheit	Ich bin Es ist, wie es ist
Übergang						*Aufgeben des Ego*
5 Sendungsbewusstsein	Dasein	Das	Dienen	Berufung	Gestaltung	Ich diene Ich stimme zu Es darf sein, wie es ist
Übergang						*Aufgeben von Beziehung*
4 Verbundenheitsbewusstsein	Verbunden sein	Selbst	Miteinander teilen	Liebe	Verbindung	Ich handle Ich vertraue Du darfst so sein, wie du bist Ich darf so sein, wie ich bin
Übergang						*Aufgeben von Kontrolle*
3 Ich-Bewusstsein	Vereinzelung	Ich	Erleben	Wille	Handeln Kontrolle Macht	Ich mache Ich kann Ich will
Übergang						*Aufgeben von Zugehörigkeit*
2 Gruppenbewusstsein	Zugehörigkeit	Wir	Leben	Gewissen Gewohnheit	Sicherheit Stabilität	Ich muss Ich gehöre dazu
Übergang						*Aufgeben von Einheit*
1 Einheitsbewusstsein	Einheit	Es	Überleben	Trieb	Reproduktion	

Die individuelle Ebene

Bewusstseinsebene	Weltdeutung	Erkenntnismodus	Erkenntnistheorie	Lebensphase	Beziehungsebene	Chakra
7				Tod	Allsein	Scheitel, Krone
Übergang				*Sterben*		
6	Zeuge sein Transzendente	Zeuge sein	Meditativ	Alter	Alleinsein	Stirn, 3. Auge
Übergang				*Ende des Berufslebens*		
5	Vision Spiritualität Objektive Mystik	Sehen, Wissen	Kontemplativ	Erwachsener 2	Geistesverwandte Freunde	Kehle
Übergang				*Wechseljahre*		
4	Eigene Erfahrungssubjektive Mystik	Schauen Wahrnehmen Vertrauen	Phänomenologisch	Erwachsener 1	(Ehe-) Partner Kinder	Herz
Übergang				*Trennung v. Elternhaus*		
3	Wissenschaft Rationalismus Ideologie	Zweifeln Denken	Subjektivistisch (Konstruktivismus)	Jugend	Peers, Freunde	Solarplexus
Übergang				*Pubertät*		
2	Theologie Mythos	Glauben	Objektivistisch Schamanistisch	Kind	Eltern Geschwister	Nabel, Hara
Übergang				*Geburt*		
1		Vorrationale Gewissheit		Fötus	Ahnen	Damm Sexualorgane

Bewusstseinsebene	Therapiemethoden	Therapieziele	Aufstellungsansatz	Mann-Frau Beziehung	Gemütszustand, positiv	Gemütszustand, negativ
7						
Übergang						
6	Meditation				Gleichmut	Gleichmut
Übergang						
5	Kontemplation	Geistige Klärung und Berufung	Spirituelle Aufstellungsarbeit	Bestimmung	Gelassenheit	Einsamkeit
Übergang						
4	Spirituelle Therapie Ganzheitliche Therapien	Herzöffnung Versöhnung	"Bewegungen der Seele" Phänomenologische Haltung	Herzensbeziehung Liebe (nicht emotional) Freiheit durch Zustimmung	Freude	Traurigkeit
	Humanistische Therapien					
Übergang	Humanistische Bewegung					
3	Humanistische Therapien	Ich-Integration Selbstausdruck	Systemisch-konstruktivistische Aufstellungen	Lebensabschnittspartner "Selbstverwirklichung" in / durch Beziehungen "Freie" Liebe Familienplanung Emotionale Liebe	Lebendigkeit, Stärke	Niedergeschlagenheit, Ohnmacht, Verzweiflung, Wut
	Systemische Therapie Verhaltenstherapie Psychoanalyse					
Übergang	Beginn der Psychotherapie					
2	Ideologische Schulung / Umerziehung Beichte Seelsorge Exorzismus	Integration in die Gruppe	Klassisches Familienstellen Unterbrochene Hinbewegung vollenden Ahnenreihen	Ehe, Familie, Kinder, Traditionell	Zufriedenheit	Selbstgerechtigkeit, Fanatismus, Schuld, Scham
	Initiation Schamanische Heilrituale	Verbindung mit Ursprung	Geburtsaufstellungen Schamanische Aufstellungen			
Übergang						
1	Initiation			Paarung	Unschuld	Angstlichkeit

42

Die kollektive Ebene

(Die Ebenen 5 bis 7 sind bewusst offengelassen, weil es dazu noch keine Erfahrungen gibt.)

Bewusstseinsebene	Politische Verfassung	Soziales System	Produktionsweise	Rechtssystem
7				
Übergang				
6				
Übergang				
5				
Übergang				
4	Transnationale Institutionen und Netze	Informelle Netze	Dienstleistungsgesellschaft Transnationale Wirtschaftssysteme Globalisierung	Internationales Recht
Übergang				
3	Rechtsstaat Nationalstaat Demokratie	Individuum Bürgerliche Familie Verbände	Industriegesellschaft Nationale Volkswirtschaften Kapitalismus	Säkulares, nationales universales Recht (Gleichheit vor dem Gesetz)
Übergang				
2	Ständestaat Monarchie Gottesstaat Vorstaatlich	Familie, Sippe Stamm, Clan	Handwerk, Ständeordnung Agrargesellschaft Nomaden	Religiöses oder partikulares Recht Tradition
Übergang				
1	Vorstaatlich	Horde	Jäger, Sammler	

Ich stelle hier also ein Modell vor, das das gesamte Leben als eine Höherentwicklung von Bewusstsein beschreibt und uns noch längst nicht auf dem Gipfel sieht. Wir, damit meine ich die fortgeschrittensten Gesellschaften, befinden uns gerade in der Mitte dieses Prozesses. Was aus der Sicht der jeweiligen Stufe, auf der man sich befindet, wie das nahende Ende aussieht, ist in Wirklichkeit eine Krise, die die Herankunft einer neuen Bewusstseinsstufe oder einer neuen Ebene innerhalb einer Stufe ankündigt. Damit ergibt sich für solche Krisen, die sich subjektiv oft ausweglos anfühlen, eine Perspektive. Sie sind notwendige Schmerzen der Ablösung auf dem Weg zu etwas vollkommen Neuem. Insofern treten sie bei jedem Übergang auf. Dies gilt für das persönliche Wachstum wie für die gesellschaftliche Entwicklung gleichermaßen.

Für die Psychologie und Therapie ist es ganz entscheidend, ob eine solche Perspektive zur Verfügung steht oder nicht. Sie ist von ihrer Entstehung her (und auch in ihren aktuellen Formen) ganz wesentlich von der Perspektive der Stärkung der Ich-Entwicklung und der individuellen Autonomie geprägt. In meinem Modell entspricht dies dem individuellen Prozess der Lösung von der Stufe 2 und der vollen Verwirklichung der Stufe 3. Dies war im frühen 20. Jahrhundert tatsächlich die herausragende seelische Problematik, und es ist sie zum Teil noch immer. Aber nur zum Teil. Inzwischen sind wir mehr und mehr damit konfrontiert, dass dem sogenannten autonomen Individuum der Sinn oder die innerlich erfüllende Perspektive für das eigene Leben verloren gegangen ist, und zwar so, dass sich dies auch in massiven Symptomen manifestiert. Dies sind Symptome der Stufe 3, das heißt, die Pathologie entsteht erst auf der Stufe 3 und aus ihr heraus. Das Ich-Bewusstsein generiert diesen Problemkomplex erst. Daher können die damit entstehenden Fragen, Symptome und Pathologien ohne eine Perspektive, die über die Stufe 3 hinausweist, nicht gelöst werden.

Wie jedes Modell darf auch das vorliegende nicht mit dem Prozess selbst, mit der Wirklichkeit selbst verwechselt werden. Es dient der Beschreibung und Veranschaulichung und vereinfacht damit Vorgänge, die in Wirklichkeit unendlich komplex sind. So könnte man anstatt sieben Stufen auch neun oder zwölf oder x nehmen, oder man könnte jede der sieben Stufen in wiederum sieben oder x Unterstufen unterteilen. Die Zahl sieben ist aber nicht willkürlich. Abgesehen von der erhellenden Analogie mit dem Chakrensystem und den entsprechenden körperlichen Funktionen bildet sie tatsächliche Stufen und kritische Übergänge ab, die sich auch im Ablauf eines menschlichen Lebens und in vielen anderen Feldern aufzeigen lassen. Damit das Modell übersichtlich bleibt, verzichte ich auf weitere Unterteilungen. Das bringt es mit sich, dass man an manchen Punkten geteilter Meinung sein kann, ob dies nun in diese oder in jene Stufe gehört oder ob nicht die Unterschiede so groß sind, dass sie eine zusätzliche Stufe erfordert hätten. Das gilt insbesondere für die Stufe 2, die von den mythologischen Kulturen des frühen Altertums und den Stammeskulturen bis in die Gegenwart reicht. Ich bin mir bewusst, dass es gute Argumente dafür gibt, die mythologischen und die monotheistischen Kulturen als zwei verschiedene Stufen zu behandeln, ebenso wie man in der Kindheit des Einzelmenschen verschiedene Stufen unterscheiden kann (Säugling, Kleinkind etc.). Ich spreche hier von verschiedenen *Stadien* der Stufe 2. Diese sind natürlich wichtig und beinhalten gewaltige Veränderungen, auf die ich auch eingehen werde. Darum geht es mir aber nicht in erster Linie, denn trotz dieser riesigen Unterschiede gibt es bestimmte Eigenschaften, die das Bewusstsein der gesamten Epoche betreffen, weshalb ich sie als *eine Stufe* behandle. Es ist aber klar, dass man mit anderen Maßstäben auch andere Einteilungen treffen kann. Dies gilt für jedes Modell. Modelle geben immer auch den Blickwinkel wieder, der ihnen zugrunde liegt und von dem aus die Wirklichkeit jeweils betrachtet wird. Und wie jedes Modell soll auch dieses der Veranschaulichung dienen und ein grober Wegweiser für die Wirklichkeit sein, nicht jedoch diese vollkommen abbilden.

Hierarchie: Leiter oder Kreis – oder: Wieso ist eine Stufe höher als die andere?

Eine andere Frage, die sogleich Widerspruch hervorruft, ist die der Hierarchie. Als moderne, aufgeklärte, auf Gleichberechtigung ausgerichtete Menschen mögen wir keine Hierarchien. Hierarchisches Denken ist ein typisches Produkt des Gruppenbewusstseins: der allmächtige Gott, seine Diener (die Priester) und die Gläubigen; der absolute König oder Fürst, sein Hofstaat, seine Diener und die Untertanen; der Vater, seine Dienerin, die Frau (und Mutter), und ihre Kinder als Untertanen; der General, seine Offiziere und die Soldaten. Diese und unzählige diesem Schema folgende hierarchische Denkfiguren und realen Verhältnisse bestimmen die Stufe 2. Demgegenüber besteht das moderne Bewusstsein, also Stufe 3, auf der prinzipiellen Gleichheit aller und misstraut damit jeder Art von Hierarchie – wohl wissend (und doch zugleich verdrängend), dass es ohne sie nicht geht. Als ich mein Modell in einem meiner Ausbildungskurse zum ersten Mal vorgestellt habe, war das Unbehagen an dessen hierarchischer Struktur die deutlichste Kritik, und mir wurde nahegelegt zu prüfen, ob sich das Ganze nicht in Form eines Kreises oder einer Spirale darstellen ließe. Dies ist ein ganz typischer Affekt des modernen Bewusstseins, ein Affekt, der aus der Angst vor einem

Rückfall in das alte Denken der Stufe 2 kommt. Diese Angst blockiert sehr oft das weitere Denken und die Offenheit für ein Weitergehen über das moderne Bewusstsein hinaus. Sie hat damit zu tun, dass das traditionelle Bewusstsein nicht wirklich aufgehoben, sondern nur abgewehrt ist. Um die Stufe 2 aufzuheben, müssen wir sie aufnehmen. Wenn wir uns den Vorgang des Aufhebens bildlich vergegenwärtigen, sehen wir, dass wir etwas in die Hände nehmen, es also zu uns nehmen, und es dann bewahren. Das ist das exakte Gegenteil von Abwehr. Aber nur dieses Aufheben lässt uns fortschreiten zum nächsten, während uns die Abwehr an das, was wir abwehren, fesselt und uns damit gefangen hält und am Fortschreiten (am Fortschritt) hindert.

Bezogen auf das Thema Hierarchie bedeutet dies, dass wir das hierarchische Denken der Stufe 2 liebevoll in die Hände nehmen und dankbar er-innern, das heißt in unserem Innern aufbewahren müssen, auch wenn wir inzwischen die Begrenztheit und die destruktive Seite dieses Denkens durchschauen können. Dies wird möglich, wenn wir sehen, dass wir ohne das hierarchische Denken und dessen praktische Ausprägungen – auch die entsprechenden Herrschaftsformen – die Stufe 3 nicht hätten erreichen können. Auf einer frühen Entwicklungsstufe ist eine Gruppe mit klaren Zuordnungen und einer klaren Hierarchie anderen Gruppen mit unklarer Hierarchie immer überlegen. Ich möchte dies am Beispiel einer Fußballmannschaft illustrieren. Wenn Kinder Fußball spielen, laufen zunächst einmal alle hinter dem Ball her. Wenn nun ein Team einen Trainer (oder einen Anführer) hat, der eine Ordnung einführt und jedem Spieler einen Platz und eine Aufgabe zuweist, wird diese Mannschaft mit Sicherheit gewinnen. Außerdem wird sich das Spiel insgesamt verbessern, und die einzelnen Spieler werden erst richtige Fußballer. Sowohl die persönlichen Fähigkeiten als auch die

Fähigkeiten und Möglichkeiten der Gruppe werden so erst nach und nach entdeckt und enorm gesteigert. Zu einem (viel) späteren Zeitpunkt kann es dann wichtig werden, dass die einzelnen Spieler sich wieder aus einer starren Formation lösen und selbständig eine dem jeweiligen Spielstand gemäße, vorübergehende Ordnung schaffen. Dazu müssen sie aber das Prinzip der Ordnung als solches verinnerlicht haben. Wenn sie hingegen aus Rebellion gegen den Trainer oder eine hierarchische Struktur handeln, werden sie sowohl die Effektivität der Mannschaft als auch ihre eigene Effektivität – und damit schließlich sogar ihren Spaß am Spiel – schwächen. Andererseits kann es natürlich Situationen geben, in denen eine Rebellion notwendig ist, wenn nämlich eine bestehende Hierarchie der Situation nicht mehr angemessen ist, die Führung aber daran festhält und sie, vielleicht mit Gewalt, verteidigt. Diese Rebellion wird aber nur erfolgreich sein, wenn sie sich nicht gegen die Hierarchie als solche, sondern gegen ihre veraltete Form richtet.

Auf ähnliche Weise hat das hierarchische Denken die Entwicklung der Menschheit gefördert – wobei bestehende Hierarchien natürlich auch immer wieder zum Hindernis werden und modifiziert werden müssen. Wenn wir dies nicht anerkennen, verstricken wir uns in einem antihierarchischen Affekt mit eben dem Denken, das wir bekämpfen. Die Folge davon ist, dass sich das hierarchische Denkmuster heimlich Geltung verschafft. Damit aber wird es wirklich destruktiv. Dies kann man an der Haltung des modernen Bewusstseins gegenüber dem traditionellen beobachten. Die antihierarchische Einstellung des modernen Bewusstseins ist nämlich nur eine partielle, sie wird nicht auf sich selbst angewendet. Denn bei aller Proklamation der Gleichheit sieht es sich dem traditionellen Gruppenbewusstsein gänzlich überlegen. Die gesamte Menschenrechtsdiskussion speist sich zum Beispiel daraus, dass sich ihre Protagonisten den anderen überlegen fühlen, dass sie ihr Bewusstsein für das entwickeltere, ethisch bessere oder höher stehende halten. Der Standpunkt, dass alle Menschen grundsätzlich gleich sind und gleiche Rechte haben sollten, wird gegenüber Denkweisen und Praktiken, die zum Beispiel Frauen eine geringere Wertigkeit oder nicht die gleichen Rechte zusprechen, als besser und höher angesehen. Das heißt: Gegenüber früheren Bewusstseinsstufen fühlt sich das moderne Bewusstsein durchaus nicht gleich, sondern auf einer höheren Stufe. Das Postulat der Gleichheit oder Gleichwertigkeit gilt also nicht für die Bewusstheitsstufen selbst, zumindest nicht für die Relation der eigenen Stufe zu den vorherigen. Diese waren – oder sind, sofern sie, wie in den weniger entwickelten Regionen der Welt, noch vorherrschen – aus der Sicht des 3er-Bewusstseins eindeutig niedriger. Tatsächlich liegt der Konfliktstoff, der sich daraus für kulturelle Unterschiede ergibt, gerade darin, dass sich das moderne (3er) Bewusstsein, obwohl es die Gleichheit (Gleichwertigkeit) und Nicht-Hierarchie proklamiert, gegenüber anderen *auf doppelte Weise hierarchisch* verhält: Es betrachtet sich selbst nicht nur als umfassender – was der Wirklichkeit entspricht –, sondern auch als besser, als moralisch überlegen. Dagegen verwahren und wehren sich jedoch die anderen, weil sie es als demütigend empfinden.

Das hier vorgestellte Modell ist dagegen nur in dem Sinne hierarchisch, dass die jeweils höhere Stufe die vorangegangenen umfasst oder einschließt und um eine neue Dimension erweitert. Sie ist umfassender, aber nicht besser. Die vierte Stufe einer Leiter ist nicht besser als die dritte oder zweite, aber man steht höher, hat einen weiteren Blick und kann Dinge erreichen, die man vorher nicht erreichen konnte. Die anderen Stufen sind notwendig, um dorthin zu gelangen, aber man muss sie auch hinter sich lassen, sonst kann man nicht höher steigen. Oder nehmen wir ein anderes Bild: Ein Jugendlicher ist in seiner Entwicklung weiter als ein Kind. Er versteht und vermag Dinge, die ein Kind nicht versteht oder nicht vermag. Er sieht die Welt daher auch ganz anders als ein Kind. Deshalb ist die Sicht des Kindes aber weder weniger richtig noch weniger gut, und sein Handeln ist weder dümmer noch schlechter. Die Sicht und das Handeln eines Kindes sind ganz einfach kindlich, und das ist einem Kind vollkommen angemessen. Es wäre sogar unangemessen, wenn ein Kind sich wie ein Jugendlicher oder gar ein Erwachsener verhält. In den Fällen, wo dies so ist, fehlt ihm ein Stück Kindheit, was sich später möglicherweise pathologisch bemerkbar macht. Natürlich ist es auch unangemessen, wenn ein Erwachsener sich kindlich verhält. Das heißt: Jede Stufe hat eine eigene Logik, die ihr gemäß ist und die nicht von den anderen Stufen her als besser oder schlechter beurteilt werden darf.

Das bedeutet aber nicht, dass die Stufen alle gleich wären und es keinen Fortschritt und keine Hierarchie gäbe. Die höheren Stufen sind tatsächlich höher, weil sie mehr umfassen. In ihnen sind, sofern das Wachstum wirklich ganz ist, alle früheren Stufen aufgehoben und eingeschlossen und transzendiert. Ganz so, wie in der Entwicklung unseres persönlichen Lebens vom Säugling über das Kind und den Jugendlichen zum Erwachsenen Stufen der Reifung erreicht und überschritten werden, die weiter und umfassender – und in diesem Sinne höher – sind als die früheren. Dieses Beispiel zeigt noch etwas: Man kann von einer höheren Stufe aus zwar die unteren verstehen, aber nicht von einer unteren Stufe aus die höheren. Ein Erwachsener weiß oder kann wissen, wie ein Kind fühlt und denkt. Dies mag vielen zwar schwer fallen, aber es ist möglich, sonst könnten Erwachsene zum Beispiel keine guten Kinderbücher schreiben. Sie können dies, weil sie die Welt des Kindes erfahren haben und in sich tragen. Sollte dies jemandem vollkommen unmöglich sein, ist das ein Hinweis darauf, dass er seine Kindheit nicht in sich trägt und aufgehoben hat, sondern dass sie abgespalten und daher seinem Denken und Fühlen nicht zugänglich ist. Ein Kind jedoch kann nicht empfinden wie ein Erwachsener, es kann allenfalls Erwachsene imitieren und sich in die Erwachsenenwelt hineinphantasieren. Es hat diese Welt noch vor sich, sie ist gänzlich außerhalb seiner Erfahrung. Ebenso können wir, sagen wir von der Stufe 2 aus, die Stufe 3 oder 4 nicht verstehen. Und von der Stufe 3 aus können wir einen Erwachten oder Erleuchteten der Stufe 6 oder 7 nicht verstehen. Wir können ahnen oder spüren oder wahrnehmen, dass da etwas anders ist, dass sein Bewusstsein anders funktioniert als unseres, wir können dies auch imitieren und uns vieles einbilden, aber verstehen werden wir es erst, wenn wir selbst diese Stufe erreicht haben.

Daher ist es kein Wunder, dass das moderne Bewusstsein eine Höherentwicklung, eine Transformation seiner selbst, nicht für möglich hält. Korrekter wäre es allerdings zu sagen „Ich weiß es nicht" anstatt „Das gibt es nicht", weil man Letzteres nicht wissen kann. Man kann es lediglich erahnen, wenn man andere Menschen sieht und erlebt, die eine höhere Stufe erreicht haben. Je mehr solcher Menschen es gibt, je näher man ihnen ist, umso größer ist die Wahrscheinlichkeit, dass man das Höhere für möglich hält und sich innerlich dafür öffnet, über die eigene Stufe hinauszuwachsen. Dennoch wird man das Höhere erst dann verstehen, wenn man dort angekommen ist.

Das ist von eminent praktischer Bedeutung. Ein Bauer aus Anatolien (Stufe 2), der nach Deutschland kommt, kann zwar sehen, dass die deutschen Männer ihre Frauen anders behandeln und dass die deutschen Frauen (Stufe 3) sich anders verhalten – und ihre Männer anders behandeln! –, aber er kann es nicht verstehen. Er kann es nicht deshalb nicht verstehen, weil er dumm ist oder keine Bildung hat oder ein Moslem oder ein Macho ist, sondern weil er auf einer anderen Bewusstseinsstufe lebt. Es ist seinem (und ihrem) Bewusstsein auf ähnliche Weise nicht zugänglich, wie jemandem, der von der zweiten Stufe einer Leiter aus Äpfel pflückt, die Äpfel nicht zugänglich sind, die er von der dritten Stufe aus erreichen könnte. Oder wie ein sechsjähriges Kind in einer anderen Welt lebt als ein Sechzehnjähriger und dessen Liebeskummer nicht wirklich verstehen kann. Wer diesen Zusammenhang begreift, dem erschließt sich auch, dass er diese Differenz aushalten muss. Dies wird umso dringlicher, je näher die Kulturen im Zuge der Globalisierung oder Migration zusammenrücken. Dabei muss derjenige mit dem höheren Bewusstsein vorangehen, denn er kann etwas sehen und müsste etwas verstehen können, was der andere noch nicht sehen und verstehen kann.

Deshalb darf man zum Beispiel von einem deutschen Politiker oder einer deutschen Journalistin durchaus erwarten, dass sie den anatolischen Bauern ebenso wie dessen Frau verstehen und ihr Verhalten als innerlich konsistent und angemessen zu würdigen in der Lage sind – was nicht heißt, dass man es gutheißen müsste –, während man Gleiches von der anderen Seite nicht erwarten kann. Wenn ein Politiker die autoritären Zustände und die angebliche Gewalt, also das Schlagen von Kindern und Frauen, in türkischen und arabischen Familien anprangert und sie mitverantwortlich macht für die Gewaltbereitschaft türkischer und arabischer Jugendlicher[7], dann vergisst er vollkommen, dass bis in die Sechzigerjahre die Prügelstrafe zum guten Ton deutscher Erziehung gehörte, und zwar nicht nur in den Familien. In meinen ersten beiden Schuljahren war sogar noch die Prügelstrafe mit dem Stock

---

7. *Der innenpolitische Sprecher der CDU/CSU-Fraktion, Wolfgang Bosbach, in der TV-Sendung „Anne Will" am 27. 1. 2008.*

Teil der schulischen Erziehung. Ich war zehn und im vierten Schuljahr, als mich der Lehrer mit einem dicken Stock, den er extra dafür im Lehrmittelschrank aufbewahrte, mit voller Kraft auf die nackten Oberschenkel geschlagen hat, so dass ich dicke Striemen davontrug. Da meine Eltern sich dies nicht gefallen ließen – was aber nicht bedeutete, dass sie selbst mich nicht geschlagen hätten –, wurde der Lehrer schließlich versetzt, womit die systematische Prügelstrafe, nicht jedoch die Ohrfeige oder auch mal ein Faustschlag des Lehrers im Affekt, an unserer Schule abgeschafft war.

Die Auffassung, dass Gewalt kein gutes Erziehungsmittel ist, hat sich in Deutschland erst in den Siebzigerjahren durchgesetzt. Sie fiel zusammen mit dem Kulturwandel der späten Sechziger, der die Transformation des kollektiven Bewusstseins der Mehrheit von der Stufe 2 zur Stufe 3 bedeutete. Deswegen sind wir aber keineswegs besser als unsere Eltern. Wir haben lediglich einen weiteren Blick und sehen die Prügelstrafe für die Entwicklung der Kinder eher als schädlich an, wo sie früher als nützlich galt. Früher oder später werden die anderen auch in dieses Bewusstsein hineinwachsen. Das braucht Zeit und geht nicht ohne Konflikte, aber man kann niemanden dazu zwingen. Auch der „progressive" Hochmut, wie er sich zum Bespiel im Mitleid mit den „armen Frauen" solcher Völker und Kulturen äußert, ist vollkommen unangebracht. Er entspricht exakt dem Hochmut eines Jugendlichen, der sich über ein Kind lustig macht oder dieses bedauert, weil es anders fühlt und handelt als er selbst.[8]

8. Ich hoffe, es versteht sich von selbst, dass ich hier nicht eine Handlungsanleitung für die Integration von Ausländern in Deutschland gebe. Dabei ist natürlich eine Vielzahl von Fragen zu berücksichtigen. Zum Beispiel kann die Mehrheitsgesellschaft durchaus verlangen, dass ihre Gesetze respektiert werden, ob der andere sie nun versteht oder nicht. Mein Modell kann zwar die Hintergründe mancher Probleme dabei verdeutlichen und damit auch praktische Orientierung geben; diese sieht aber nicht so aus, dass man daraus einfache Rezepte basteln könnte.

Aus all dem geht hervor, dass es sich bei den Bewusstseinsstufen tatsächlich um hierarchische Ebenen handelt, um ein Wachstum vom Einfachen zum Komplexen, vom Engeren zum Weiteren, vom Niedrigeren zum Höheren. Dabei geht es nicht um *ein besseres Bewusstsein*, sondern um *ein Mehr an Bewusstheit*. Mit jeder Stufe umfasst unser Bewusstsein mehr. Damit relativiert sich das alte Bewusstsein. Im Lichte des Mehr wird das, was mir vorher als absolut richtig erschien, nur noch teilweise richtig. Wir müssen es aber innerlich anerkennen und aufheben, sonst wird aus dem Mehr ein Weniger, und es könnte sein, dass die ganze Leiter unter uns zusammenkracht, wenn wir die unteren Stufen missachten. Allerdings ist auch die Idee vom Kreis nicht ganz falsch, denn wenn das Bewusstsein am Ende der Leiter seine Vollendung erlangt und zu sich selbst kommt, verlässt es die Leiter und kehrt zum Anfang zurück, der aber dann nicht mehr als Anfang, sondern als anfang- und endloses Sein erfahren wird.

Als sich meine Arbeit an diesem Buch dem Ende zuneigte, hatte ich den Impuls, die einzelnen Stufen mit Schreibpapier auf dem Boden auszulegen, um mich dann auf den Platz der einzelnen Blätter zu stellen und nachzuspüren, wie sich das Bewusstsein der jeweiligen Stufe anfühlt.[9] Ich hatte zunächst die Vorstellung, ich würde die Blätter in einer Linie (wie die Stufen einer Leiter) hinlegen, aber als ich mich in die jeweilige Stufe hineinversenkte und das Blatt, meinem Gefühl folgend, auf den Boden legte, habe ich die Blätter zu meiner Überraschung im Uhrzeigersinn im Kreis ausgelegt. Die Abstände waren genau gleich, nur die siebte Stufe hatte einen jeweils größeren Abstand zur sechsten und zur ersten als die anderen zueinander.

9. *Nach diesem Verfahren werden Aufstellungen in der Einzelberatung durchgeführt. Man legt, z. B. für die Mitglieder einer Familie, Blätter aus und stellt sich auf die Plätze. Dabei kann man sehr gut spüren, wie sich die einzelnen Personen fühlen, welche Konflikte es gibt und was es zu einer Lösung braucht. Siehe Teil II dieses Buches.*

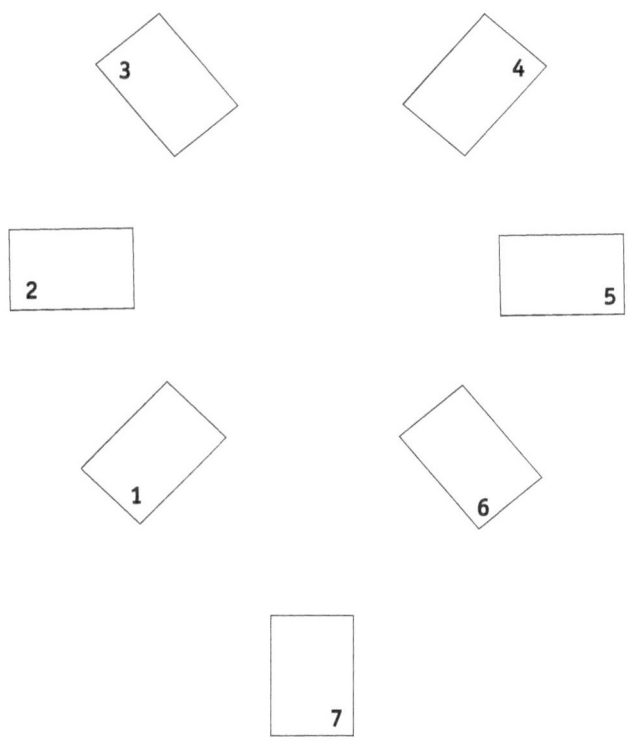

Als ich in den Kreis gegangen bin, musste ich ihm, angefangen bei Stufe 1, Stufe für Stufe folgen. Es war also sowohl eine Leiter als auch ein Kreis. Dabei habe ich nachgespürt, ob mir zu der jeweiligen Stufe ein Satz in den Sinn kommt. Man denkt dabei nicht nach, sondern sagt einfach den ersten Satz, der auftaucht. Die Sätze waren:

Stufe 1: Ich bin der Boden.
Stufe 2: Ich bin das Rückgrat.
Stufe 3: Ich bin, was ich bin.
Stufe 4: Ich bin die Verbindung.
Stufe 5: Ich bin das Wissen.
Stufe 6: Ich bin das Ganze.
Stufe 7: Ich bin alles.

Auf der Stufe 7 habe ich dann allerdings gemerkt, dass es mich aus dem Kreis herauszieht. Sie gehört nicht mehr dazu, sie umfasst alles und ist zugleich in allem. Also habe ich den Kreis dann mit sechs Stufen ausgelegt und mich später noch einmal auf jede Stufe gestellt, um deren Gefühlsqualität zu erspüren. Es ging mir dabei nicht um die Dynamik, sondern um das Grundthema jeder Stufe. Was ich dabei empfunden habe, steht im Folgenden einleitend zu Beginn jeder Bewusstseinsstufe.

DIE LEBENS- UND BEWUSSTSEINSSTUFEN UND IHRE ENTSPRECHUNG ZU MENSCHLICHEN LEBENSSTUFEN

Stufe 1: Das Einheitsbewusstsein –
Die Reifung im Mutterleib

Stufenmeditation

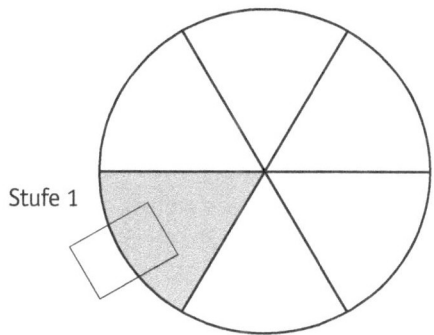

Stufe 1

Ich stehe in meinem Schreibzimmer auf dem Platz der Eins, und mein Blick fällt als erstes auf den Boden. Ich folge innerlich der Bewegung des Blickes und sehe den dunkelroten Teppich, er sieht warm und weich aus. Wie rote Erde, vielleicht Lehm. Die Erde saugt mich an, zieht mich in sich hinein, ich könnte hineinkriechen und mit ihr verschmelzen. Ich sehe mich wie eine Art Relief im Boden, warm, weich und behaglich. Ich hebe langsam den Kopf und schaue nach draußen, sehe den Schnee und die kahlen Bäume. Alles andere interessiert mich nicht, ich sehe nur die Natur, ohne besonderes Gefühl, eher gleichgültig. Und schwer. Alles geht langsam, mein Geist ist schwer und träge, mein Körper fühlt sich schwer an. Vor allem der Kopf, der leicht geneigt ist, die langen Arme und die

Waden – letztere, als wenn sie sehr viel tragen müssten. Und ich bin klein. Als ich zurück auf den Boden schaue, ist mir, als wölbe sich die Erde über mich, als bilde sie eine Höhle.

Lebensstufe 1: Das Heranwachsen im Mutterleib

Die erste Stufe des menschlichen Lebens ist das Heranwachsen des Kindes im Mutterleib. Es gibt inzwischen hinreichend Belege, dass wir schon im Mutterleib wahrnehmen und dass diese Wahrnehmungen auch Einflüsse auf das psychische Befinden von Erwachsenen haben können. Auch wenn es sich noch nicht um ein eigenständiges Leben handelt, so ist doch klar, dass nicht nur unser körperliches, sondern auch unser seelisch-geistiges Leben bereits mit der Zeugung beginnt. So sehen wir in Familienaufstellungen zum Beispiel, dass Menschen, die im Mutterleib einen Zwilling verloren haben, daran schwer tragen, ohne dass ihnen bewusst ist, was passiert ist. Zum Beispiel sind sie übermäßig dick und essen für zwei, oder sie haben nur Spaß an Aktivitäten, die sie mit jemandem gemeinsam erleben können, oder es fehlt ihnen jegliche Lebensfreude, oder sie fühlen sich schuldig. Dann taucht in einer Aufstellung ein Zwilling auf (manchmal kann er auch im Gewebe nachgewiesen werden), und die Symptome verschwinden. In anderen Aufstellungen, die sich auf die Zeit der Schwangerschaft richten, kann sich zeigen, welche seelischen Spuren eine schwerere Krankheit oder ein Unfall der Mutter, ein Abtreibungsversuch, ein Todesfall in der Familie oder eine Trennung der Eltern in dieser Zeit hinterlassen. Daher ist klar, dass das Heranwachsen im Mutterleib bereits ein erster wichtiger Lebensabschnitt ist.

Mutter und Kind vor der Geburt des Kindes

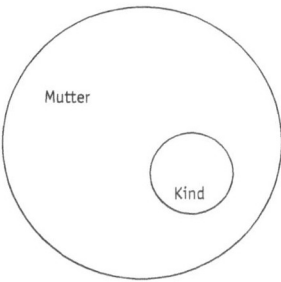

Das Charakteristische dieser Phase ist die Einheit mit der Mutter. Das unterscheidet diese Lebensstufe von allen anderen. Das ungeborene Kind ist Bestandteil des mütterlichen Organismus. Das Kind kann zwar wahrnehmen, aber die Mutter ist nicht verschieden von ihm, es existiert in Einheit mit ihr, und ohne sie kann es nicht existieren. Dies gilt für die gesamte Zeit vor der Geburt, und deshalb bezeichne ich diese Lebensphase als *eine* Stufe, obwohl es innerhalb dieser Stufe gewaltige Unterschiede und große Veränderungen gibt. Von der embryonalen Stammzelle bis zum gebärfähigen Kind ist es eine ungeheuer differenzierte Entwicklung mit tiefen Veränderungen. Haben wir es anfangs mit einem winzigen Punkt zu tun, der in sich nicht differenziert ist, so steht am Ende dieser Stufe ein voll ausgebildeter, lebensfähiger Mensch. Auf keiner späteren Entwicklungsstufe wächst der Mensch auch nur annähernd so intensiv und umfassend und durchläuft so viele und so tief greifende Veränderungen. Zwischen den Anfängen und dem Ende dieser Stufe liegen Welten. Eines jedoch gilt für die gesamte Zeit des Kindes im Mutterleib und qualifiziert sie damit als eine in sich geschlossene, von den anderen klar unterscheidbare Stufe: die natürliche Einheit mit dem Organismus der Mutter und die Abhängigkeit davon.

Das Kind ist zwar noch im Werden und unfertig, aber es ist dennoch von Anfang an vollständig, es kommt nichts mehr von außen hinzu. Alles, was den erwachsenen Menschen ausmacht, ist schon vorhanden, wenn auch noch unentwickelt und daher noch nicht eigenständig funktionierend. Damit sich die Organe herausbilden, entwickeln und eigenständig funktionieren können, muss es von der Mutter versorgt werden. Sie muss die noch nicht entwickelten, aber dennoch in nuce schon vollständig vorhandenen Funktionen übernehmen, bis die Organe des Kindes so weit sind, dass es allein atmen, Nahrung aufnehmen und verdauen kann. So lange ist die Mutter auch die ganze und einzige Welt des Kindes, ohne dass es diese schon als eigene Person, als etwas von ihm selbst Unterscheidbares, wahrnehmen könnte. Es kann zwar hören und empfinden, aber nicht zwischen sich und der Mutter unterscheiden. Für das Ungeborene ist die Mutter noch nicht Mutter. Sie atmet für das Kind, isst und trinkt für das Kind, sie ist im wahrsten Sinne des Wortes dessen Ein und Alles. Es wächst und entwickelt sich in der Einheit, sie sind noch nicht zwei. Deshalb habe ich in der Abbildung den Kreis um das Kind gestrichelt gezeichnet, um die Nicht-Eigenständigkeit zu verdeutlichen. Erst mit der Geburt ändert sich dieser Zustand, erst jetzt hat das Kind einen eigenen, unabhängigen Kreislauf, ist von der Mutter getrennt und kann, zunächst ganz undeutlich, beginnen, diese von außen wahrzunehmen und damit auch sich selbst als etwas Eigenes zu empfinden.

Bewusstseinsstufe 1: Die Einheit

Ähnlich wie die Zeit im Mutterleib können wir uns die Entwicklung des menschlichen Bewusstseins vorstellen. In der Frühphase der Menschheit gibt es kein individuelles Bewusstsein. Der

Mensch lebt in Verschmelzung mit seiner Umwelt und der Gruppe, zu der er gehört. Ebenso wie der Fötus die Mutter nimmt er die Welt und die Gruppe um sich herum nicht als etwas anderes, von ihm klar Geschiedenes, wahr, und ohne sie ist er verloren und nicht lebensfähig. Es gibt weder ein Ich noch eine Gruppe, beides ist im Bewusstsein eins, und es gibt auch keine Welt oder gar Um-Welt. Daher existiert auch kein Bewusstsein außer *dem* Bewusstsein schlechthin. Selbst zu sagen, der einzelne empfinde sich als Teil des Ganzen, wäre unzutreffend, da diese Aussage eine Unterscheidung zwischen dem Ganzen und seinen Teilen voraussetzt, die in dieser Stufe, ähnlich wie beim Fötus, noch nicht gegeben ist. Das Bewusstsein ist das einer Einheit, die von der Zweiheit noch nichts weiß.

Dies ist natürlich eine typologische, keine historische Beschreibung. Daher ist sie nicht an historischen Daten festzumachen, und wir wissen naturgemäß kaum etwas darüber, ebenso wie wir keine bewusste Erinnerung an unsere Zeit im Mutterleib haben. Wir dürfen aber annehmen, dass diese Phase sehr lang war und – wie beim Embryo und beim Fötus – viele Zwischenstufen und Entwicklungsstadien enthielt. Alle Kulturen haben oder hatten mythologische Beschreibungen dieser Phase, die sich im Mythos auch lange nach dem Übergang in die nächste Stufe erhalten hat. Die Traumzeit der Aborigines, die jüdisch-christliche Vertreibung aus dem Paradies, die griechischen, germanischen, afrikanischen oder indianischen Abstammungsmythen deuten alle auf eine solche erste Stufe hin, in der sowohl die ursprüngliche Einheit als (zumeist) auch das Trauma des Verlustes der Einheit, der Trennung vom Ursprung (Geburt) beschrieben werden. Sicherlich war dies kein singuläres Ereignis, wie es zum Beispiel die Geschichte der Vertreibung aus dem Paradies nahe legt. Für unseren Zusammenhang ist es aber nur wichtig zu sehen, dass eine solche

Stufe existierte und dass sie eine wichtige Bedeutung für vieles hat, was sich dann auf der nächsten Stufe ereignet.

Wir können jedoch leicht nachspüren, was ein Mythos wie der der Vertreibung aus dem Paradies für das Bewusstsein bedeutet. Er glorifiziert das Leben vor der Geburt, das Nicht-Eigenständige, die Verschmelzung, die vorbewusste Einheit und bewertet das eigenständige Leben als Strafe. Das Erwachen des Bewusstseins einer eigenen Existenz erscheint hier nicht als Fortschritt, als Erweiterung und Wachstum, sondern als Elend und Strafe; das Essen vom Baum der Erkenntnis, die eigene Bewusstwerdung („Sie erkannten, dass sie Mann und Frau sind") ist die Ursünde. Aus diesem Bild heraus sind dann auch Fortschritt und Entwicklung keine aus sich heraus guten, freudigen Schritte in die Welt und ins Leben, die uns immer tiefer in das Wunder und die Unermesslichkeit der Existenz hineinführen, sondern eine (schuldhaft verursachte) Notwendigkeit, die einem einzigen Zweck dient: der Rückkehr ins Paradies.

Diese Tendenz charakterisiert nicht nur den jüdisch-christlichen Ursprungsmythos, sondern auch die meisten anderen Ursprungsmythen. Es gibt keine Vorstellung von Zukunft, sondern nur eine von Herkunft. Daher kann es auch keine andere Entwicklung geben als die zurück zum Ursprung. Die Macht des rückwärtsgewandten Denkens, die Sehnsucht nach den „guten alten Zeiten", hat also eine sehr frühe Grundlage. Auf der ersten und auch auf der zweiten Bewusstseinsstufe war dies nicht anders möglich. Erst die Ankunft der Zukunft gegen Ende der zweiten Stufe (siehe auch die Ausführungen zur Zeit bei der Besprechung der Stufe 4) lässt ein Bewusstsein entstehen, das sich nicht nur nach rückwärts, sondern auch nach vorne orientieren kann.

Stufe 2: Das Gruppenbewusstsein – Die Kindheit

Stufenmeditation

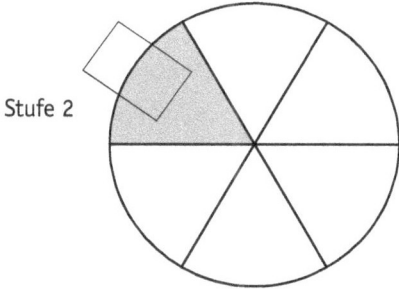

Stufe 2

Als erstes richte ich mich, nein: richtet mein Körper sich auf. Ich fühle mich sehr viel größer als auf der Eins, sehr viel fester, klarer und stabiler. Ich stehe aufrecht, gerade, mit erhobenem Haupt, stolz. Mein Blick geht zur gegenüberliegenden Wand. Dort hängt ein Wandbehang aus Indien. Die Grundfarbe ist rot, aber darüber sind Ornamente mit goldenen und silbernen Fäden gewebt oder gestickt, so dass er in vielen Goldtönen schimmert. Er hat etwas Sakrales, das ich nicht einer bestimmten Religion zuordnen kann, es könnte auch ein Priesterumhang oder ein Kirchenfenster sein. Während ich dem Blick folge, fühle ich mich erhaben, wie in einer Kathedrale. Eine längst verschüttete Erinnerung an festliche Gottesdienste aus meiner Kindheit kommt hoch, ein starkes, erhebendes, feierliches, großes Gefühl. Ein Gefühl wahrer Größe. Aber nicht ich bin groß, Es ist groß. Ich darf aber an Seiner Größe teilhaben, das ist das Feierliche, das, was mich erhebt. Ein wirklich starkes Gefühl, ich kann verstehen, dass einem das heilig ist. Nach einer Weile wandelt sich das Gefühl, ich werde wichtiger, fühle mich größer, ein Gefühl von Gesetz, Strenge, Klarheit: ein Richter.

Lebensstufe 2: Die Kindheit

Mit der Geburt tritt der Mensch in sein eigenes Leben ein, abhängig zwar, aber losgelöst, gebunden, aber nicht mehr verschmolzen. Was vorher das Umgebende war, in das man ganz eingelassen war, ist nun ein Anderes, ein Gegenüber, das getrennt von einem existiert und von dem man selbst getrennt ist.

Mutter und Kind nach der Geburt

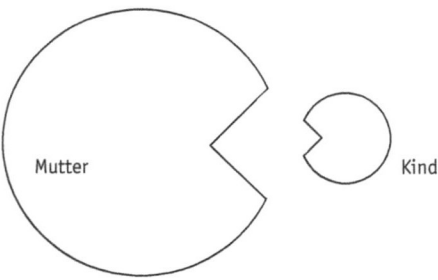

Nach wie vor ist die Mutter die ganze Welt, aber ich bin nicht mehr Teil von ihr. Anstelle der Einheit tritt die Bindung. Wir sind jetzt zwei, und wir können uns aufeinander beziehen. Das Kind beginnt, die Mutter zu entdecken, mit den Händen, dem Mund, der Nase und allen anderen Sinnen. Bis zum Erkennen der Mutter als eigene Person dauert es noch eine Weile – und bis zum Erkennen von sich selbst als Person noch viel länger –, aber das Kind muss sich bemerkbar machen, Bedürfnisse äußern und auf vielfältige Weise Kontakt aufnehmen. Dabei erlebt es sich als vollkommen abhängig. Die Mutter kann zwar, anders als vor der Geburt, grundsätzlich von einer anderen Person ersetzt werden. Dies erfährt das Kind aber als Trennung, die meist ein schweres

Trauma nach sich zieht. Die kindliche Seele empfindet jede Trennung von der Mutter als Todesbedrohung. Nur die ständige Präsenz der Mutter gibt ihm die Sicherheit, die es braucht, um sich entspannt in die Offenheit der neuen Welt einzulassen. Je unsicherer der Kontakt zur Mutter ist, umso unsicherer kommt ihm die Welt vor, und umso angespannter und ängstlicher wird es ihr – jetzt und später, oft sein ganzes Leben lang – begegnen.

Vieles, was sich im späteren Leben als belastendes Muster, Verhaltensstörung, psychisches Problem oder Krankheit äußert, hat hier seinen Ursprung, und in der Therapie spielt das Verhältnis zur Mutter im Besonderen und von Trennung und Bindung im Allgemeinen eine ganz wichtige Rolle. Dabei wird oft das eine betont und das andere vernachlässigt oder gar negiert, was einer Heilung entgegensteht. Viele humanistische Therapien, die in den Sechzigerjahren entstanden, betonen die Trennung, oft auf Kosten der Bindung, während wir bei manchen Familienstellern eine Überbetonung der Bindung finden. Wenn wir genau hinschauen, sehen wir, dass die Trennung der Bindung vorausgeht. Ohne Trennung ist Einheit, binden können sich aber nur zwei. Die Bindung oder das innere Bedürfnis nach Bindung entsteht – logisch und tatsächlich – erst nach der Trennung. Die Geburt ist die Urerfahrung der Trennung, und um das, was nach dieser Trennung kommt, gut zu überstehen, bedarf es der Bindung.

Die Bindung tritt also an die Stelle der Einheit, ersetzt sie gewissermaßen, und dient somit zugleich, paradoxerweise, der Lösung oder, schärfer formuliert, der Trennung, indem sie diese erträglich macht. Daher ist sie ihr unter- beziehungsweise nachgeordnet, das heißt, die Trennung ist wichtiger. Man kann ohne Bindung existieren, aber nicht, ohne physisch von der Mutter getrennt zu werden. Andererseits bedarf es aber der Bindung, damit sich das Kind – und der Mensch allgemein – gut lösen kann. Die Bindung gibt dem Kind das Gefühl, auf seinem Weg in die Weite und Offenheit des eigenen Lebens (der Welt) in Sicherheit oder geborgen zu sein. Damit unterstützt die Bindung den Weg in ein eigenes Leben, oder anders ausgedrückt: die Freiheit. Daran zeigt sich, dass die Auffassung, Bindung und Freiheit seien Gegensätze, man müsse sich Freiheit gegen die Bindung erkämpfen, weil diese jene einenge oder gar unmöglich mache, der Sache nicht gerecht wird. Im Gegenteil: Ohne Bindung ist wirkliche Freiheit fast nicht möglich, weil sie viel zu gefährlich und bedrohlich erscheint. Erst die Sicherheit einer gelungenen Bindung ermöglicht es uns, die Welt (die Freiheit) spielerisch zu erkunden und uns schrittweise zu lösen. Wenn die Bindung unsicher war, wird die Trennung seelisch meist nur unzureichend verarbeitet.

Die Kindheit ist somit durch zwei Elemente geprägt, die einerseits gegenläufig sind, sich andererseits jedoch auch bedingen: die schrittweise Verselbstständigung des Kindes und Lösung von der Mutter und den Aufbau und die Pflege einer Bindung, die diese Lösung begleitet. Binden können sich nur zwei, die getrennt sind. Aber das Kind, vor allem natürlich der Säugling, ist ohne den (oder die) anderen nicht in der Lage zu überleben, daher bedarf es der Bindung nicht nur seelisch, sondern auch materiell. Sie gibt ihm die notwendige Sicherheit, um überleben zu können. Dabei tritt mit der Zeit die Familie, angefangen beim Vater, ergänzend an die Stelle der Mutter. Sie vermittelt ein Gefühl von Sicherheit, das die Abhängigkeit und das Ausgeliefertsein mildert. Wenn dies zusätzlich von Liebe getragen wird, kann das Abhängigkeitsgefühl sogar ganz aufgehoben werden. In materieller Hinsicht können die Mutter und die Familie zwar durch andere Personen ersetzt werden, emotional und seelisch aber nicht. Typisch und kennzeichnend für die Kindheit ist also das Eingebundensein in und die Abhängigkeit von der Familie. Zugehörigkeit und Zuwendung sind wesentliche Voraussetzungen für eine gesunde Entwicklung, indem sie dem Kind innere und äußere Sicherheit bieten, bis es ganz auf eigenen Beinen stehen kann.

Bewusstseinsstufe 2: Das Gruppenbewusstsein (Wir-Bewusstsein)

Der Kindheit entspricht die Bewusstseinsstufe 2. Wie jene umfasst sie einen weiten Entwicklungsweg, der große Unterschiede aufweist, aber doch in sich ein Ganzes und eine Einheit bildet, die sie von anderen Stufen klar unterscheidet. Beim Kind ist es die riesige Spanne zwischen dem Säugling, der noch nicht sehen, sich aufrichten, geschweige denn laufen oder gar sprechen und auch kaum zwischen sich und seiner Umwelt unterscheiden kann, und dem oder der etwa Vierzehnjährigen, über den oder die die Geschlechtsreife hereingebrochen ist und der/die beginnt, sich als Mann oder Frau zu fühlen und von der Familie abzuwenden. Dennoch: Trotz aller Unterschiede gelten das zweiwöchige und das zwölfjährige Kind gleichermaßen als Kind. Wenn ein Erwachsener mit einer Zwölfjährigen geschlechtlich verkehrt, gilt dies genauso als Kindesmissbrauch wie sexuelle Handlungen mit einer zweijährigen, obwohl die Zwölfjährige bereits geschlechtsreif sein mag. Das Gemeinsame ist: Beide sind noch Kinder, beide sind noch nicht in ihr eigenes Leben entlassen, sie brauchen den Schutz einer Familie oder einer an deren Stelle tretenden Gruppe, die sich um sie kümmert. Das Gleiche gilt für das Bewusstsein der Stufe 2: Es ist auf die Gruppe angewiesen, es sucht seine Sicherheit in Zugehörigkeit und Bindung an eine Gruppe. Beim Bewusstsein reicht die Spanne zwischen dem Angehörigen einer Stammeskultur, der sich noch nicht als eigene Person wahrnimmt, sondern als Glied einer Gruppe, das stirbt, wenn es von der Gruppe getrennt wird, bis zu einem traditionellen Bewusstsein, wie es noch heute in vielen Teilen der Welt herrscht – und zwar nicht nur in rückständigen Kulturen abgeschnittener Regionen, auch nicht nur im religiösen Fundamentalismus, sondern auch in weiten Bereichen des Alltagsbewusstseins moderner Gesellschaften. Ich möchte dies mit zwei kleinen Geschichten illustrieren.

Mitte der Achtzigerjahre wohnte ich in einer dreistöckigen Wohnsiedlung für Landesbedienstete am Rande von Wuppertal mit herrlichem Ausblick auf das Elberfelder Tal. Ich arbeitete an der Universität, konnte mir, abgesehen von den Lehrveranstaltungen, meine Anwesenheitszeit frei einteilen und hatte viel Zeit, mit meinem kleinen Sohn zu einem der nahe gelegenen Spielplätze zu gehen. Ein kleiner Spielplatz war direkt unter unserem Balkon, und ich saß oft dort auf der Bank und las, während die Kinder im Sand spielten. Wir wohnten im zweiten Stock, unter uns wohnte ein etwa gleichaltriges Paar. Der Mann war Gerichtsvollzieher und kam jeden Tag gegen vier Uhr nach Hause. Im Sommer war es stets das gleiche Ritual: Er kam in Turnhose und T-Shirt gekleidet auf den Balkon, setzte sich in seinen Sessel, legte die Beine hoch, und seine Frau brachte ihm die Zeitung, eine Flasche Bier samt Glas und schenkte ihm ein. Dann ging sie wieder ins Haus. Nachdem ich dies mehrere Male beobachtet hatte, sagte ich zu meiner Frau: „Manchmal möchte ich auch noch mal wie der Malinowski sein und eine Frau haben, die mir mein Bier bringt, während ich alle viere von mir strecke, und mir dann das Essen kocht." Ich weiß nicht mehr genau, wie sie reagiert hat, wahrscheinlich hat sie so etwas gesagt wie: „Das könnte dir so passen", die Frauen in meinen Kreisen waren damals ziemlich empfindlich und humorlos in solchen Fragen. Natürlich hatte ich es nicht ernst gemeint – und doch auch wieder nicht ganz unernst. Es schien, als seien sowohl Herr als auch Frau Malinowski vollkommen zufrieden mit dieser Art der Arbeitsteilung und des Umgangs miteinander, ich habe nie mitbekommen, dass sie sich stritten. Wir hingegen stritten uns nicht gerade selten und manchmal auch sehr heftig, obwohl ich mindestens so oft kochte wie meine Frau und wir uns die Kinderbetreuung komplett teilten. Daher schien es mir durchaus so, dass in der traditionellen Rollenteilung ein gewisser Friede herrschte, der uns abhanden gekommen war. Und der harmoniebedürftige Teil meines Ich fühlte sich davon gelegentlich durchaus angezogen. Aber nur gelegentlich und auch das nur „theoretisch", in Gedanken. Denn ganz abgesehen davon, dass ich wusste, dass meine Frau da nicht mitspielen würde, war mir vollkommen klar, dass auch ich selbst dieses Spiel nicht mehr spielen könnte. Mein Bewusstsein ließ es nicht mehr zu, ich konnte es noch nicht einmal mehr ernsthaft wollen. Wir hätten zwar eine andere Arbeitsteilung vereinbaren können – und haben dies später auch –, aber die Welt, in der Malinowskis lebten, war nicht mehr die unsrige und auch nicht mehr die meinige. Wir lebten im selben Haus in Wohnungen exakt gleichen Zuschnitts und zugleich in zwei ziemlich verschiedenen Welten. Was machte diese Welten aus? Was unterschied uns? Unser Bewusstsein. Die Umgangsformen und Werte, kurz: die Tradition, in der sich Herr und Frau Malinowski bewegten, waren nicht mehr die unsrigen. Wir hatten sie verlassen, und wir konnten nicht mehr dorthin zurück, selbst wenn wir es gewollt hätten.

Zehn Jahre später. Ich sitze am Fenster unseres Hauses in der Eifel. Es ist mein Elternhaus, wir sind vor einigen Jahren dorthin gezogen. Ich schaue meinem Nachbarn Mattes zu. Mattes hat mit 60 aufgehört, offiziell zu arbeiten. Er war Maurer und wollte nicht mehr für Lohn placken. Aber arbeiten tut er nach wie vor, den ganzen Tag. Ein bisschen Mauern hier und da, vor allem aber seinen großen Garten bearbeiten. Am liebsten schaue ich ihm beim Sensen zu. Seine Gartenbeete sind umgeben von Wiesen mit Obstbäumen, die er immer noch mit der Hand mäht. Es ist eine Kunst, ich habe es ein paar Mal versucht, aber kaum einen Grashalm erwischt. Stattdessen tat mir das Kreuz nach zwei Minuten weh. Mattes jedoch senst mit einer Ruhe und Gleichmäßigkeit, dass man allein vom Zuschauen in Meditation fallen kann. Meine Frau ist übrigens genauso beeindruckt davon wie ich, manchmal spekulieren wir, ob Mattes nicht viel besser meditieren kann als wir, die wir uns oft dazu mit geschlossenen Augen hinsetzen. Ob er senst oder gräbt oder Setzlinge in die Erde setzt oder Unkraut jätet, alles geschieht mit tiefer Ruhe, im Einklang mit sich und seinem Tun. Auch Mattes lebt, mehr noch als die Malinowskis, in einer anderen Welt als ich, und er scheint damit zufrieden zu sein. „In Urlaub fahren? Wieso denn das? Was soll ich denn woanders?", hat er mir in einem unserer nicht sehr vielen Gespräche einmal gesagt. Nein, nein, das versteht er genausowenig wie die Tatsache, dass ich mit meinen Söhnen manchmal diskutiere oder sie nach ihren Motiven frage, wenn sie etwas tun oder getan haben, was ich nicht gutheiße: „Ein Paar hinter die Löffel, dann ist es gut!" Und seine Frau hat natürlich auch zu tun, was er sagt, darüber braucht erst gar nicht geredet zu werden. Dabei ist er alles andere als ein Despot, noch nicht einmal ein Patriarch, sondern ein ganz netter, ruhiger Mensch mit einem feinen Humor. Das ist einfach seine Welt, und wenn er sich mal kurz nach meiner Welt erkundigt, hört er lächelnd zu und denkt sich das seine.

Ich muss an Max Weber denken, Deutschlands bedeutendsten Soziologen. In seinem berühmten Vortrag „Politik als Beruf", den er 1919 gegen romantisch gefärbte spirituelle Tendenzen vieler Studenten und Jungakademiker hielt, erwähnt er eine Geschichte von Tolstoj. Der russische Bauer bei Tolstoj, schreibt Weber, sterbe, wenn er am Ende eines mühsamen und arbeitsreichen Lebens zurückschaue, „zufrieden und lebensgesättigt". Dieses einfache Glück, das einem tiefen Einklang mit den vorgefundenen und als gegeben empfundenen Lebensbedingungen und Traditionen, vor allem der Religion, entspringt, sei heute (um 1920) ein für alle Mal dahin. Dem modernen, aufgeklärt denkenden Menschen bleibe nichts anderes mehr übrig, als selbst zu entscheiden, „welcher Dämon seines Lebens Fäden" ziehen soll. Dieses Schicksal unserer Zeit gelte es „männlich zu ertragen", anstatt nach neuen Propheten zu suchen. Was da zu ertragen ist, ist vor allem, dass es unter diesen Vorzeichen keinen vorgegeben Sinn gibt, der dem Leben des Einzelnen eine Richtung und auch so etwas wie innere Erfüllung gibt. Jede Entscheidung könnte auch anders getroffen werden, das Leben ist rein subjektiv geworden und damit beliebig. Ich kann so oder auch anders leben, was richtig ist, weiß niemand. Das ist für Max Weber (und die ihm folgende Soziologie bis auf den heutigen Tag) der Preis der Moderne.

Seit Webers Vortrag sind fast hundert Jahre vergangen, der Moderne ist die „Postmoderne" gefolgt, was in etwa besagt, dass wir in einer nicht näher zu definierenden „Nach(Post)-Zeit" leben, in der sich dann aber plötzlich und unerwartet wieder religiöses Leben in den verschiedensten Formen breitmacht. Nicht, dass dies Weber widersprechen würde: Man kann heute durch die Regale des religiösen Supermarktes gehen, sich „seinen Dämon" aussuchen und dann an der Kasse bezahlen – ob man den richtigen eingekauft hat, bleibt dennoch ungewiss. So sieht es jedenfalls bei oberflächlicher Betrachtung aus. Ob wir diese Wahl tatsächlich haben oder ob dies nicht nur die Auffassung einer bestimmten Weltsicht ist, werde ich später untersuchen. Was mich zunächst und viel mehr interessiert, ist die Frage, ob die Moderne oder Postmoderne wirklich der Endpunkt einer Entwicklung ist, in der sich der Mensch immer mehr aus größeren Sinnzusammenhängen löst und am Ende allein da steht und entscheiden muss, wie (und ob) er seinem Leben einen Sinn geben kann, oder ob dies nicht auch nur eine Etappe ist, die uns, wenn wir weiter gehen, zu neuen und ganz anderen Ganzheiten führt. Ich stimme allerdings mit Weber ganz darin überein, dass es kein Zurück zum Alten gibt. Malinowski wie Mattes sind unerreichbar für mich, die Sehnsucht nach Einfachheit, Verbundenheit und Ganzheit muss sich nach vorne richten, und auf dem Weg dorthin kann sie die Einsamkeit und Getrenntheit des Ich, das sich ganz allein in der Welt sieht, nicht umgehen. Wenn man dies nicht nur „männlich erträgt", sondern, um mit Webers Zeitgenossen Hermann Hesse zu sprechen, bereit ist, „heiter Raum um Raum (zu) durchschreiten" und sich „in andre, neue Bindungen zu geben", dann wird man sehr bald die Bewusstseinsräume jenseits der existenziellen Einsamkeit der Ich-Persönlichkeit erfahren und wenigstens so lange betreten können, dass man um ihre Existenz weiß und ihren Geschmack gekostet hat. Diese Erfahrung, dass das Ich nicht die Endstation ist, macht es leichter, die Anhänglichkeit an die Stufe 2 zu überwinden.

Das Leben gehört uns nicht

Ich habe jedoch weit vorgegriffen. Webers „männliches Ertragen" gilt schon der nach dem Ersten Weltkrieg erstmals voll ins Bewusstsein tretenden Stufe 3, der Tolstojsche Bauer repräsentiert ein ausgereiftes 2er-Bewusstsein und der traditionelle städtische Kleinbürger à la Malinowski steht bereits mit mehr als einem Bein auf der dritten Stufe, wenn auch das andere die zweite noch nicht wirklich verlassen hat. Um die seelische Bedeutung der Stufe 2 zu verstehen, muss man sie jedoch ganz in den Blick nehmen. Nur dann kann man einschätzen, worin ihre Leistung und ihre Bedeutung für die Evolution des Bewusstseins besteht und warum die seelisch-emotionale Lösung davon vielen so schwer fällt und sich manche mit Gewalt gegen den Fortschritt im Allgemeinen und die Moderne im Besonderen wehren. Dazu müssen wir weit zurückgehen, denn ähnlich der Kindheit umfasst die Stufe 2 eine gewaltige Entwicklungsspanne und einen langen zeitlichen Weg.

Am Beginn dieses jahrtausendelangen Weges ist das Bewusstsein wie beim Kind noch ganz mit dem Ursprung verbunden, fast verschmolzen. Erst ganz allmählich dämmert die Getrenntheit im Bewusstsein heran. Die Einheit mit dem Ursprung existiert im Mythos weiter und wird real auf die Gruppe verlagert. Sie sorgt jetzt für eine gewisse Geborgenheit und Sicherheit, allerdings nur zusammen mit der durch Opfer und viele andere Rituale aufrechterhaltenen Verbindung mit dem Ursprung, das heißt, den Göttern und anderen Gestalten, die den jeweiligen Mythos beherrschen. Das Opfer, auch das Menschenopfer, ist alles andere als eine Grausamkeit – als solche erscheint es nur von einer späteren Bewusstseinsstufe. Innerhalb des archaischen Bewusstseins der frühen Stufe 2 ist das kultische Opfer Mittel des Kontaktes zur Götterwelt, der Verbindung zum Ursprung, zum Mütterlichen. Ohne diese Verbindung wäre man verloren. Selbst in der Spätzeit des entwickelten 2er-Bewusstseins, also bis auf den heutigen Tag, ist die Praxis des Menschenopfers noch gebräuchlich, wenn auch in einer Weise, die uns den Zusammenhang nicht sofort erkennen lässt. Die muslimischen Selbstmordattentäter sind das aktuellste Beispiel dafür, die, um in unserem Kulturkreis zu bleiben, als

Heilige verehrten und in der Kirche nach wie vor gefeierten christlichen Märtyrer ein anderes, ein drittes die „Helden", die sich für das Vaterland oder eine andere Idee geopfert haben. Zwar werden und wurden diese Menschenopfer in der Regel nicht mehr von einem Priester oder einer Obrigkeit ausgesucht und zur Opferung bestimmt (außer wenn sie als Gruppe in einen heiligen Kampf abkommandiert wurden), aber die jeweilige Kultur verehrt das Opfertum an sich und verlangt quasi danach.

Das Opfer oder der Kult im Allgemeinen vermittelt zwischen den Göttern und der Gruppe. Indem sie die Tür zu den Göttern offenhält, bleibt die Gruppe ihrem Ursprung verbunden und ist darin geborgen. Im Opferkult begibt sich der Stamm wieder ganz in die Hände der Götter, die zugleich als die Ahnen angesehen werden. Das Opfer symbolisiert, dass das Leben letztendlich nicht dem Menschen gehört, sondern den Göttern. Es ist nur geliehen oder, besser, uns von diesen verliehen. Das gilt übrigens auch heute noch, wir haben es nur vergessen, und dieses Vergessen ist ein großer und unersetzlicher Verlust. Alle Religionen betonen, dass unser Leben eigentlich Gott gehört. Das ist zum Beispiel der tiefere Sinn der ansonsten entsetzlichen Geschichte, in der Gott den Abraham auffordert, ihm seinen Sohn Isaak zu opfern. Unter einer sogenannten aufgeklärten Perspektive wird sie als Aufforderung zum bedingungslosen Gehorsam gelesen, aber das ist nur die Oberfläche. Sinn macht diese Geschichte nur, wenn wir davon ausgehen, dass uns sowohl unser eigenes Leben wie auch das unserer Kinder nicht gehört. Und das Leben unserer Kinder gehört uns nicht deshalb nicht, weil es ihnen selbst gehörte, sondern weil es – ebenso wie unser eigenes – Gott gehört. Nur weil er das weiß, stimmt Abraham der Opferung seines geliebten Sohnes zu, nicht etwa aus einem falsch verstandenen Kadavergehorsam.

Wir brauchen indes nicht im überlieferten Sinne religiös zu sein und an Gott zu glauben, um zu erkennen, dass unser Leben nicht uns gehört. Wir brauchen nur auf den Tod zu schauen. Im Tod kehrt das Leben zu seinem Ursprung zurück, was und wo immer dieser Ursprung sein mag. Im Angesicht des Todes wird vollkommen klar, dass wir nichts, aber auch gar nichts besitzen und je besessen haben, auch nicht unser Leben. Es war alles nur geliehen. Auf eine ebenso poetische wie kryptische Formel hat dies der zeitgenössische indische Meister Osho gebracht, der vor seinem Tod 1990 verfügte, auf die Marmorplatte an seiner Urne zu schreiben:

Osho
Never Born, Never Died: Only Visited this Planet Earth between
Dec 11 1931 – Jan 19 1990

Es ist eines der großen Probleme der Stufe 3, dass wir mit dem Verlust der Götter oder des einen Gottes auch das Wissen darum verloren haben, dass wir uns nicht selbst gehören. Auch wenn die Götter des Altertums und der Gott des Christentums für den modernen Menschen gestorben sind, heißt dies noch lange nicht, dass ihm das Leben jetzt gehörte. Unser eigenes Leben könnte uns nämlich nur gehören, wenn uns *das* Leben gehörte, wenn wir also Herren über Leben und Tod wären. Davon kann jedoch keine Rede sein. Wir tun und leben aber so, als wenn dies so wäre – und leben daher in einem gewaltigen Irrtum. Ich werde dies bei der Besprechung der Stufe 3 vertiefen. In den Anfängen der Menschheit war dieses Bewusstsein, dass das Leben nur geliehen ist, noch vollkommen präsent. Die Bibel repräsentiert – wie andere religiöse Schriften auch – schon ein wesentlich späteres Stadium, wo dies mit drastischen Geschichten wie der erwähnten Sohnesopferung eigens verdeutlicht werden muss. Es ist eine

Mahnung, nicht zu vergessen, dass wir Gott gehören. Das zeigt an, dass das Bewusstsein sich schon ein ganzes Stück vom Ursprung entfernt hat und dabei ist, sich, wie ein heranwachsendes Kind im Vorschulalter, als etwas Eigenständiges zu begreifen. In den Anfängen unserer Entwicklung spielt der einzelne Mensch noch keine eigenständige Rolle. Er existiert als Glied der Gruppe wie ein Finger als Teil der Hand. Ohne die Hand stirbt er ab, ohne die Gruppe ist der Einzelne nichts, ebenso wie die Gruppe ohne die Verbindung mit dem Ursprung (den Göttern, dem Mythos) nicht existieren kann.

Zugehörigkeit – oder: Die Gruppe und der Einzelne

Das ist, wie gesagt, der Beginn einer langen Reise, sozusagen das Säuglingsstadium der Stufe 2. In den weiteren Stadien entsteht dann in großen Zeiträumen (und sicher nicht linear, sondern mit Fort- und Rückschritten) allmählich ein – zunächst ganz rudimentäres – *Selbst*-Bewusstsein. Dieses ist aber bis zum Ende der Stufe 2 immer auf die Gruppe bezogen, man empfindet und präsentiert sich immer als „Teil von" oder „zugehörig zu". In den frühen Stadien fehlt dabei das Ich-Bewusstsein noch ganz. Man kann zwar zwischen der eigenen Person und den anderen unterscheiden, aber eher so, wie man zwischen verschiedenen Teilen ein und desselben Körpers unterscheidet, ohne dass diese als Iche angesehen würden. Wie beim Kind ändert sich das aber allmählich, und es entwickelt sich mit der Zeit ein immer klareres Bewusstsein von Ichheit. Dieses bleibt jedoch – im intellektuellen Diskurs bis weit in die Aufklärung hinein, in der realen Lebenswelt bis nach dem Zweiten Weltkrieg – auf die Gruppe bezogen. Auch hier lässt sich kein klares Datum angeben, da die Entwicklung in Vorwärts- und Rückschüben verläuft und sich auch in verschiedenen Teilen der

Welt anders abspielt. Für Europa bilden jedoch die Aufklärung (als erster großer Schub), die beiden Weltkriege mit der Zeit dazwischen (die sowohl einen Vorwärts- als auch einen Rückwärtsschub brachte) und die Sechzigerjahre entscheidende Etappen beim Übergang von der Stufe 2 zur Stufe 3.

Das 2er-Bewusstsein definiert sich immer über eine Gruppe, zu der man untrennbar gehört. Das muss nicht ein- und dieselbe Gruppe sein. Es kann die Familie sein – sie ist heute die Basis –, der Stamm – der früher wichtiger war als die Familie –, ein Volk, eine Nation, eine Religion oder eine Teilgruppe innerhalb einer Religion. Das 2er-Bewusstsein ist ein Gruppenbewusstsein. Ohne Zugehörigkeit kann ein 2er nicht existieren. Ist er nicht mehr Teil einer Gruppe, kann er sich umbringen. Ein Blick auf das Kind mag dies wiederum verdeutlichen. Kinder können nicht ohne eine Gruppe leben. Wenn die Familie ausfällt, brauchen sie jemand anders, der sich um sie kümmert, und sei es eine Gruppe von Gleichaltrigen wie bei den Straßenkindern der Dritten Welt. Gerade hier wird die Gruppe zum wichtigen Überlebensinstrument, und es herrschen harte Regeln. Vielleicht können einige Kinder ab einem gewissen Alter physisch allein überleben, aber das ist eher die Ausnahme. Emotional und sozial verkümmern sie.

Ähnliches gilt für das Bewusstsein der zweiten Stufe generell. Es ist ein Wir-Bewusstsein. Bei vielen eingeborenen Völkern ist der Ausschluss aus der Stammesgemeinschaft schlimmer als der Tod, und im alten Griechenland war die Verbannung eine schreckliche Strafe. Der Corpsgeist in institutionellen Gruppen wie dem Militär und der Polizei beruht bis auf den heutigen Tag darauf, ebenso wie das „Solidarität" genannte Gruppenbewusstsein in allen aus der Arbeiterbewegung hervorgegangenen Gruppen oder die Fankultur in Fußballvereinen. Es lassen sich unzählige

Beispiele dafür finden, dass das Wir-Bewusstsein auch heute noch in vielen Bereichen die persönliche Autonomie und das Ich-Bewusstsein überlagert. Der Unterschied zwischen der Stufe 2 und der Stufe 3 liegt nicht darin, dass es auf der Stufe 3 kein Wir-Bewusstsein mehr gäbe, sondern in der Verbindlichkeit des Wir, im unbedingten Vorrang der Gruppe vor dem Ich, oder, anders ausgedrückt, darin, wo man zu Hause ist: im Wir oder im Ich. Das Bewusstsein der Stufe 2 ist grundsätzlich im Wir zu Hause, es leitet von dort seine Prioritäten und sein Handeln ab. Es gibt zwar – je entwickelter das jeweilige Stadium der Stufe 2 ist, umso mehr – ein Ich-Gefühl; dieses ist aber immer eingebunden in ein Wir, in eine Gruppe und deren Werte. Was ein Ich denkt, wie es fühlt und wie es handelt, ist immer durch das Wir bestimmt oder zumindest stark geprägt. Das Handeln gründet auf Tradition (so haben meine Vorfahren auch gelebt/ gedacht/ geglaubt/ gehandelt; das war schon immer so; das macht man so), auf Pflicht, Ehre und Moral (das muss man; das ist meine Pflicht/ Verantwortung; dem kann ich mich nicht entziehen; das gehört sich so) und, damit eng verbunden, dem Gewissen. Das Gewissen ist nämlich keine individuelle Instanz, sondern die innere Verbindung mit der eigenen Gruppe, in erster Linie der eigenen Herkunftsfamilie.[10] Im guten oder schlechten Gewissen machen sich die in unserer jeweiligen Familie wirkenden Werte geltend. Sobald wir etwas tun, was diesen Werten widerspricht, meldet sich unser schlechtes Gewissen. Das können wir wiederum gut bei Kindern beobachten: Wenn sie „ungehorsam" sind oder etwas tun, von dem sie wissen, dass die Eltern es nicht gutheißen, fühlen sie sich innerlich schuldig und

---

10. *Das ist eine der wesentlichen Erkenntnisse Bert Hellingers, auf der die von ihm entwickelten Familienaufstellungen gründen und die sie deutlich von ähnlichen Ansätzen wie der Familienskulptur und den Kopien seiner Methode innerhalb der systemischen Familientherapie unterscheiden.*

haben ein schlechtes Gewissen. Wenn man der Kindheit entwächst, kommt etwas anderes hinzu: die Erkenntnis, dass nicht alles, was die Eltern sagen und tun, richtig ist. Damit taucht zunächst die Möglichkeit und später ein innerer Druck auf, der eigenen Erkenntnis zu folgen, nötigenfalls auch gegen die Eltern. Manchmal verbindet sich dies noch mit der Ahnung, dass man einem eigenen, neuen und anderen Lebensweg folgen muss. Es entsteht ein Gewissenskonflikt. Dieser Konflikt kann nur gelöst werden, indem man seinen Eltern und seiner Kindheit in Dankbarkeit zustimmt. Ich gehe später noch ausführlich auf dieses Thema ein.

Die tiefe Einbindung in das Wir zeigt sich auch daran, wie die anderen wahrgenommen werden, nämlich zuerst als Angehörige einer bestimmten Gruppe und dann erst als Individuen. Das Gruppenbewusstsein sieht die anderen gar nicht richtig als Menschen, jedenfalls nicht als gleichwertige. Der Fremde ist per se ein Untermensch. Zum Beispiel wird ein Schwarzer von einem Weißen zunächst als Schwarzer wahrgenommen und dann erst, wenn überhaupt, als Mensch. Nur deshalb kann man ihn als Sklaven nehmen, und zwar mit gutem Gewissen. Auch wenn es aus heutiger Sicht schwer fällt, dies zu sehen: Die Sklavenhalter und -händler hielten sich für gute Christen und galten als ganz ehrenhafte Leute und hatten folglich ein gutes Gewissen. Und das gilt nicht nur für den Christenmenschen. Auch in der ansonsten sehr kultivierten Antike war die Sklaverei gang und gäbe.

Und natürlich nicht nur dort: Rund um den Globus wurden Feinde versklavt und fremde Frauen einfach in Besitz genommen, und zwar mit gutem Gewissen und ohne auch nur im Entferntesten daran zu denken, dass daran etwas falsch sein könnte. Erst wenn ich den anderen als Mensch sehe, wenn sein Menschsein im Vordergrund steht und dann erst seine Gruppenzugehörigkeit[11], dann geht das nicht mehr.

Die gesamte Ideologie und Indoktrination der Nazis zielte darauf ab, die anderen zuerst als Gruppe zu sehen, die Juden, die Bolschewisten, die Zigeuner, und ihre Menschlichkeit aus dem Blick zu nehmen. Die Juden wurden, über die Propaganda hinaus, systematisch so behandelt, dass viele, wenn sie schließlich im KZ ankamen, nicht mehr wie Menschen aussahen. Wenn sie sich dann auch noch „menschenunwürdig" verhielten und nur noch ihr Überleben im Sinn zu haben schienen, war es leichter, sie guten Gewissens „ins Gas zu schicken". Nur wenn es gelingt, den einzelnen Menschen in der Gruppe quasi verschwinden zu lassen, kann die Tötungshemmung aufgehoben werden. In den frühen Stadien der Stufe 2 bedarf es dazu noch nicht einmal einer expliziten Ideologie und Propaganda, da man die anderen ganz von selbst zunächst als Gruppenwesen wahrnimmt. Dies umso mehr, je deutlicher sie sich von der eigenen Gruppe unterscheiden. Im Falle der Schwarzen oder Indianer war dies noch bis in unsere Tage hinein der Fall. Im Amerika des 19. Jahrhunderts, das sich schon zu Demokratie und Menschenrechten bekannte, war es keine Frage, dass Rote getötet und Schwarze versklavt werden durften. Menschenrechte ja, aber nur für „richtige" Menschen, und wer so ersichtlich anders war, gehörte einfach nicht dazu.

11. *Die Gruppenzugehörigkeit, zu der auch die Rassenzugehörigkeit gehört, verschwindet natürlich nicht, wenn ich mich selbst und den anderen zuerst als Mensch sehe. Dies will uns die politisch korrekte Sprache zwar weismachen, aber das funktioniert nicht, wie die folgende Geschichte schön illustriert: Ein Busfahrer chauffiert schwarze und weiße Kinder. Vor dem Start hält er eine kurze Ansprache: „Also, damit ihr Bescheid wisst: Bei mir sind alle gleich, ich kenne keine Weißen und keine Schwarzen. Für mich sind alle Menschen grün." Als er losgefahren ist, kommt es bald zu einer Klopperei zwischen den Kindern. Nach einer Weile wird es ihm zuviel, er greift zum Mikrofon und brüllt: „Schluss jetzt, die dunkelgrünen nach vorne und die hellgrünen nach hinten."*

Gruppenbewusstsein und Egoismus

Dass der Mensch auf der zweiten Bewusstseinsstufe aus dem Wir heraus fühlt und handelt, bedeutet nicht, dass es dort keinen Egoismus gäbe. Im Gegenteil: Da das Ich nicht richtig entwickelt ist und daher auch das Du (das Ich im anderen) nicht gesehen wird, ist der Egoismus sogar größer und gröber, bis zur Rücksichtslosigkeit. Er versteckt sich hinter einer kindlichen Verantwortungslosigkeit. Bei Kindern ist das sehr gut zu sehen. Ihre eigenen Wünsche gehen ihnen über alles, sie sind egoistisch und nehmen keine Rücksicht auf die anderen Kinder. Es kommt ihnen gar nicht in den Sinn, da sie die anderen nicht als eigene Ichs mit den gleichen Wünschen und Schmerzen sehen wie sich selbst. Die kindliche Welt dreht sich um sich selbst, und die anderen haben dafür zu sorgen, dass es einem gut geht.

Kinder sind also durchaus egoistisch, auch wenn ihr Ego noch nicht voll ausgebildet und das eigene Ich noch im Wir der Familie eingebunden ist. Gerade weil dieses Ich noch nicht für sich allein steht, kann es sich ganz selbstverständlich breitmachen. Erst wenn sich Ich und Ich jeweils allein und auf gleicher Augenhöhe gegenüberstehen, kann man den anderen als anderes Ich, und damit als Du, sehen und anerkennen. Sehr schön kommt dies in einem Lied zum Ausdruck, das in Amerika am Unabhängigkeitstag gesungen wird:

This is my song, O God of all the nations
A song of peace for land afar and mine
This is my home, the country where my heart is
Here are my hopes, my dreams, my holy shrine
But other hearts in other lands are beating
With hopes and dreams as true and high as mine

My country's skies are bluer than the ocean
And sunlight beams on clover-leaf and pine
But other lands have sunlight too and clover
And skies are everywhere as blue as mine
Oh hear my song, O God of all the nations
A song of peace for their land and for mine.

Dies ist mein Lied, oh Gott aller Nationen
Ein Lied des Friedens für mein Land wie für alle anderen
Dies ist meine Heimat, das Land meines Herzens
Hier sind meine Hoffnungen, meine Träume, mein heiliger Schrein
Doch auch in anderen Ländern schlagen Herzen
Mit Hoffnungen und Träumen so wahr und hehr wie meine eigenen

Der Himmel über meinem Land ist blauer als das Meer
Und das Sonnenlicht leuchtet auf Kleeblätter und Pinien
Doch andere Länder haben auch Sonnenlicht und Klee
Und der Himmel ist überall so blau wie hier
Oh höre mein Lied, Gott aller Nationen
Ein Lied des Friedens für ihr Land wie für meins.

Dieses schlichte Lied drückt natürlich eine Vision aus, die oft schmerzlich weit von der Wirklichkeit entfernt ist. Eine amerikanische Freundin hat mir den Text im Jahr 2007 gegeben, weil sie sich so sehr über das Bush-Amerika grämte und schämte und mir zeigen wollte, dass es auch noch ein anderes Amerika gibt. Dieses andere Amerika ist aber auch heute noch nicht fest verankert im kollektiven Bewusstsein, Amerika als Ganzes ist in diesem Bewusstsein noch nicht zu Hause, obwohl einige es schon vor zweihundert Jahren gesehen haben. Allerdings waren damals, wie soeben dargestellt, große Bevölkerungsgruppen einfach ausgeblendet, denn an die amerikanischen Ureinwohner und die Schwarzen dachte bei diesem Lied sicher niemand, sonst hätte man sofort die Sklaverei beenden und den Genozid an den Indianern einstellen müssen. Aber selbst jenseits dieser Blindheit für die „andersartigen" Menschen, mit denen man unmittelbar zu tun hatte, bleibt die Vision dieses Liedes weit hinter der Wirklichkeit zurück. Es braucht viel Zeit, viele schmerzhafte Erfahrungen und viel Leid, ehe ein ganzes Land erwachsen geworden ist.

Der Text dieses Liedes drückt ein erwachsenes Bewusstsein aus, das sich selbst angenommen hat und liebt und in dieser Selbstannahme auch die anderen sieht. Es erkennt, dass andere ihm gleich sind, obwohl sie verschieden sind. Dazu muss sich das Ich jedoch aus dem Wir gelöst haben und allein in der Welt stehen, umgeben von lauter anderen Ichs. Dann wird das eigene Ich durch die anderen Ichs begrenzt. Dies geschieht auf natürliche Weise, ohne dass jemand mir Grenzen setzt, denn jedes Ich ist für das andere Ich die Grenze, sobald man die ganze Verantwortung für sich und sein Handeln übernimmt. Dieses Bewusstsein entsteht aber erst auf der Stufe 3, und zwar nicht am Anfang dieser Stufe, sondern auf ihrem Gipfel. Mit dem Sehen des anderen als ebenso eigenständiges wie wertvolles Ich dämmert dann schon die Stufe 4 herauf. Erst dort sind wir wirklich erwachsen.

Hier befinden wir uns jedoch erst bei dem unreifen Ich der späten Stufe 2. Es ist unreif, weil es noch nicht ganz Ich geworden ist. Es ist immer noch Teil von etwas, das ihm zumindest teilweise die Verantwortung abnimmt. Es geht dabei nicht um die Zugehörigkeit an sich – ich werde immer der Sohn meiner Eltern und insoweit Teil meiner Familie bleiben, oder ein Deutscher oder ein Weißer –, sondern darum, dass damit zugleich die

Verantwortung für mein Denken, Fühlen und Handeln abgegeben beziehungsweise noch nicht voll genommen wird. Für das Kind tragen diese Verantwortung noch die Eltern, und die Grenzen werden von außen gesetzt: Du darfst dies, und jenes darfst du nicht. Für den Erwachsenen der Stufe 2 übernimmt diese Funktion die jeweilige Gruppe, der er sich zugehörig fühlt und ohne die er nicht glaubt, richtig leben zu können: die Religion, die Nation, eine bestimmte Tradition und deren Vorschriften und Haltungen, die man verinnerlicht hat und denen man fraglos folgt, die Familie und die dort tradierten Werte und Einstellungen auf der persönlichen Ebene. Sie sagen einem, was richtig und was falsch ist, was man tun darf (oder muss) und was nicht, und das Ich fühlt sich darin geschützt, geborgen und unschuldig – auch dann, wenn es dabei zum Verbrecher wird und andere Ichs zerstört.

Dass die meisten Nazitäter, vor allem die ganz schlimmen, auf ihrer Unschuld beharrten, wird von außen als ideologische Verbohrtheit und Unbelehrbarkeit gesehen. Es entspricht aber ihrer subjektiven Sicht, die sich im Einklang mit den Werten ihrer Gruppe weiß, nach denen ihr Verhalten richtig war. Die „Verbohrtheit" besteht darin, dass die Person nicht in der Lage ist, sich aus ihrer Gruppenzugehörigkeit zu lösen, zu einem eigenständigen Individuum zu werden. Man kann auch sagen, sie weigert sich, die Wirklichkeit von einem anderen Standort aus zu sehen als dem der Gruppe, der man sich zugehörig fühlt, weil sie instinktiv weiß, dass dann die Welt, an die man geglaubt und die einen geformt und geschaffen hat, zusammenbrechen würde. Dies ist aber nicht nur bei den Nazis der Fall, sondern bei allen, deren Bewusstsein auf der Stufe 2 ist. Es bedeutet nämlich für das partielle Ich der Stufe 2 den Tod, da das Wir (die Gruppe), als dessen Geschöpf es sich empfindet, im Blick eines umfassenderen Sehens zerfällt.

Ich sage damit nicht, dass Erwachsene sich nicht wie ein Kind freuen und gehen lassen oder dass sie nicht einer Gruppe angehören dürfen. Das wäre eine schreckliche Welt. Natürlich darf das Kindliche zu uns gehören, ebenso wie der suchende und abenteuerlustige Jugendliche; natürlich darf und muss es Gelegenheiten geben, sich in die unterschiedlichen Ebenen des Seins fallen zu lassen und sie zu genießen – man kuschelt sich wie ein Kind an einen geliebten Menschen; man redet kindlich und erlaubt sich hin und wieder, sich mal richtig kindlich aufzuregen; man identifiziert sich lustvoll leidend oder triumphierend mit einem Fußballclub und empört sich über den Schiedsrichter; oder man gibt sich, obwohl man sich dort nicht mehr zu Hause fühlt und sich nicht mehr alles darum dreht, manchmal einer ganz und gar primitiven Sinnenlust hin. Allgemein gesprochen: Die Triebe, Wünsche und Verhaltensweisen der verschiedenen Stadien der Stufen 1 und 2 sind alle noch da, und es ist auch nichts falsch an ihnen. Die Frage ist nur, ob sie uns, unser Denken, Fühlen und Handeln bestimmen; ob sie der Standort sind, von dem aus ich das Leben betrachte, der Kontext, in dem ich mich selbst und die anderen erfahre, oder ob wir sie als natürlichen Teil unserer Existenz nehmen und uns hin und wieder erlauben, darin einzutauchen und sie in einer gewandelten Form Teil unseres Alltags sein lassen.

Krieg und Konflikt

Konflikte sind unvermeidbar, sie sind elementarer Bestandteil des Lebens, Krieg nicht. Krieg gehört zur Stufe 2. Er ist die kindliche (und auch kindgemäße) Form der Konfliktlösung. Wenn ein Kind etwas haben will, womit ein anderes Kind spielt, nimmt es sich das einfach. Wehrt sich das andere, kommt es zum Kampf, und der Stärkere gewinnt. Unter dem Einfluss von Eltern, Lehrern und anderen Erwachsenen ändert sich dies zwar etwas, wenn die Kinder größer werden, aber nur, solange sie in Reichweite der Erwachsenen sind. Sobald sie unter sich sind, gilt wieder das Recht des Stärkeren. Genauso verhält es sich mit dem Bewusstsein der Stufe 2: Es gilt das Recht des Stärkeren, und wann immer notwendig, wird es mit Gewalt durchgesetzt. Kriegerische Konfliktlösungen sind mehr oder weniger normal. Der Grund dafür liegt in dem Gruppendenken, das ich gerade beschrieben habe. Dieses Denken hält sich bis in unsere Tage. Zwei Freunde von mir machen im Auftrag der Friedrich-Ebert-Stiftung Aufstellungskurse in Afghanistan, um mit den Menschen dort Möglichkeiten für eine Konfliktlösung jenseits vom Krieg zu erarbeiten. Eines ihrer vielen eindrücklichen Erlebnisse hatten sie, als sie verschiedene Kriegsparteien aufstellten. Die Teilnehmer äußerten sich zunächst überrascht und später dann sehr nachdenklich, als sie in der Aufstellung sahen, dass die Gegenpartei auch unter dem Krieg litt, dass sie auch Opfer hatten und auch ihre Toten betrauerten. Das war neu für sie, auf den Gedanken waren sie zuvor nie gekommen.[12]

Das mag uns fast unglaublich vorkommen, aber die Begeisterung, mit der die Soldaten des Kaisers 1914 und auch noch die Mehrheit der deutschen Truppen 1939 in den Krieg zogen, hatte keine wesentlich andere Bewusstseinsgrundlage. Wenn die kriegsbegeisterten jungen Männer die anderen, gegen die sie in den Kampf zogen, wirklich als Menschen wie sich selbst gesehen hätten, wären sie zu dieser Begeisterung nicht mehr fähig gewesen. Die anderen – das waren „die Franzosen", „die Russen", „die

---

12. *Zum gesamten Projekt siehe: Marco de Carvalho, Jörgen Kluessmann: Systemische Konflikttransformation - Ein ganzheitlicher Ansatz in der Konfliktbearbeitung, soll demnächst (2009) in der Schriftenreihe der Friedrich Ebert Stiftung erscheinen.*

Bolschewisten", aber auch „die Boches" oder „die Krauts". Dem Feind die Menschlichkeit abzusprechen, ist die Grundvoraussetzung, um einen Krieg führen zu können. Das funktioniert, so lange das Gruppenbewusstsein vorherrscht.

Diejenigen, die die Kriege anzetteln und befehligen, sind natürlich nicht weniger Kind, bestenfalls pubertierende Jugendliche. Wer ein bisschen von Mimik und Körpersprache versteht, konnte den pubertären Jungen hinter der staatsmännischen Fassade von George W. Bush leicht entdecken. Allerdings musste Bush sich schon viele schmutzige Tricks einfallen lassen, um die notwendige Unterstützung der Bevölkerung für seinen Krieg zu bekommen. Und begeistert sind ihm nur die wenigsten gefolgt. Generell wird es bedeutend schwieriger, einen Krieg zu führen, wenn das Bewusstsein die Stufe 3 erreicht hat. Bush zum Beispiel stützte sich überwiegend auf das ländlich-traditionelle und das christlich-konservative Amerika, also auf die Menschen und Gruppen, die noch weitgehend aus dem Kontext der Stufe 2 heaus denken und fühlen. Ein Land, dass ganz im Bewusstsein der Stufe 3 ist und die Stufe 2 gut integriert hat, kann mit Krieg nicht mehr viel anfangen. Dies gilt erst recht für die Stufe 4. Hier wird man mit allen Mitteln versuchen, Konflikte anders zu lösen, und auf der Vier wird man diese Mittel auch finden.

Das heißt nicht, dass die Menschen besser werden, sie werden nur reifer. Das bedeutet, dass von einem weiteren, reiferen Bewusstsein aus die „Kosten" eines Krieges viel klarer gesehen werden; dass man erkennt, dass ein Krieg nichts bringt. Um 1900 herum wäre der Gedanke, dass Kriege unsinnig sind, noch kaum jemandem in den Sinn gekommen. Vielleicht ein paar Denkern, aber nicht dem Mann aus dem Volk. Heute denkt aber der einfache Mann so, mehr und mehr jedenfalls. Dies ist natürlich auch der Waffenentwicklung geschuldet, aber nicht nur. Mir liegen keine genauen Zahlen vor, aber wenn ich auf die Gymnasien meiner Umgebung schaue, dann habe ich den Eindruck, dass in Deutschland heute unter den Abiturienten mehr junge Männer Zivildienst leisten als Militärdienst. Damit will ich nicht sagen, dass die Abschaffung des Militärs eine gute Lösung wäre. Wir werden es sicher noch sehr lange brauchen und können dankbar sein, dass Menschen darin eine Aufgabe für sich sehen. Aber es ist klar, dass sich das Bewusstsein ändert und dass Konflikte heute anders gelöst werden müssen als früher. Und für ein Bewusstsein, das wirklich erwachsen geworden ist, lassen sich auch andere Lösungen finden.

Zusammenfassung:
Die Bedeutung der Bindung und die Notwendigkeit der Lösung

Vom Standpunkt des modernen Bewusstseins aus gesehen ist es leicht, die Beschränktheit des Gruppenbewusstseins der Stufe 2 zu kritisieren, und manches sieht schlicht schrecklich aus. Wir erleben dies ja heute Tag für Tag, wenn es etwa um Menschenrechte, Kinderarbeit, Klitorisbeschneidung und dergleichen geht. Dies ist aber nicht nur zu einfach, sondern es wird auch der Bedeutung der zweiten Stufe nicht gerecht und blockiert überdies die Weiterentwicklung. Was immer wir heute an traditionellen Gesellschaften als beschränkt und grausam ansehen, hatte dort eine wichtige Funktion und war insoweit auch für die Herausbildung unseres heutigen Bewusstseins wichtig.

Die Verurteilung des Alten vom heutigen Standpunkt aus ist ebenso unangebracht wie dessen Idealisierung. In allgemeiner Hinsicht hat die Bindung an die Gruppe die Funktion, den Verlust der ursprünglichen Einheit erträglich zu machen, das Überleben zu sichern und der eigenen Existenz einen Sinn zu geben. Sie hat also sowohl eine seelische als auch eine materielle Bedeutung, und beide Ebenen wirken aufeinander. Materiell ist es so, dass der Einzelne nur im Schutz der Gruppe heranwachsen und in einer gewissen Sicherheit leben kann. Sie bietet sowohl äußere als auch innere Sicherheit. Das ist in den frühen Stadien der Stufe 2 noch ganz evident, gilt aber bis heute, also auch über die Stufe 2 hinaus. Der Unterschied besteht darin, dass die Leistungen der Gruppe nicht mehr in der unmittelbaren Gemeinschaft (Familie, Sippe, Dorf, Stamm) erbracht werden, sondern durch gesellschaftliche Verträge (Versicherungen), den Staat (Militär, Polizei, Bildung, Gesundheit) oder über Marktprozesse. Dadurch entsteht vielfach der Eindruck, man brauche die Gruppe gar nicht, man könne alles allein. Man braucht sich aber nur ein Bein zu brechen oder alt und ein wenig hilflos zu werden, um zu erfahren, dass dies nicht stimmt.

Die seelische Verbindung zum Ganzen, zum Ursprung, wird in den Anfängen vom Mythos aufrechterhalten. Dies entspricht der Verbindung zur Mutter in der frühen Kindheit. Auch sie ist beides: eine Lebensnotwendigkeit und ein tiefes seelisches Bedürfnis des Kindes. Letzteres können wir daran sehen, dass es überall dort, wo diese Verbindung nachhaltig gestört war, zu starken psychischen Belastungen kommt. Zwar nicht in der Art, dass jemand psychisch gestört sein muss, aber so, dass es deutliche Probleme mit Nähe und Intimität oder mit Vertrauen gibt, eine ständige innere Anspannung, die vom mittleren Alter an auch zu körperlichen (psychosomatischen) Symptomen führen kann usw.. Ähnlich ist in der Stufe 2, vor allem in den frühen Stadien, die Verbindung zum Ursprung eine seelische Notwendigkeit. Bei den Ritualen der Alten handelt es sich also keineswegs um einen Götzendienst und abergläubischen Hokuspokus, sondern um die lebendige Verbindung zur

„Mutter".[13] Mit der Zeit wird diese immer rationaler und abstrakter. An die Stelle der unmittelbaren, im Ritus lebendig gehaltenen Beziehung zum Ganzen treten Institutionen, Regeln, Dogmen, Werte, theologische und philosophische Überlegungen und Systeme, die sicherstellen sollen, dass der Einzelne eingebunden bleibt und den Bezug zu einem Ganzen, das ihn trägt und somit als wichtiger angesehen wird, nicht verloren geht. Vieles davon erscheint uns heute bestenfalls als einengend, als unnötiger Ballast, im Blick auf Einzelschicksale sogar als grausam und unmenschlich. Wir übersehen bei solchen Bewertungen aber die lebenswichtige Bedeutung dieser Systeme. Ohne sie wären wir nie dahin gekommen, wo wir heute sind, sondern wären wie Kinder, die man sich selbst überlässt, einfach untergegangen.

Die großen religiösen Schriften wie die Bibel oder der Koran, die Lehren eines Aristoteles, Augustinus, Thomas von Aquin in Europa, eines Konfuzius in Ostasien, eines Shankara in Indien bildeten über zweitausend und mehr Jahre die Basis dafür, dass die Gruppe zuerst kam und der Einzelne sich ihr unterordnete – vieles davon ist auch heute noch wirksam. Dazwischen ragten dann Lichtgestalten wie Buddha, Laotse oder Jesus hervor, die mit diesen Traditionen wenig bis gar nichts gemein hatten, sondern lehrten, dass und wie jeder Einzelne seine eigene Göttlichkeit und seine Identität mit dem Ganzen erkennen könne. Sie waren ihrer

---

13. Ich möchte noch einmal betonen, dass der Vergleich zur frühen Kindheit keine Abwertung oder Geringschätzung der mythologischen Weltsicht beinhaltet. Jede Bewusstseinsstufe und jedes Stadium innerhalb einer Stufe ist in sich richtig und angemessen. Gleich-zeitig kommt jedoch mit einem neuen Stadium oder gar einer neuen Stufe etwas hinzu, was vorher nicht existierte. Daher ist das Neue umfassender. Ein Säugling nimmt seine Nahrung von der Mutterbrust, und das ist nicht nur gut, sondern für ihn das Beste. Für einen Sechsjährigen ist es aber nicht mehr das Beste und noch nicht einmal mehr gut, es würde sowohl seine körperliche als auch seine seelische Entwicklung verhindern. Wenn ich also hier von Stadien und Stufen einer Entwicklung spreche, dann impliziert das keine Bewertung.

Zeit einerseits mehrere tausend Jahre voraus, andererseits ist ihr Leben und Lehren aber oft ebenfalls nicht frei vom Bewusstseinskontext ihrer Zeit. Das, was darüber hinaus ging, wurde von einigen wenigen verstanden, aber der Mainstream, das Bewusstsein der Zeit, machte aus ihren Lehren religiöse Systeme, die dem herrschenden Gruppenbewusstsein angepasst waren. Die Samen, die sie säten, brauchten noch viele Jahrhunderte, bis sie als Pflanzen ans Licht kommen konnten. Aber das Bewusstsein ist wie ein Same, der sich unter der Erde öffnet und unsichtbar zu wachsen beginnt, oder wie ein Kind, das im Schutze seiner Familie heranwächst: Es folgt einem inneren Drang, sich zu erweitern und das, was es lange Zeit genährt hat, eines Tages hinter sich zu lassen. Das ist schlicht die Dynamik des Lebens. Im Leben eines Kindes ist es die Pubertät, im Leben des gesellschaftlichen Bewusstseins sind es die Aufklärung und das wissenschaftliche Zeitalter, die das Heraustreten des Einzelnen aus der Gruppe einleiten.

Die folgende Tabelle fasst noch einmal die wichtigsten Elemente der Stufen 1 und 2 und ihre Entsprechung zu menschlichen Lebensphasen in einer Übersicht zusammen.

Die Bewusstseinsstufen 1 und 2

Bewusstseinsstufen	Stufe 1	Stufe 2
Welterfahrung	Einheit	Zugehörigkeit (Teil von ...)
Lebensmodus	Reproduktion	Sicherheit, Stabilität, Dauer, Gruppenorientiert
Lebensausrichtung	Überleben	Leben
Selbstgefühl	Es	Wir
Handlungsgrund	Trieb	Überlieferung, Tradition, Gewissen
Weltdeutung	Unbekannt (entfällt)	Mythos – Religion
Erkenntnismodus	Vorrationale Gewissheit	Mythologisch, partiell rational, begrenzt durch Glauben
Erkenntnistheorie	Unbekannt (entfällt)	Objektivistisch („objektive Wahrheit")
Schlüsselsätze	Unbekannt (entfällt)	Ich gehöre dazu; ich folge; ich muss

Stufe 3: Das Ich-Bewusstsein – Die Jugend

Stufenmeditation

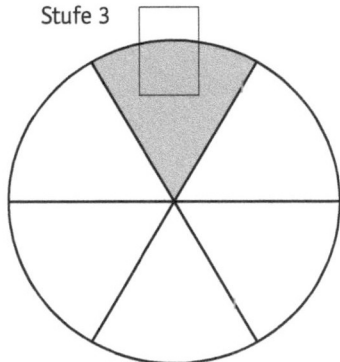

Stufe 3

Auf dem Platz der Bewusstseinsstufe 3 erwartet mich etwas gänzlich Unerwartetes. Das Erste, was ich sehe, ist die Lampe an der gegenüberliegenden Wand mit ihren modernen Halogenstrahlern. Als mein Blick dort verweilt, wird mir fast ehrfürchtig zumute: Ist das nicht ein Wunderwerk, dieses Licht? Für einen Moment bin ich tatsächlich ergriffen. Es ist eine ganz andere Ehrfurcht als auf Stufe 2, nicht die Welt des Sakralen, sondern die Welt der Dinge – aber dennoch, auch dies ist etwas Großes! Von der Lampe wandert mein Blick – ich lasse mich einfach von ihm führen und schaue, was meine Aufmerksamkeit auf sich zieht – zur Stereoanlage. Ich *bin* jetzt das Bewusstsein der Stufe 3, und ich denke: Das sind *meine* Werke, *meine* Schöpfungen. Ich fühle Stolz, Befriedigung. Ich schaue mich

weiter um, sehe ein paar Fotos, ein schnurloses Telefon, Musik-
boxen, einen Heizkörper, an dem mich der Thermostatknopf
besonders fasziniert. Dann verdreht sich mein Oberkörper, und
ich sehe hinter mir meinen Laptop, das größte Wunder. Ich
kann mich kaum davon lösen, er bannt mich fast. Ja, ich habe
die Welt besser gemacht, ich habe einen Beitrag geleistet. Diese Dinge, all das, was das Leben einfacher, bequemer, weniger
beschwerlich macht, das ist mein Werk, mein Beitrag. Weiter
schweift der Blick, suchend. Jetzt merke ich, dass sich meine
Beine bewegen, als ob sie sich fortbewegen wollten. Da ist etwas Unruhiges, Rastloses, Suchendes, als wenn ich weitersu-
chen, weiterfinden, vielleicht auch weitergehen müsste. Kein
Verweilen. Nein, doch, ich kann doch verweilen bei den Dingen, die ich geschaffen habe, ich schaue sie an und sehe in ihnen mich selbst. *„Narzistisch"*, denkt der Therapeut in mir. Ich
lasse das Denken und wende mich wieder der Wahrnehmung
zu. Es sind eigentlich zwei Empfindungen, die getrennt erscheinen, die Anziehung der von mir geschaffenen Dinge und
die Unruhe, die mich befällt, wenn ich mich davon losreiße
oder davon abgelenkt werde.

Lebensstufe 3: Die Jugend

Ich will leben, wie's mir passt.
Kreditkartenwerbung 2009

Erinnern Sie sich noch, wie Sie sich mit vierzehn gefühlt haben?
Oder – wenn Sie eine Frau sind – mit elf, zwölf oder dreizehn
Jahren? Wie Ihre Stimme sich veränderte, Ihre Gliedmaßen? Wie
sie Ihre Lautstärke und Ihre Bewegungen nicht mehr richtig

kontrollieren oder koordinieren konnten? Wie sich Träume und Gedanken mit Körpergefühlen verbündeten, die Sie so vorher nie empfunden hatten? Erinnern Sie sich noch, wie sich die Welt veränderte damals? Wie Sie, vielleicht offen, vielleicht auch heimlich, vielleicht sehr bewusst, vielleicht auch ganz unbewusst, von den Eltern wegrückten? Ihren eigenen Raum haben wollten, wo Sie doch kurz vorher noch das Zusammensein mit Eltern oder Geschwistern vorzogen?

Die meisten erinnern sich wohl nicht mehr so genau. Aber von außen, vor allem bei den eigenen Kindern, kann man sehr gut beobachten, wie sie plötzlich aus den Fugen geraten und nicht mehr zu wissen scheinen, woher und wohin. Manchmal, wenn ein Zusammenhang zu einem aktuellen Problem vorliegt, begegne ich in der Therapie noch einmal einigen Begebenheiten aus der Pubertät. Höre von Mädchen, die erschrocken sind über das plötzliche Blut und böse auf ihre Mütter, die sie damit allein gelassen haben; von anderen, die ebenso gierig darauf gewartet haben wie mancher Junge auf den ersten Samenerguss; von Vätern, die ihre Töchter plötzlich nicht mehr auf ihren Schoß gelassen oder sie sogar nicht mehr umarmt haben (und ebendiesen Töchtern, die meinten, ihr Vater liebt sie nicht mehr, und danach ein Leben lang der Liebe von – vor allem älteren – Männern hinterherliefen), von anderen Vätern oder Stiefvätern, die ihre Töchter plötzlich umso intensiver umarmten; höre von jungen Männern, die sich mit dem „Stachel des Fleisches" herumgequält haben und voller Schuld ihre Unfähigkeit erleben mussten, dem Teufel zu widerstehen, und anderen, die mit ihrer neuen Manneskraft, für die sie gar nichts konnten, herumprotzten und meinten, sie seien die Größten und jedes weibliche Wesen habe sie gefälligst zu bedienen. Und noch viele andere Geschichten, die irgendwo zwischen Größenwahn und maßloser

Selbstüberschätzung auf der einen und Schuld- und Minderwertigkeitsgefühlen oder ziemlich grenzenloser Verwirrung auf der anderen Seite angesiedelt sind.

Mit der Pubertät wird alles anders. Mit dem ersten Blut oder Samen wissen wir, dass etwas Neues über uns hereingebrochen ist, ohne dass wir dieses Neue auch nur ansatzweise erfassen könnten. Manche mögen viel darüber gehört oder gelesen haben, zumal heute, in Zeiten des Internet und der grenzenlosen Information. Aber Information ist kein Wissen, Information allein ist nichts. Sie erzeugt allenfalls Bilder, die für einen selbst nie ganz stimmen, aber einen dennoch in vielfacher Weise bestimmen. Alles, was wir *wissen*, ist, dass etwas Neues beginnt und etwas Gewohntes zu Ende geht.

Die Pubertät markiert den Übergang zur Jugend, aber sie ist selbst noch keine Jugend. Sie ist *weder noch,* man ist kein Kind mehr, aber auch noch kein richtiger Jugendlicher. Anfangs sieht man ja auch noch aus wie ein Kind, und meistens wissen es die anderen ja noch nicht einmal, man ist allein damit. Und man ist äußerlich noch ganz im Schoß der Familie, auf sie angewiesen, ohne eigene Rechte, ohne eigene materielle Basis und, wenn man es genau nimmt, auch ohne die nötige Reife und den wirklichen Wunsch, sich allzuweit von der familiären Versorgung zu entfernen. Das gilt natürlich im Großen und Ganzen auch für die Jugend insgesamt, auch sie ist Übergang, wenngleich ein längerer. Die Pubertät ist das erste Dämmern dieses Übergangs oder der Übergang zum Übergang.

In früheren Zeiten scheint es – wie wir heute noch bei einigen Stammesgesellschaften sehen können – die Jugend als eigene Lebensphase nicht gegeben zu haben. Sie war praktisch identisch mit der Pubertät. Nach Einsetzen der Pubertät wurden die Kinder einem Initiationsritual unterworfen und danach in den Kreis der Frauen beziehungsweise der Männer aufgenommen. Zwar waren sie dort Neulinge und standen in der Rangfolge an letzter Stelle, doch waren sie zugleich vollwertige Männer beziehungsweise Frauen. Die Jugend hatte keinen eigenen Status.

Das hat sich geändert. In modernen Gesellschaften kann manchmal der Eindruck entstehen, alles drehe sich nur noch um die Jugend, die Jugend sei die zentrale Lebensphase schlechthin, die es so lange wie möglich auszudehnen gelte. Das hängt sicher damit zusammen, dass die Moderne die gleiche Bewusstseinsstufe hat wie die Jugend, so dass sich im Jugendkult das Bewusstsein dieser Stufe manifestiert und zelebriert. Jedenfalls hat sich die Jugend in der modernen Gesellschaft als eigene Lebensphase etabliert. Das ändert aber nichts daran, dass sie eine Zeit des Übergangs ist, eine Zeit, die anfangs durch ein „nicht mehr" und später durch ein „noch nicht" gekennzeichnet ist. Der Jugendliche ist nicht mehr Kind, aber auch noch nicht erwachsen. Er ist auf der Suche, auf der Suche nach dem, was er ist, nach dem, was er werden oder sein soll, auf der Suche nach sich selbst. Das ist die Charakteristik von Jugend.

Jetzt bin ich kein Kind mehr – das ist es, was man mit den äußeren Zeichen des Eintritts in die Pubertät instinktiv weiß. Zugleich gehört man aber noch zur Familie, ist abhängig wie ein Kind, vor allem heute, wo man bis zum 18. Lebensjahr oder länger zur Schule gehen muss, hat keine eigenen Rechte und Pflichten bis auf die Schutzrechte des Kindes usw. Erst nach und nach fallen auch im „äußeren" Leben die Attribute des Kindseins weg. Doch ist man auch dann noch längst nicht erwachsen. Klar ist, man ist nicht mehr Kind, aber ein richtiger Erwachsener – womit ich noch nicht einmal das innere Erwachsensein meine – ist man auch noch nicht.

In meinen Kursen werde ich des Öfteren gefragt, ob uns heute nicht die alten Initiationsrituale fehlen. Diese Frage verkennt den Charakter der Initiation ebenso wie den der modernen Gesellschaft und der Jugend. In traditionellen Gesellschaften diente die Initiation nicht nur dazu, dem jungen Mann oder der jungen Frau den Übergang von der Kindheit in die Erwachsenenwelt zu ermöglichen, sondern auch dazu, sie auf die Werte und Regeln der jeweiligen Gemeinschaft zu verpflichten. So etwas wie individuelle Freiheit war dabei nicht vorgesehen. Initiationen sind nur angemessen in (relativ) geschlossenen Gesellschaften, die von der Tradition bestimmt sind. Sie brennen diese Tradition in die Seelen – und manchmal auch die Körper – der jungen Menschen ein und machen so klar, dass diese dem Stamm – oder später, bei der militärischen „Initiation", der Nation oder einer anderen Gruppe – *gehören*. In einer offenen Gesellschaft kann es keine Initiation mehr geben, sonst wäre es keine offene Gesellschaft. An ihre Stelle ist die Jugend getreten als die Phase, in der man sich seinen Platz selbst sucht. Die Jugend hat die Initiation also ersetzt.

Um in einer offenen Gesellschaft meinen eigenen Platz zu finden, muss ich das, was ich sehe und erfahre, mit dem vergleichen, was ich zu Hause gelernt habe. Das schafft automatisch eine Distanz zum Elternhaus. In traditionellen Gesellschaften kamen die meisten nicht in eine solche Situation, da sie sich nie vom Stamm oder der eigenen Klasse, dem eigenen Milieu, wegbewegten und es auch keine Massenmedien gab, die einem das Leben und die Werte anderer nahebrachten. Daher gab es auch fast keinen Fortschritt. Heute ist der Konflikt zwischen Elternhaus und dem Jugendlichen vorprogrammiert, anders kann der junge Mensch nicht zu sich selbst finden. Der Konflikt und die Rebellion sind zwar nicht die Lösung, aber notwendige Phänomene des Übergangs.

Die Jugend ist ein Dazwischen-Sein. Eine Zeit der Suche, der Orientierung, des Experimentierens. Auch – dies ist interessant für die Therapieszene – eine Zeit der Selbsterfahrung. Man kann sie sogar als eine erste Annäherung an die große spirituelle Frage „Wer bin ich?" begreifen. Manche treibt diese Frage – bezogen auf ihr inneres Sein, ihre wahre Identität – schon in der Jugend um. Aber auch wenn dies nicht der Fall ist, so ist die Jugend selbst eine Suche nach der Identität, nach dem Platz in der Gesellschaft und im Leben. Als Kind war dieser Platz klar: Man gehörte zur jeweiligen Familie. Daran war nichts zu ändern, und damit hatte man auch seinen (vorläufigen) Platz im Leben. In Gesellschaften, die kollektiv noch auf der Stufe 2 stehen oder standen, gilt dies für das gesamte Leben. In der modernen Gesellschaft ändert sich dies mit dem Beginn der Jugend: Man muss sich seinen Platz neu suchen. Welche Schule besuche ich? Welche Fächer wähle ich? Welchen Gruppen schließe ich mich an, welcher Subkultur? Wie kleide ich mich, welches Image passt zu mir? Welche Musik höre ich? Und auch: Was glaube ich? Wie halte ich es mit dem, was in meiner Familie gilt? Hält es dem stand, was ich anderswo sehe? Muss und darf ich mich anders orientieren? Wo stehe ich politisch? Interessiert mich Politik überhaupt? Was will ich werden? Wo will ich hin im Leben? Diese Fragen mögen mal mehr, mal weniger bewusst gestellt und bedacht werden, da sind sie allemal. Und sie verlangen von jedem Jugendlichen mehr oder weniger bewusste Antworten.

Um diese Antworten zu finden, muss ich mich von den Eltern zurückziehen. Es ist nämlich die Zukunft, die diese Fragen an mich heranträgt, meine Zukunft, und die Eltern sind meine Vergangenheit. Es mag sein, dass ich meine Zukunft nach ihnen ausrichte – zum Beispiel in die elterliche Firma eintrete –, aber auch dies ist heute nicht mehr ihre, sondern meine Entscheidung. Die Zeit, wo die Zukunft als – vielleicht leicht modifizierte – Fortsetzung der Vergangenheit angesehen werden konnte, ist vorbei. Die meisten Menschen meinen dies zwar noch und verhalten sich entsprechend, aber es entspricht nicht mehr der Wirklichkeit. Die wahre Zukunft kommt uns aus dem Künftigen entgegen, sie ist die Ankunft dessen, was noch nicht ist und noch nicht war. Ich werde das später näher ausführen. Hier erwähne ich es, weil dies in der modernen Jugend intuitiv „gewusst" wird (es wird danach vielleicht auch schnell wieder vergessen). Dieses „Wissen" macht die Offenheit der Jugend aus. Und zwar sowohl im positiven Sinne der Freiheit, des Abenteuers, des Nicht-festgelegt-Seins, als auch im Problem der Orientierungslosigkeit, der Unvorhersehbarkeit und Unwägbarkeit.

All dies sind, wie wir gleich sehen werden, auch Charakteristika der dritten Bewusstseinsstufe. Eines ist dort allerdings anders: Es gibt kein Netz, das einen auffängt, und keine halbe Verantwortung. Beim Jugendlichen existiert im Hintergrund noch immer das Netz der Eltern, das ihn zur Not auffängt, wenn er sich verirrt hat. Und auch in der Gesellschaft hat er nur eine beschränkte Verantwortung, die sich zum Beispiel in einem eigenen, milderen Jugendstrafrecht niederschlägt. All dies macht deutlich, dass die Jugend, sogar auf institutioneller Ebene, eine Zeit des Übergangs ist. Des Übergangs wohin? Zum Erwachsenen.

Des Übergangs vom Kind, das integraler Teil einer Gruppe ist, die es sich nicht ausgesucht hat (seiner Familie), zum Erwachsenen, der zwar eine Her-kunft hat (also irgendwo her kommt), aber jetzt für sich allein steht und stehen muss. Und das heißt: des Übergangs vom Wir zum Ich. Die Jugend ist vollendet, wenn der junge Mensch ganz für sich und in seiner eigenen Verantwortung in der Welt steht; wenn er sagt: Der bin ich, das will ich und das tue ich, und ich trage die Folgen meines Handelns. Die Jugend ist vollendet heißt: sie hat ihren Höhepunkt, ihr Ziel erreicht und ist damit auch vorbei. Wenn ich in der Lebenshaltung des vorherigen Satzes angekommen bin, wenn ich dort sozusagen zu Hause bin, ist die Jugend vorbei und ich bin erwachsen.

Bewusstseinsstufe 3: Das Ich-Bewusstsein (Modernes Bewusstsein)

Come mothers and fathers throughout the land
And don't criticize what you can't understand
Your sons and your daughters are beyond your command
The old road is rapidly aging
Please get out of the new one if you can't lend your hand
Cause the times they are a changing

Bob Dylan (1964)

Die Bewusstseinsstufe 3 entspricht dem Lebensabschnitt der Jugend. Auf der 3 wächst das Bewusstsein des Einzelnen aus dem Gruppenbewusstsein heraus. Der Mensch beginnt, sich als eigenständige Person zu empfinden, die in gewisser Weise allein in der Welt steht, und er fühlt den Ruf, seine Individualität zu suchen und zu verwirklichen. Er empfindet – und das ist etwas wirklich Neues, das es in Europa vor hundert Jahren kaum gab –, dass sein Leben nicht einfach nur die Fortsetzung des Lebens seiner Vorfahren ist. Es ist nicht nur von der Vergangenheit bestimmt, sondern auch von der Zukunft. Ja, mit dem Herandämmern der dritten Stufe entsteht in gewisser Weise erst die Zukunft, nämlich die Zukunft als etwas Eigenes, das nicht aus der Vergangenheit kommt, die Zukunft als etwas Ankünftiges. Sobald sich dieses Bewusstsein, dass es da etwas Eigenes gibt oder geben könnte, etwas, was ich sein oder werden könnte oder tun sollte, obwohl es früher noch niemand getan hat, manifestiert hat, kann man sich ihm nicht mehr ganz entziehen – ähnlich, wie man sich den Veränderungen in der Pubertät nicht entziehen kann. Von nun an wird man das Eigene suchen, und dazu muss man das Alte, die Tradition verlassen, so wie der junge Mensch sein Elternhaus verlässt.

Die Stufe 3 ist, wie die Jugend, eine eigenständige Stufe und zugleich ein Übergang. Sie ist eine eigene Stufe, weil das Bewusstsein nicht mehr von der Tradition bestimmt ist. Das, was war, das, was andere denken und gedacht haben und mir sagen, ist nicht mehr der Maßstab. Der Maßstab ist vielmehr meine eigene Erfahrung; das, was ich selbst sehe, fühle, denke und, vor allem, was ich selbst erfahre. Sie ist ein Übergang, weil das Bewusstsein hier grundsätzlich auf der Suche ist. Es macht sich zwar die eigene Erfahrung zum Maßstab, aber es hat sich noch nicht selbst erfahren. Deshalb ist es, wie die Jugend, wesentlich ein Nicht-Mehr und zugleich ein Noch-Nicht. Der Übergang ist vollendet, wenn das Bewusstsein erwachsen geworden ist, das heißt, wenn wir sehen, dass wir allein verantwortlich sind für das, was wir sind und was wir tun, und wenn wir dieser Verantwortung ganz zustimmen. Natürlich beginnt dieser Prozess schon auf der Stufe 2, ebenso wie die Pubertät schon in der späten Kindheit beginnt. Aber anfangs entwickelt sich das Ich-Bewusstsein noch im festen und verbindlichen Rahmen des Gruppenbewusstseins. Erst wenn es beginnt, sich auf breiter Ebene vom Gruppenbewusstsein (das heißt, von dem, was die Tradition vorgibt) zu lösen, hat es den Schritt zur Stufe 3 gemacht.

Historisch gesehen beginnt die Drei mit der Aufklärung. Jean Gebser, einer der Pioniere der Theorie der stufenweisen Evolution des Bewusstseins, setzt sie sogar schon deutlich früher an, bei den Entdeckungen von Galilei, Keppler und Kolumbus, die das alte Weltbild zerstörten und eine neue Dimension von Raum und Zeit eröffneten. Das waren sicherlich revolutionäre Durchbrüche, die das Fundament für etwas Neues legten, aber ein neues Bewusstsein in der breiten Masse war damit noch lange nicht geboren. Etwas salopp gesagt, beendete es für einige wenige den Glauben an den Weihnachtsmann und den Klapperstorch, ohne dass sie genau wussten oder sich zu sagen trauten, wo denn die Kinder nun herkommen. Es dauerte noch zwei-, dreihundert Jahre, bis das neue Bewusstsein sich so weit vertieft und verbreitet hatte, dass wenigstens die geistig-kulturelle Elite Europas *im Denken* (aber keineswegs im Fühlen und nur ganz vereinzelt im Handeln) dort beheimatet war. Und dann waren noch einmal zweihundert Jahre und eine ganze Reihe von Revolutionen und fürchterlichen Kriegen notwendig, bis auch das Bewusstsein der Mehrheit dort angelangt war.

Vom Wir zum Ich

Auf der Stufe 3 geht es um die Entdeckung und Entwicklung der Persönlichkeit, des Eigenen, des Ich. Dazu muss das Bewusstsein quasi sein Elternhaus verlassen. In dem Maße, in dem das Ich vor das Wir tritt, ändern sich unsere Sicht und unser Standort in der Welt. Das Grundbestreben ist jetzt nicht mehr, dazuzugehören, sondern selbstständig zu sein, sein Eigenes zu finden, sich selbst zu verwirklichen. Das Bedürfnis nach Zugehörigkeit hat sich damit zwar nicht erledigt, es ist jedoch in den Hintergrund getreten oder ins Unbewusste gesunken, von wo aus es sich, wie wir später sehen werden, in mannigfachen Symptomen meldet. Am besten wäre es, beides zu haben: Zugehörigkeit und Autonomie. Das ist der gordische Knoten, den es beim Übergang und der Verwirklichung der Stufe 3 nicht zu zerschlagen, sondern zu lösen gilt: Wie kann ich autonom werden, ohne meine Zugehörigkeit zu leugnen? Wie kann ich Ich werden, ohne mich von dem Wir, aus dem ich komme und das mich geformt hat, abzuschneiden? Dabei muss aber klar sein, dass die Bewegung des Bewusstseins die Ich-Werdung will, genauso wie die Bewegung des Lebens die Geschlechtsreife, den Abschied von der Kindheit und der Familie und das Heranwachsen zum Erwachsenen will. *Die Ich-Werdung ist eine Bewegung des Lebens selbst,* nicht nur in der persönlichen Lebensgeschichte, sondern auch in der Evolution des Bewusstseins. Die „Ego-Stufe" 3 ist – ebenso wie die Jugend – keine Verirrung, sondern ein wichtiger Abschnitt der Bewusstwerdung des Seins. Dabei gehen wir durch schmerzhafte Prozesse der Trennung und der Einsamkeit. Auf dem Weg zum Ich fühlen wir uns ebenso allein, wie es auch oft in der Jugend der Fall ist. Dort wird dies dadurch abgemildert, dass Jugendliche sich mit Gleichgesinnten verbinden, sie bilden Peergroups oder gehen sehr intensive Freundschaften ein. Diese neuen Gruppen können ebenfalls ein Wir-Gefühl entfalten, aber sie enthalten ein neues Element der Freiheit: Sie sind frei gewählt und nicht verbindlich. Gleichzeitig unterstützen sie die Ablösungsbewegung von den Eltern und der Familie, ohne der Ich-Werdung im Wege zu stehen.

Bei der Evolution des Bewusstseins zur Stufe 3 spielt sich ein ähnlicher Prozess ab. Die Gruppen und Traditionen, in die man hineingeboren wurde, werden ergänzt oder allmählich ersetzt durch Gruppen, die man selbst wählt. Am deutlichsten zeigt sich dies bei der Religion. Auf der Stufe 2 war es fast undenkbar, die Religion zu wechseln, es sei denn, man wechselte vom Bekenntnis einer

Minderheit zu dem der Mehrheit, also in Europa beispielsweise vom Judentum zum Christentum oder innerhalb einer katholischen Region vom Protestantismus zum Katholizismus. Ein umgekehrter Wechsel, also von Katholizismus zum Judentum, Islam oder Buddhismus oder auch nur in einem bayerischen Dorf zum Protestantismus wäre nur um den Preis der völligen Isolierung möglich gewesen. Die freie Wählbarkeit der Religion ist ein recht guter Maßstab dafür, ob sich das Bewusstsein einer Gesellschaft noch auf der zweiten oder schon auf der dritten Stufe befindet.[14] In meinem Heimatdorf Marmagen in der Eifel wohnten in den Fünfziger- und Sechzigerjahren zwei oder drei evangelische Familien. Und zwar nacheinander, sie lösten sich ab. Sie waren geduldet – es waren ja Flüchtlinge aus dem Osten –, aber es gab so gut wie keinen Kontakt zur Ortsbevölkerung. Nach einigen Jahren zogen sie wieder weg und die nächste Familie kam, seltsamerweise ins gleiche Haus. Als ich 1989 nach zwanzig Jahren Abwesenheit wieder nach Marmagen zog, hatte ich Bedenken, dass meine Kinder geschnitten werden könnten, weil sie nicht getauft waren und somit weder am schulischen Religionsunterricht noch an kirchlichen Feiern teilnehmen würden. Es gab aber nicht das geringste Problem (als „Eingeborener" war ich in der Lage, auch die subtilen Zeichen zu deuten, die Fremden sonst verborgen bleiben), und außer meinen beiden Söhnen waren noch drei andere – also insgesamt ein Viertel der Klasse – nicht getauft oder nicht katholisch. In den vergangenen 20 Jahren hatte also ein entscheidender Wandel stattgefunden.

Wird die freie Wahl der Religion zu etwas Selbstverständlichem,

---

14. *Für Amerika ist dieses Kriterium wahrscheinlich nicht so aussagekräftig, weil die Vereinigten Staaten von vornherein auch als Zuflucht für religiöse Minderheiten dienten und daher multireligiös waren, obwohl ihr Bewusstsein noch auf Stufe 2 war. Allerdings waren die verschiedenen religiösen Gruppen weitgehend voneinander getrennt.*

bedeutet dies, dass die Religion und, allgemeiner, die Tradition, in die man hineingeboren wurde, ihre Bindungskraft verloren hat. Mit anderen Worten: Es ist nicht mehr die Gruppe, die bestimmt, wie man lebt, sondern man entscheidet dies selbst. Es ist auch nicht mehr die Pflicht, die das Handeln bestimmt, sondern das, was man für richtig hält oder was man will. Meine Mutter hielt es in den Fünfzigerjahren noch für ihre Pflicht, meinen Willen zu brechen, das entsprach der gängigen Erziehungspraxis. Bei meiner jüngsten Schwester, die 1969 geboren wurde, ist ihr dies im Traum nicht mehr eingefallen. Auf der Stufe 2 spielt das eigene Wollen eine sehr untergeordnete Rolle. Man hat einfach seine Aufgabe zu erfüllen, und zwar an dem Platz, den man vorfindet. Auf der Stufe 3 gilt dies als anachronistisch. Jeder muss sich seinen Platz selbst suchen, jeder ist selbst dafür verantwortlich, was er aus seinem Leben macht. Es gibt keinen Maßstab mehr außerhalb von einem selbst. Das Wir ist vom Ich abgelöst worden.

Die Gruppen, denen die Menschen sich zugehörig fühlen, verändern auf der Stufe 3 ebenfalls ihren Charakter. Waren sie früher gewachsene Gemeinschaften, denen man quasi von selbst, aufgrund seiner Abstammung angehörte, so sind es jetzt Interessengruppen, in denen sich Menschen mit ähnlichen Interessen zusammenschließen. Eine Gemeinschaft, die der Stufe 3 entspricht, ist frei, demokratisch strukturiert, und die Mitglieder sind grundsätzlich gleich. Es gibt zwar eine Hierarchie, aber die ist nicht natürlich, sondern funktional; sie muss in Hinsicht auf das Funktionieren der Gruppe gerechtfertigt werden und darf die grundsätzliche Gleichrangigkeit der Mitglieder nicht außer Kraft setzen. Auf der Stufe 2 war das anders: König und Adel hatten ihre Sonderrolle von Natur aus, sie galten nicht als gleich. Auf der gesellschaftlichen Ebene entspricht der Stufe 3 also der demokratische Rechtsstaat.

Allerdings nehmen die neuen sozialen Gruppierungen und Gesellschaftsmodelle vor allem in einem Stadium, in dem das 3er-Bewusstsein noch unterentwickelt ist (wie im ausgehenden 19. und frühen 20. Jahrhundert in Europa) häufig noch Züge der Stufe 2 an. So wird die Ideologie zur Ersatzreligion, die Partei zum Kirchenersatz, die frei gewählte religiöse Gruppe zum Familienersatz usw. Überall, wo kein freies Kommen und Gehen möglich ist, sondern dieses mit offener oder versteckter Repression oder mit sozialer Ächtung verbunden ist, steckt das Bewusstsein der Akteure oder die institutionelle Form noch auf der Stufe 2. Dort ist diese Form jedoch angemessen. Es geht nicht, Menschen der Bewusstseinsstufe 2 Organisationsmodelle vorzuschreiben, die der Stufe 3 entsprechen. Deshalb ist zum Beispiel die Idee des Transfers der westlichen Demokratie in asiatische oder afrikanische Gesellschaften, die noch weitgehend Stammesgesellschaften sind, zum Scheitern verurteilt. Auch die Idee der Menschenrechte kann dort nicht verstanden werden. Der Grund dafür liegt nicht in der Verschiedenartigkeit der Kulturen – wie die populäre These vom „Kampf der Kulturen" glauben machen will –, sondern im unterschiedlich entwickelten Bewusstsein. Wo Kulturen miteinander kämpfen, stehen beide Parteien noch auch der Stufe 2. Es ist typisch zu meinen, das Eigene sei besser als das Fremde. Erst ein Bewusstsein der Stufe 3 kann die prinzipielle Gleichwertigkeit, die die Voraussetzung für demokratische Prozesse ist, überhaupt verstehen.

Dazu fällt mir eine kleine Anekdote ein. Ein Freund von mir, ein Franzose, hat als junger Mann anstelle des Wehrdienstes in der damaligen französischen Kolonie Zentralafrika gearbeitet. Der Lehrplan entsprach dem an französischen Schulen. Also las er mit den Kindern unter anderem eine Komödie von Molière. Als er in der nächsten Stunde fragte, was sie davon behalten hätten, sagte der aufgeweckteste Schüler: „In Frankreich gibt es Männer, die meinen, Frauen wären genauso klug wie Männer!" Die anderen Schüler und Schülerinnen, so mein Freund, hätten sich nicht eingekriegt vor Lachen. Diese Franzosen müssen einfach total verrückt sein.

Das Bewusstsein und die diesem angemessenen Formen des sozialen und politischen Zusammenlebens müssen sich aus der jeweiligen Gesellschaft heraus selbst entwickeln. Dies ist ein konflikthafter Prozess, der seine Zeit braucht. Der Kontakt und der Austausch mit Individuen und Gesellschaften der Stufe 3 beschleunigt diesen Prozess zwar, aber er kann nicht von außen verordnet werden. Außerdem bedeutet diese Beschleunigung, dass die Kluft zwischen den Menschen und Gruppen einer Gesellschaft, die „modern" sind, und denen, deren Bewusstsein sich langsamer entwickelt – weil sie, zum Beispiel als Bauern, weniger mobil sind und weniger Außenkontakte haben –, größer wird. Damit steigt auch das innergesellschaftliche Konfliktpotenzial. Wenn dazu noch ein starker Modernisierungsdruck von außen kommt, zerreißt das Ganze. Das 3er-Bewusstsein täte also gut daran, sich seiner eigenen Herkunft zu erinnern und die Geduld aufzubringen, das Bewusstsein der anderen in deren eigenem Tempo wachsen zu lassen.

Vom Leben zum Erleben

Die Entwicklung des Ich, die Herauslösung aus der Gruppe und der Tradition mit ihren vorgegebenen Werten, Bezügen und Pflichten hat einen hohen Preis: Man verliert seine Fixpunkte, die einem zum Beispiel sagen, was richtig und was falsch ist. Alles, was man tut, könnte man auch anders tun. Wenn es außerhalb von einem selbst keinen Fixpunkt mehr gibt gibt, droht das Leben, jede Orientierung und jeden Sinn zu verlieren. Denn Orientierung und Sinn setzen einen Bezug voraus. Ich orientiere mich normalerweise an etwas, das außerhalb meiner selbst ist, ansonsten drehe ich mich um mich selbst. Ebenso kann etwas nur Sinn machen in Bezug auf etwas anderes oder jemand anderen. Wenn ich selbst der einzige Maßstab bin, wo ist da noch ein Sinn, der über mich hinausgeht und mir eine Richtung geben könnte? Vielleicht in den eigenen Kindern, so lange sie noch im Haus sind. Verlassen sie ihr Heim, um ihr eigenes Leben zu führen – und heutzutage leben sie oft sehr weit weg –, verliert sich dieser Sinn ebenfalls mit der Zeit. Was dann noch bleibt, ist, sofern man nicht über die Stufe 3 hinausschaut, möglichst viel aus dem Leben herauszuholen. Der Sinn läge dann darin, so viel wie möglich zu erleben oder, schärfer formuliert, möglichst viele Erlebnisse zu konsumieren.

Das Leben wird auf der dritten Bewusstseinsstufe zum Konsum, und zwar nicht wegen der „bösen Konsumgesellschaft" oder der Logik des Kapitalismus, sondern weil dies der inneren Logik der Entwicklung des Bewusstseins entspricht. Genau dies bietet uns die moderne Gesellschaft an: Erlebnisse sammeln. Geht es in der traditionellen Gesellschaft darum, einfach nur sein Leben zu *leben* (so wie der zitierte Tolstojsche Bauer), so wandelt sich dies auf der dritten Stufe zum *Erleben*. Leben allein reicht nicht mehr, wir müssen erleben. Und so wird aus jedem halbwegs interessanten Fleckchen Natur ein Erlebnispark, und selbst das Melken von Kühen oder das Ausmisten von Ställen wird als Erlebnis verkauft und gekauft. Die Sucht nach Erleben macht auch vor der Religion nicht halt: Religion wird auf der Stufe 3 als Erlebnis konsumiert und angeboten, und zwar nicht nur in spirituellen Übungen sogenannter neo-religiöser Gruppierungen, sondern auch und gerade auf den Kirchentagen (und ähnlichen „Events") der großen christlichen Konfessionen und in modernen Gottesdiensten.

Nun hat das Erleben zwei Seiten, genauer: Es kann zwei Richtungen haben, eine horizontale und eine vertikale. In der horizontalen bedeutet es einfach immer mehr vom Gleichen: mehr Länder bereisen, keine Sehenswürdigkeit auslassen, mehr essen, mehr trinken, mehr Sex, usw. Das Mehr muss nicht einfach nur quantitativ sein, es kann auch Differenzierungen enthalten, also: besseren Wein trinken, neue Gerichte ausprobieren, neue Stellungen im Bett, Abenteuer- statt Strandurlaub, auf den Mond fliegen statt nach Mallorca – findet man alles in den vielen Lifestyle-Magazinen. Aber auch das ist im Grunde nur mehr vom Gleichen, nur ein bisschen abgewandelt, ein bisschen raffinierter. Ken Wilber hat für diese Art von „Wachstum" einen schönen Begriff geprägt: Flachland.[15] Man wächst einfach nur in die Breite, breitet sich aus auf derselben Ebene, ohne sich innerlich vom Fleck zu rühren. Auf diese Weise kann man auch religiöse Erlebnisse konsumieren oder Selbsterfahrungs-Workshop an Selbsterfahrungs-Workshop reihen, ohne sich wirklich selbst zu erfahren. Wenn man den Fokus darauf richtet, was es zu erleben gibt, wird man immer mehr, immer Intensiveres vom Gleichen benötigen. Am Ende steht die Sucht – und genau deshalb ist die Sucht ein Massenphänomen der Stufe 3. Das hat überhaupt nichts mit dem Anbau von Mohn in Asien oder von Koka in Südamerika zu tun, das gab es schon immer. Aber selbst dort, wo der Stoff im Garten wuchs, gab es Sucht nur in Ausnahmefällen. Sucht ist ein Phänomen der Stufe 3, sie kommt mit der Suche, sie ist eine Suche, die auf Abwege geraten ist. Im modernen Bewusstsein gibt es eine eingebaute Tendenz zur Sucht.

---

15. Wilber bezieht sich dabei vor allem auf das Denken und die Theorien, die sich auf derselben horizontalen Ebene bewegen. Siehe zum Beispiel: Eros, Kosmos, Logos, Frankfurt a. M. 1993

Es ist übrigens ganz interessant, sich die Sucht- oder Rauschmittel im Hinblick auf ihre Affinität zu den Bewusstseinsstufen anzuschauen. Das Rauschmittel der Stufe 3 ist Kokain. Koks ist das, was die Führungsschicht, vor allem die kulturelle Elite der Stufe 3, massenhaft konsumiert. Es katapultiert einen mitten in die Stufe 3 hinein und hält einen dann dort fest, fast unentrinnbar. Warum? Koks intensiviert das Erleben, es macht wach, stark, lebendig, jugendlich, „speedy". Es ruft genau die Eigenschaften hervor, die die Stufe 3 ausmachen und die sie braucht, und es verstärkt sie. Wenn das normale Erleben nicht mehr ausreicht, nimm Koks: Du wirst Kraft haben, dich jung und stark und unabhängig fühlen, du hast intensiveren, längeren und wilderen Sex, du kannst überall „Gas geben", beim Vergnügen wie bei der Arbeit, und dabei „gut drauf sein" (apropos: Der Ausdruck „gut drauf sein" kommt aus der Kiffersprache und bedeutet, auf einem guten Drogentrip zu sein). Die Kraft ist natürlich nur eine geliehene, die gerade mal so lange hält, wie der Stoff wirkt. Und das Paradoxe ist: Das Gefühl der Unabhängigkeit wird erkauft durch die Abhängigkeit von der Droge.

Alkohol hingegen ist das Mittel der Stufe zwei: In mittlerer Dosierung macht er locker und lustig, weicht das Verantwortungsgefühl auf, macht gesellig, führt zu Verbrüderungen und dem Gefühl, in einer Gruppe aufgehoben zu sein und sich wie ein Kind gehen lassen zu können; höher dosiert macht er kindisch, bis hin zum Lallen und zum Kontrollverlust über die Ausscheidungsprozesse. Im Vollrausch wird man quasi zum Säugling. Opium und seine Abkömmlinge nehmen einen sogar noch weiter mit zurück, in die symbiotischen Traumwelten der Stufe 1. Alkohol und Opium oder Heroin sind also Fluchtdrogen, die einen vor der Stufe 3 in die „guten alten Zeiten" früherer Stufen zurückführen. Haschisch hingegen erscheint mir (wie die anderen Halluzinogene auch) nicht so eindeutig. Bei gewohnheitsmäßigem Konsum wirkt es ähnlich wie Alkohol: Der Kiffer retardiert, zieht sich zurück in eine kindliche Welt, in der er sinnlos herumblödelt, genießt die partielle Aufhebung der Trennung von seiner Umwelt, mit der er sich wieder so verbunden fühlen kann wie ein Kind. Es gibt jedoch noch eine andere Seite, besonders anfangs: Man scheint eine neue, unbekannte Welt zu betreten, in der die Trennungen nicht verschwimmen (wie beim Alkohol), sondern transzendiert werden. Man sieht oder glaubt zu sehen, dass sie nicht real sind, dass man tatsächlich in allem sein kann und alles in einem selbst sein kann. Das ist aber eine punktuelle Erfahrung, die, wenn man sie wiederholen möchte, schnell in einen kindlichen Zustand abgleitet.

Zurück zum horizontalen Wachstum. Es hat natürlich auch seine positiven Seiten, vor allem auf der Ebene des technischen Fortschritts. Wenn das Wasser (und zwar sauber!) aus der Leitung und der Strom aus der Steckdose kommt, das Haus auch im Winter warm und bei Sturm stabil ist, die Reise von A nach B anstatt mehrere Monate, Wochen oder Tage nur noch einige Stunden dauert, so hat dies – um nur einige Beispiele zu nennen – unbestreitbare Vorteile. Selbst diejenigen, die diese Art von Fortschritt nicht gutheißen und lieber seine Schattenseiten aufzählen, nutzen ihn dennoch selbst. Und er hat nicht nur die Tendenz, sich immer weiter zu verfeinern und zu verbreitern, sondern auch das Potential zu einer Höherentwicklung in spiritueller Hinsicht. Nehmen wir beispielsweise das Reisen: Jeder Kontakt mit Fremden erweitert – ob der Einzelne es merkt oder nicht – unsere Weltsicht und unser Bewusstsein. Das Gleiche gilt für die wirtschaftliche Globalisierung: Das Motiv für die Verlagerung einer Produktion nach China oder Rumänien mag schieres ökonomisches Kalkül sein, die Behandlung der dortigen Arbeiter und die Ausnutzung der ökonomischen Machtverhältnisse mag ausbeuterisch sein, am Ende wird eine veränderte und erweiterte Sicht der anderen Völker und Kulturen, eine weitere, offenere Sicht der Welt stehen. Das mag lange dauern, und zwischendrin mag es viel Leid und sogar Kriege geben, aber dies wird die Weitung des Bewusstseins nicht aufhalten.

Das Erleben kann auch noch eine andere Dimension haben, nämlich die der Tiefe. Diese erschließt sich uns, wenn wir uns anstatt auf die Erlebnisse auf den *Vorgang des Erlebens* ausrichten. Solange wir uns nur in unserem gewohnten Umfeld bewegen und nichts Neues erleben, gibt es auch keine Entwicklung. Wenn wir nicht nur ein Erlebnis an das andere reihen, sondern tief in das Erleben hineingehen, führt uns das Erleben selbst über die Grenze unseres bisherigen Bewusstseins hinaus und öffnet so neue Bewusstseinsräume. Ich möchte das an einem Beispiel aus meiner therapeutischen Praxis erläutern.

Wer zum ersten Mal an einer Familienaufstellung teilnimmt, erlebt etwas vollkommen Neues: Er steht in der Rolle einer ihm unbekannten Person und hat körperliche und emotionale Wahrnehmungen, die zu dieser Person gehören, und manchmal sogar mentale Einsichten in dessen Leben. Wenn man sich richtig darauf einlässt, geht dies so weit, dass man ganz tief in emotionale Prozesse hineingezogen wird, die nicht die eigenen sind – die Stellvertreter krümmen sich vor Schmerz, sind voller Wut, werden vom Weinen erschüttert, erleben tiefe Liebe und Freude, etc. Anfänger sind immer wieder fasziniert davon, dies bei anderen zu sehen, und dann völlig überrascht, wenn sie es selbst erleben. Aber in ihrem Weltbild hat das Erlebte keinen Platz.

Nach dem, was wir wissen, dürfte das, was wir bei einer Aufstellung erleben, eigentlich nicht sein. Wir können es nicht erklären. Es geht nicht nur über den Horizont unseres persönlichen Wissens hinaus, sondern auch über den Horizont des kollektiven Wissens und unseres Bewusstseins. Denn wie kann es sein, dass ein – wie es uns im Bewusstsein der Stufe 3 erscheint – autonomes Individuum, das für sich allein existiert, mit anderen autonomen Individuen, die es nicht kennt und über die es keinerlei Informationen bekommen hat, auf eine Weise verbunden sein kann, die bis hin zu einer weitgehenden Identität von Fühlen, Denken und manchmal sogar Sprechen geht? Und dies überdies auch noch mit Menschen, die schon seit Jahrzehnten tot sind? Wie kann es zum Beispiel sein, dass jemand in der Rolle einer ihr völlig unbekannten Frau spürt, dass „ihr" Kind nicht von ihrem Ehemann, sondern von einem heimlichen Geliebten ist? Oder dass eine andere Frau zwei Abtreibungen hatte? Oder dass es in einer Familie ein tot geborenes Kind gab, von dem nie gesprochen wurde, was aber auf Nachfrage von der Mutter bestätigt wird? Dies widerspricht der Vorstellung des autonomen Individuums ebenso wie der Vorstellung, dass wir uns miteinander nur über Informations- und Kommunikationsprozesse austauschen können. Das heißt, das, was wir bei einer Familienaufstellung erleben, widerspricht unserem modernen, „aufgeklärten" Bewusstsein. Wenn ich nun eine solche Erfahrung mache, die „eigentlich nicht sein kann" (wobei „eigentlich" immer bedeutet, vom modernen Bewusstsein der Stufe 3 aus beurteilt), und diese Erfahrung ernst nehme, dann entsteht ein innerer Druck auf das Bewusstsein, sich zu erweitern. Dieser Druck wird umso größer, je weniger ich nach schnellen Erklärungen suche. Wahrscheinlich wird der Betreffende in der Folge aufmerksamer für andere Erfahrungen, die nicht ins übliche Muster passen, und so allmählich offener dafür, dass das 3er-Bewusstsein auch nur eine Stufe ist, hinter der sich weitere Stufen des Bewusstseins öffnen.

Der Übergang vom Modus des Lebens zum Modus des Erlebens ist also durchaus ambivalent. Einerseits verliert das Leben seine eindeutige Bedeutung und Richtung und hat die Tendenz, sich nur noch um sich selbst zu drehen und damit sinnlos zu werden; diese Tendenz wird verstärkt durch die narkotisierende Wirkung des Konsums und der Bilder, die die moderne Gesellschaft erzeugt; andererseits wohnt dem Drang nach immer weiterem Erleben eine Dynamik inne, die das Erleben über sich selbst hinaustreibt und damit die Bewusstseinsentwicklung deutlich beschleunigt. Dies sehen wir auch, wenn wir die gewandelte Empfindung und Bedeutung der Zeit betrachten.

Zeit

Wenn man viel erleben muss, hat man immer weniger Zeit. Daher wird auf der Stufe 3 die Zeit knapp. „Zeit ist Geld" ist ein typischer Ausspruch der Stufe 3, ebenso wie das Gefühl, zu wenig Zeit zu haben, erst auf dieser Stufe auftritt. Das ist überwiegend eine innere, subjektive Sache – man *hat* keine Zeit, *weil man glaubt, keine zu haben.* Und man glaubt, keine zu haben, weil man glaubt, viel tun und viel erleben zu müssen. Dabei war das objektive Müssen, das Arbeiten aus Notwendigkeit, in früheren Zeiten viel zwingender. Heute zieht sich die Zeitknappheit ja weit bis in die „Freizeit" hinein und hat längst auch schon viele Rentner erfasst. Nur wenige leisten es sich, nichts zu tun zu haben oder bei dem, was sie zu tun haben, viel Zeit zu haben. Eigentümlicherweise wird damit der Selbstbestimmungsanspruch des modernen Bewusstseins konterkariert. Wenn es wirklich so wäre, dass man sein Leben selbst bestimmt, dürften Zeitdruck und Stress eigentlich nicht vorkommen. Denn dann würde mein Lebensrhythmus ja nicht von der Zeit bestimmt, sondern von mir selbst.

Ein Satz wie „Ich habe keine Zeit" dürfte einem selbstbestimmten Menschen nicht über die Lippen kommen. Tatsächlich sind Stress und Zeitdruck jedoch eine Volkskrankheit, und zwar umso mehr, je moderner das Milieu ist und je autonomer man sich gibt.

Auf der Stufe 2 hingegen hatte man Zeit in Hülle und Fülle, wie man heute noch in weniger entwickelten Ländern sehen kann. Selbst in den fortgeschrittensten Gesellschaften sind das Zeitbewusstsein und das entsprechende Verhalten in ländlichen Regionen noch anders als in städtischen. Der enorme Zeitdruck der Stufe 3 führt dazu, dass alles schneller geht. Das gilt möglicherweise nicht nur für die wissenschaftliche, technische, wirtschaftliche und soziale Entwicklung in der Gesellschaft oder für die mentale Entwicklung beim Einzelnen, sondern auch für die psychologische Entwicklung und die Evolution des Bewusstseins. Können wir für die Bewusstseinsstufe 1 und die erste Hälfte der Stufe 2 noch mit Zehntausenden von Jahren rechnen, so beschleunigt sich die Entwicklung im späteren Verlauf der Stufe 2 schon auf einige tausend und beim Übergang zu 3 auf einige hundert Jahre. Und innerhalb der Stufe 3 gibt es schon deutliche Anzeichen für einen Übergang zum Bewusstsein der Stufe 4, obwohl sich beträchtliche Teile der Bevölkerung noch auf der Stufe 2 oder gerade im Übergang zu 3 befinden.

Die Verdichtung und Beschleunigung der Zeit ist also einerseits ein Resultat der Evolution des Bewusstseins und wirkt andererseits wieder auf dieses zurück und treibt seine Entwicklung immer schneller voran – wenigstens bis zur Stufe 4. Dort allerdings scheint es wieder zu einer Umkehr zu kommen, worauf ich später eingehe.

Wille (oder: der Herr Bock)

War auf der Stufe 2 die Pflicht das tragende Handlungsmotiv, so ist es auf der Stufe 3 der Wille, und zwar der persönliche Wille. Man tut das, was man tut, nicht, weil man es muss, weil es sich so gehört oder weil es immer so war, sondern weil man es will, weil es einem gefällt, weil man es für richtig hält oder auch nur, weil es einem Spaß macht.

„Ja, ja, der Herr Bock", sagte der Grundschullehrer meines Sohnes leicht ironisch, aber auch leicht resigniert, als er meinem acht- oder neunjährigen Sohn beim Sprechtag vorhielt, sich nicht genug Mühe mit seiner Schönschrift zu machen, und dieser ihm antwortete: „Ich hab keinen Bock, schön zu schreiben." „Ich habe keinen Bock" als Begründung für sein Handeln anzugeben, wäre vor fünfzig Jahren schlicht undenkbar gewesen – nicht nur, weil es sofort eine Ohrfeige gesetzt hätte, sondern weil so niemand dachte. Kinder der Stufe 3 hingegen können sich vielleicht noch vorstellen, dass man so etwas nicht laut sagt oder dass man Kompromisse machen muss, aber nicht, dass man nicht so denkt.

Zu tun, wozu man „Bock" hat, ist nicht nur ein Luxusphänomen. Auch in schlechteren Zeiten bleibt der Anspruch, zu tun und zu bekommen, was man will. Man kann dies in der großen Wirtschaftskrise sehen, jeder stellt nicht nur Ansprüche, sondern geht wie selbstverständlich davon aus, dass diese befriedigt werden müssen. Auf der Stufe 3 besteht eine Tendenz – wie in der Jugend –, Notwendigkeiten nicht als solche zu sehen und nicht anzuerkennen. Es herrscht der Generalverdacht, dass sie nur vorgetäuscht sind. Etwas überspitzt könnte man sagen: Das Gruppenbewusstsein macht aus jeder Notwendigkeit eine Moral, das Ich-Bewusstsein argwöhnt, dass hinter jeder Notwendigkeit eine

Moral steckt und setzt dieser seinen Willen entgegen. Das wird dann für Freiheit gehalten.

Übergang

Anders als die zweite genügt die dritte Stufe nicht sich selbst. Sie ist in sich vielmehr nihilistisch, hier gibt es am Ende keinen Sinn mehr. Irgendwann erschöpft sich das Erleben, erschöpft sich das Konsumieren, und es bleibt nichts, wofür es sich lohnte, weiterzuleben. Wenn ich nicht weiß, wozu ich überhaupt hier bin, kann ich ebenso gut verschwinden. Der Mensch ist ein soziales Wesen nicht nur in der Weise, dass er andere zum Überleben und zur Befriedigung seiner Bedürfnisse braucht, sondern auch, weil er nur in Verbundenheit Sinn erfährt. Insofern ist die Angst der Traditionalisten vor der Moderne und ihr Kampf dagegen nicht allein von Machtinteressen bestimmt, sondern auch von der ehrlichen Sorge darum, dass mit der Modernisierung der Bezug zu einem größeren Ganzen, die Sinnhaftigkeit, die auf der Stufe 2 immer gegeben war und ist, verloren geht. Die dritte Stufe braucht einen Ausweg aus sich selbst, und dafür gibt es nur zwei Richtungen: zurück oder nach vorne, in die Vergangenheit oder in die Zukunft. Aber wenn die alten Bindungen einmal gelöst sind, kann man nicht mehr zurück. Traditionen verpflichten nicht mehr. Sie mögen von dem einen oder anderen *gewählt* werden – man kann auf der Stufe 3 nicht nur die Gottlosigkeit und die unbegrenzte Sinnenlust wählen, sondern auch, katholisch zu sein und jungfräulich in die Ehe zu gehen –, aber das ist dann eben eine Wahl (und keine verpflichtende Tradition). Auf der Stufe 2 hatte man diese Wahl nicht, und es war keine Entscheidungsfrage, sondern man tat einfach, was alle taten oder was zu tun war. Es geht nicht mehr zurück!

Geht es denn nach vorne? Die alten Progressiven verneinen dies. Für sie ist die sogenannte individuelle Autonomie eine heilige Kuh. Auch wenn das Leiden noch so offensichtlich ist, auch wenn nicht zu übersehen ist, dass die Ich-Gesellschaft auf Dauer nicht lebensfähig ist: Jede Infragestellung gilt ihnen als reaktionär, als Rückfall in alte Zeiten. Sie schließen kategorisch aus, dass man das Ich auch *transzendieren*, also *aufheben und erweitern* kann. Dadurch werden die ehemals Progressiven selbst reaktionär. Hat sich das Bewusstsein nämlich einmal bis zur reifen Stufe 3 entwickelt, so ändert sich das, was fortschrittlich ist. So lange es darum geht, von der zweiten auf die dritte Stufe zu gelangen, ist alles, was der Stärkung und Reifung des Ich (der persönlichen Autonomie) dient, fortschrittlich. Ist diese Stufe aber einmal erreicht, wird die Verteidigung des Ich zum konservativen Festhalten am Status quo und zur Verfestigung seiner Leiden. Unter der Fahne von Fortschritt und Aufklärung wehrt man sich gegen jedes weitere Fortschreiten und jede weitere Aufklärung, obwohl einem das Wasser bis zum Halse steht und man genau weiß, dass dem Ich-Bewusstsein am Ende nur der Selbstmord bleibt, wenn es sich nicht weiter entwickelt und zur nächsten Stufe aufsteigt.

Ich habe gesagt, die dritte Stufe entspricht der Jugend. Das heißt, ihre einzige Funktion ist die des Übergangs. Die Kindheit könnte ewig dauern, sie ist sich im Grunde selbst genug. Die Jugend ist entstanden, weil es in einer sich zunehmend öffnenden Gesellschaft eines längeren Übergangs bedurfte, um seinen Platz zu finden – einen Platz, der nicht mehr die bloße Fortsetzung des Früheren war, sondern durch das Ankommen der Zukunft mitbestimmt wurde und immer mehr bestimmt wird. Ähnlich verhält es sich mit der Bewusstseinsstufe 2, sie war sich ebenfalls selbst genug, und in ihren frühen Stadien hat die Zeit fast stillgestanden. Erst am Ende, als einige über den Rand der eigenen Welt hinausgeblickt hatten, entstand plötzlich eine Dynamik, die nahezu alles Alte infrage stellte, so dass jeder aufgefordert war, sich seine eigene Sicht, seinen eigenen Platz in der Welt zu suchen. Das ist die Funktion der Stufe 3. Sobald dieser Platz – das Eigene, das Ich – fürs Erste gefunden ist, steht der Schritt auf die nächste Stufe an. Er führt vom Ich zum Du, vom Eigensinn zum Gemeinsinn, von der Macht zur Liebe.

Die Bewusstseinsstufen 2 und 3 im Vergleich

Bewusstseinsstufen	Stufe 2	Stufe 3
Welterfahrung	Zugehörigkeit (Teil von ...)	Vereinzelung
Lebensmodus	Sicherheit, Stabilität, Dauer, Gruppenorientiert	Macht, Kontrolle, Ich-orientiert
Lebensausrichtung	Leben	Erleben
Selbstgefühl	Wir	Ich
Handlungsgrund	Überlieferung, Tradition, Gewissen	Wille
Weltdeutung	Mythos – Religion	Wissenschaft
Erkenntnismodus	Mythologisch, partiell rational	Zweifeln, rationales Denken
Erkenntnistheorie	Objektivistisch („objektive Wahrheit")	Subjektivistisch / Relativistisch (Konstruktivismus)
Schlüsselsätze	Ich gehöre dazu; ich folge; ich muss	Ich will

Stufe 4: Das Verbundenheits-Bewusstsein – Der junge Erwachsene

Stufenmeditation

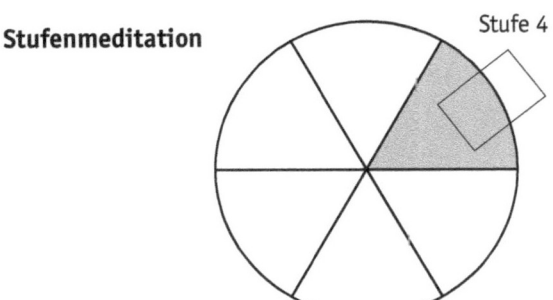

Stufe 4

Ich fühle mich verbunden mit den anderen, und als ich hoch schaue, fällt mein Blick auf das Bild, das mir gegenüber an der Wand hängt. Es zeigt eine angedeutete rote Rose inmitten grüner Bambusblätter und anderer Urwaldgewächse. „The Mystic Rose" hat die Malerin das Bild genannt, es ist inspiriert von Oshos gleichnamiger Meditation und seinen Vorträgen über die Öffnung des Herzens. Die „mystische Rose" symbolisiert die Hingabe an den Weg des Herzens. Ich empfinde Schönheit, Freude, ein weiches, heiteres, weites Gefühl. Glück. Meine Arme wollen sich ausbreiten, ich möchte alles anfassen, berühren, vielleicht an meine Brust drücken. Wunderbar, diese Fülle. Mein Blick geht nach links und findet auch dort, zu meiner Überraschung, eine Rose, die in einer Vase steht. Dann zieht es mich wieder zu dem Bild, ich sehe die Rose und sie zieht mich weiter hinein ins Bild, ins grüne Blattwerk, ins Licht, das darin und dazwischen schimmert, es wird heller, leuchtender, geheimnisvoll-einladend, fast lockend, es scheint immer tiefer zu gehen, in die Natur, ins Leben, in die Tiefe, ins Herz der Existenz.

Lebensstufe 4: Erwachsensein, Partnerschaft und Familiengründung

Auf der biologischen Lebensleiter beginnt mit der vierten Stufe das erwachsene Leben. Mann und Frau stellen sich in den Fluss und den Dienst am Leben, indem sie sich zu einer Lebensgemeinschaft verbinden und Kinder bekommen. Sie gründen eine Familie, was bedeutet, dass der Einzelne, nachdem er sich allein in der Welt umgeschaut hat, sich wieder in ein neues Wir, in eine neue, verbindliche Gruppe einfügt. Damit dies geschehen kann, muss er die alte Gruppe, seine Herkunftsfamilie, verlassen haben. Der Lebensweg führt also von der Verschmelzung im Mutterleib über das behütete Aufwachsen in der Herkunftsgruppe zur Lösung aus dieser Gruppe und dann wieder in eine neue Gruppe. Die neue Gruppe, die neue Familie ist insofern anders, als das, was hier gilt, dem Mann und der Frau nicht mehr vorgegeben ist, sondern von beiden gemeinsam entwickelt werden muss. Das, was beide mitbringen, also ihre Herkunft und das von dort kommende (körperliche, geistige und seelische) Erbe, wirkt zwar in die neue Familie hinein, dennoch ist diese nicht die einfache Fortsetzung von etwas Altem. Denn das Alte ist ja heterogen, *ihr* Erbe und *sein* Erbe sind verschieden, und es stellt sich die Aufgabe, beides miteinander zu verbinden und so etwas Neues zu schaffen. Dieses Neue ist aber keine willkürliche Schöpfung. Es ist die Illusion der modernen Paarbeziehung, dass das Paar diese aus sich heraus erzeugt. Tatsächlich ist eine Liebesbeziehung jedoch nichts, was man *machen* kann. Sie kommt zu uns, und wir müssen uns einlassen. Durch unser Einlassen wirken wir zwar an ihrer Gestaltung mit, aber das neue Ganze, in das wir uns da einlassen, ist kein Produkt unseres Wollens. Das ist auch gut so, sonst wäre es nämlich nicht größer als wir und könnte uns nichts geben, was über uns selbst hinausgeht.

In der neuen Verbindung wirkt also nicht nur die Vergangenheit der beiden Partner, sondern es kommt etwas grundsätzlich Neues hinzu, nämlich ihre Zukunft. Beide folgen nicht nur ihrem Erbe, sondern auch einem Ruf aus der Zukunft. Die Magie, die entsteht, wenn zwei Menschen erkennen, dass sie für einander Mann und Frau sind, ist ein *Ruf aus der Zukunft:* Man spürt, dass man füreinander bestimmt ist. Sehr schön illustriert dies eine Zeile in dem Lied *„Have You Ever Really Loved A Woman"* von Bryan Adams: *„And when you see your unborn children in her eyes, you know you really love a woman"* – „Und wenn du in ihren Augen deine ungeborenen Kinder siehst, weißt du, dass du eine Frau wirklich liebst".

Das folgende Schaubild zeigt das Kräftefeld, in dem sich ein Paar bewegt. Die entscheidende Kraft ist die Wahrnehmung einer gemeinsamen Zukunft. Ich nenne diese Kraft „das Ankünftige des Paares", weil es sich dabei nicht um eine ferne Zukunft oder einen Traum handelt, sondern um das grundsätzlich Neue und Gemeinsame, dass das Paar verbindet und immer wieder neu ruft und herausfordert. Diese Kraft steht aber nicht allein, sie wird ergänzt durch Einflüsse aus der Herkunft und der persönlichen Vergangenheit der Partner und auch durch deren jeweils persönlichen Lebensruf. Diese Kräfte können sich harmonisch ergänzen, aber auch konkurrieren, und das Paar ist immer wieder aufgefordert, ein neues Gleichgewicht zu finden. Dies gelingt so lange, wie das gemeinsame Künftige die anderen Kräfte in sich zu vereinigen in der Lage ist.

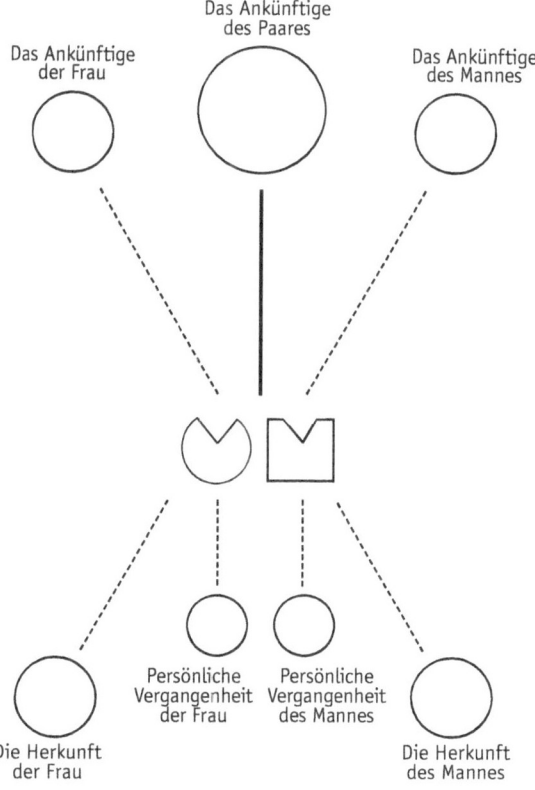

Das Ankünftige
des Paares

Das Ankünftige
der Frau

Das Ankünftige
des Mannes

Persönliche
Vergangenheit
der Frau

Persönliche
Vergangenheit
des Mannes

Die Herkunft
der Frau

Die Herkunft
des Mannes

Mit der Gründung einer Familie wird das Leben wieder verbindlich. Da die Partner ihre Lebenswege miteinander verbinden, müssen sie sich grundsätzlich aufeinander verlassen können, denn alles, was der eine tut, hat unmittelbare Auswirkungen für den anderen. In einer gleichberechtigten Beziehung – und nur dies ist eine erwachsene Beziehung – bedeutet dies, dass beide sich verständigen müssen, wie sie dies für sich regeln. Das verlangt zweierlei: einmal zwei Menschen, die in der Lage sind, ihre eigenen Bedürfnisse wahrzunehmen und mitzuteilen, zum anderen zwei Menschen, die fähig sind zu sehen, dass das eigene Wünschen und Wollen durch den anderen begrenzt wird und dass man deshalb immer wieder nach dem Gemeinsamen, nach dem Verbindenden suchen und sich praktisch darum bemühen muss. Ich muss den anderen ebenso annehmen können wie mich selbst und mich selbst ebenso wie den anderen.

Ich beschreibe hier eine moderne Partnerschaft, eine, die mindestens dem Bewusstsein der Stufe 3 entspricht. Die traditionelle Partnerschaft der Stufe 2 war eine Fortsetzung der Familientradition, und zwar meistens (nach außen hin) der Familientradition des Mannes. Die Frau hatte sich in die Familie des Mannes einzugliedern. Damit war die Ehe im Prinzip eine Weiterführung des Alten, der tradierten Werte aus der männlichen Linie, erweitert um eine Frau, die vielleicht gewisse Einflüsse mit einbrachte, aber keinen eigenen, gleichberechtigten Status hatte. Damit bestand auch keine Notwendigkeit, gemeinsam etwas Neues zu schaffen. Deshalb war auch die Gefahr des Scheiterns praktisch nicht gegeben. Zwar wird auch in der traditionellen Ehe faktisch gemeinsam etwas Neues geschaffen, nämlich das Kind oder die Kinder, aber dass dies etwas Gemeinsames ist, an dem beide den gleichen Anteil haben, ist auf der Stufe 2 noch nicht ins Bewusstsein gedrungen und damit auch nicht in der Gestaltung des Alltags der Beziehung angekommen. Die Kinder, insbesondere die Söhne, gelten als die Kinder des Mannes.

Das ist aber nur die Außenseite. Tatsächlich ist die Macht zwischen

Mann und Frau in der traditionellen Gesellschaft sehr gut balanciert – sie ist nämlich getrennt in zwei Bereiche, in denen jeweils der eine oder die andere zu sagen hat. Das Öffentliche ist die Sphäre des Mannes – damit hat er zugleich die formelle und institutionelle Macht; das Private ist die Sphäre der Frau – damit hat sie die informelle und emotionale Macht.[17] Auf der Stufe 3 wird diese Trennung nicht mehr hingenommen, weil die Frauen die formelle Gleichberechtigung beanspruchen. Dazu müssen sie aber einen hohen Preis zahlen: Sie müssen die Männer im Innern der Familie – zum Beispiel bei der Erziehung der Kinder – und der Beziehung genauso gleichberechtigt sein lassen, wie sie in der Gesellschaft gleichberechtigt sein wollen. Dies ist heute noch nicht der Fall, die Macht über ihre Kinder gibt die Frau genauso unwillig ab wie der Mann die Macht in der Gesellschaft. Erst wenn beide sich dazu bequemen, ihre alten Machtsphären hinter sich zu lassen, sind sie reif für eine wirklich gleichberechtigte und erwachsene Beziehung, die der Stufe 4 entspricht.

Grundsätzlich unterwirft man sich, sobald man sich auf eine verbindliche Beziehung einlässt und Kinder bekommt, wieder etwas Größerem, etwas, was über den eigenen Horizont, die eigene Planung, das eigene Wollen hinausgeht. Es ist etwas, das von außen, aus der Offenheit des Lebens, über mich kommt und zu

17. *So ist manche äußerlich patriarchalische Gesellschaft de facto matriarchalisch. Zum Beispiel haben im Schweizer Kanton Appenzell die Frauen die Einführung des Frauenwahlrechts bis zuletzt abgelehnt, weil sie bei einer modernen geheimen Wahl die Kontrolle über ihre Männer verloren hätten. Das traditionelle Wahlrecht war zwar den Männern vorbehalten, aber sie wählten öffentlich durch Heben oder Senken ihrer Dolche, wobei die Frauen als Zuschauer anwesend waren und also wussten, was ihre Männer wählten. – In einem Interview des Spiegel über die Mafia in Italien sagte die Buchautorin und Mafia-Expertin Petra Reski: „Ich habe viel über die Frauen in der Mafia recherchiert und bin mir sicher: Ohne seine Frau macht der Boss überhaupt nichts. (...) Italien ist ein Matriarchat, und je weiter man nach Süden kommt, desto stärker zeigt sich das. (...) eine italienische Mutter beherrscht ihren Sohn mit ihrer Liebe. Die Mütter bestimmen alles. Deswegen hätte die Mafia nie einen Schritt ohne die Frauen machen können." Der Spiegel, 49/08, S. 192.*

dem ich ja sage. Denn auch wenn eine Familie der Lebensplanung beider Partner entspricht, so sind diese Planungen dennoch nicht deckungsgleich; und auch wenn man gemeinsam plant, zwei Kinder zu bekommen, so kann einem das Leben jederzeit etwas anderes servieren. Tatsächlich geben sich beide Partner der Liebe hin, denn es ist die Liebe, die sie zusammengeführt hat, und wenn sie bereit sind, sich ganz aufeinander einzulassen, geben sie sich dieser Liebe hin. Und zwar blind, denn sie wissen nicht, wohin die Liebe sie führt. Sie vertrauen einfach.

Die Jugend – oder, allgemein gesprochen: die Stufe 3 – hat uns also nur deshalb aus der alten Ganzheit (der Herkunftsfamilie) und ihren Vorschriften und Bindungen herausgeführt, damit wir fähig werden, mit jemandem, der aus einer anderen Familie kommt und andere Werte hat, eine neue Verbindung einzugehen, die mehr ist als die bloße Fortsetzung des Alten. Das Leben führt uns in neue Bindungen und eine neue Gruppe, eine neue Familie. Es gibt allerdings einen entscheidenden Unterschied: Die neue Familie bindet zwar, aber sie ist frei gewählt; es ist, so weit es die Partner betrifft, eine Verbindung von Gleichen. Die Freiheit ist jedoch begrenzt. Sie findet ihre Grenze nicht nur im Partner, sondern vor allem auch in der Liebe, die beide verbindet. Die Liebe entzieht sich nämlich gänzlich unserem Planen und Wollen, sie ist von selbst gekommen und kann auch von selbst wieder gehen. Indem wir uns auf die Liebe einlassen, sind wir, bei aller vordergründigen Freiheit der Wahl, wieder gebunden. Vor allem aber sind wir wieder verbunden mit etwas Größerem, das uns innerlich erfüllt.

Es gibt allerdings einen entscheidenden Unterschied: Die neue Familie bindet zwar, aber sie ist frei gewählt; es ist, so weit es die Partner betrifft, eine Verbindung von Gleichen. Die Freiheit ist jedoch begrenzt. Sie findet ihre Grenze nicht nur im Partner, sondern vor allem auch in der Liebe, die beide verbindet. Die Liebe entzieht sich nämlich gänzlich unserem Planen und Wollen, sie ist von selbst gekommen und kann auch von selbst wieder gehen. Indem wir uns auf die Liebe einlassen, sind wir, bei aller vordergründigen Freiheit der Wahl, wieder gebunden. Vor allem aber sind wir wieder verbunden mit etwas Größerem, das uns innerlich erfüllt.

Bewusstseinsstufe 4: Das Verbundenheitsbewusstsein (Intelligenz des Herzens)

Die Rose

Ist die Liebe wie das Wasser, das die Felder überschwemmt?
Oder ist sie wie ein Feuer, das sich in die Seele brennt?
Ist die Liebe wie ein Hunger, der ewig ungestillt –
Glaube mir, sie ist die Blume, die aus deinem Innern quillt.

Wer nicht wagt sein Herz zu öffnen, der fühlt nie, was Freude heißt,
Wer sich fürchtet zu erwachen, gewinnt im Leben keinen Preis,
Wer sich niemals wirklich hingibt, hat die Liebe schon versäumt,
Wer den Tod als seinen Feind sieht, der wird nie des Lebens Freund.

Manche Nächte dauern ewig, mancher Weg scheint endlos lang,
Manchmal scheint es, dass der Liebe Lied nur den Glücklichsten erklang,
Doch bedenke, dass im Frühling, nach des Winters langer Nacht,
Jede Rose, jede Blume, erblüht in ihrer ganzen Pracht.

Bette Midler, „The Rose", deutscher Text von Wilfried Nelles

Ebenso wie im Lebenslauf wendet sich das Bewusstsein auf der Stufe 4 wieder dem Ganzen zu. Nachdem es von der Verschmelzung im Es über das Zusammensein im Wir bis zur Vereinzelung des Ich gegangen ist, kann es jetzt das Du im anderen sehen und mit ihm in einer neuen Weise zu einem gewandelten Wir zusammenkommen. Dieses Wir beruht nicht mehr auf Tradition und Bindung, sondern auf Einsicht, Vertrauen und Liebe. Es lässt, anders als auf der Stufe 2, den anderen so sein, wie er ist. Es ist, wie im Lebensverlauf, nicht mehr die alternativlose Einbindung in das, wo man herkommt, also in etwas Bekanntes, sondern eine freie Verbindung mit etwas Neuem, Unbekanntem. Im Leben ist dieses Unbekannte eine Frau oder ein Mann, die/der einem plötzlich begegnet. Auf der Ebene des Bewusstseins ist es die Zukunft, die uns entgegenkommt.

Bis zur Stufe 3 war *das Ganze* identisch mit dem Ursprung, dem, woher wir kommen (die Götter, die Ahnen, später dann Gott oder irgendeine andere Vorstellung von Urgrund und davon abgeleitet dann die Tradition oder die Familie). Ab der Stufe 4 wird *das Ganze* zum *Telos*, zum Ziel, oder besser: zu der Bestimmung, der wir entgegengehen oder die uns entgegenkommt. Dieses neue Ganze hat mit dem alten nichts zu tun, es ist gänzlich neu. Es kommt nicht aus der Vergangenheit, sondern ist unsere Zukunft; eine Zukunft, die keine Verlängerung der Vergangenheit ist, sondern aus dem Unbekannten kommt. Wir gehen also nicht zurück – etwa in die Arme der Familie oder der alten Mutter Kirche oder einer anderen Gruppe, die Geborgenheit gibt –, sondern nach vorne in eine Ganzheit, die offen und unbekannt ist und erst durch unser Sich-Einlassen Gestalt gewinnt.

Die Zeit – oder: Die spontane Ankunft der Zukunft

Ich möchte hier eine kleine Erläuterung zum Verständnis der Zukunft (beziehungsweise der Zeit) einfügen. Unser Zeitbegriff im Allgemeinen und der Begriff der Zukunft im Besonderen haben sich erst allmählich entwickelt. Was uns heute selbstverständlich erscheint, hat es früher so nicht gegeben. In den frühen Stadien der Stufe 2 gab es keine Zukunft. Das Leben war ein Kreis, eine Wiederholung des Kreislaufs der Jahreszeiten. Die Vorstellung einer linearen Zeit, also einer Entwicklung entlang einer Linie, die von der Vergangenheit in eine vor uns liegende andere Zeit, genannt Zukunft, führt, entstand erst ganz allmählich im Verlauf der (späten) Stufe 2. Deshalb kannte man so etwas wie eine Vorsorge für das nächste Jahr oder gar eine Planung für das nächste Jahrzehnt überhaupt nicht – und noch heute tun sich die Menschen in den noch nicht durchzivilisierten Gebieten Afrikas, Südamerikas und Asien-Ozeaniens außerordentlich schwer damit. Auch in Europa tauchte die Orientierung auf die Zukunft erst in der Neuzeit auf, um dann im Zuge der Industrialisierung und des Kapitalismus richtig Fuß zu fassen. Zwar gab es auch im mythologischen Bewusstsein der frühen Stufe 2 plötzliche Änderungen, die Neuerungen zur Folge hatten, aber die wurden als Einbruch von außen in den eigentlich immer gleichbleibenden Kreislauf der Zeit verstanden, zum Beispiel als Strafe oder Laune der Götter (oder der Ahnen). Daher galt es, die Götter wieder zu besänftigen, um wieder in den alten Lauf der Dinge zurückzukehren.

Auch später noch, ja bis auf den heutigen Tag, gelten plötzliche Ereignisse wie bestimmte Krankheiten, persönliche Schicksalsschläge, Naturkatastrophen, Seuchen und manchmal auch Kriege als Strafe der Götter oder des einen Gottes. Ich erinnere mich, dass Mitte der Achtzigerjahre das Auftreten von AIDS in kirchlichen Kreisen ernsthaft als Strafe Gottes dargestellt wurde. In den großen fundamentalistischen protestantischen Kreisen Amerikas wie bei den katholischen Traditionalisten rund um Opus Dei wird immer noch so gedacht und gepredigt, und manche Esoteriker stehen diesen Deutungen kaum nach. Auch das „gesunde Volksempfinden" wurzelt noch stark in dieser Sichtweise. Hier vermischt sich die mythologische Deutung plötzlicher Umbrüche mit dem später entstandenen linearen Zeitverständnis.

In der linearen Sicht der Zeit ist die Zukunft eine Folge der Vergangenheit, sie ergibt sich aus ihr. Wenn also heute etwas passiert, muss es eine Ursache in der Vergangenheit haben. Und nach vorne gedacht ist die Zukunft eine Wirkung der Gegenwart. Darauf beruhen alle Zukunftsprognosen.[19] Erst in neuester Zeit liefern Chaosforschung und Quantentheorie wissenschaftliche Hinweise darauf, dass Ereignisse ohne jede Verbindung zur Vergangenheit geschehen können.

Es gibt also noch eine andere Zukunft als die Verlängerung der Zeit, eine, die nicht die Wirkung der Vergangenheit ist, sondern uns entgegenkommt. Dass wir diese ankommende Zukunft gemeinhin als eine Art Einbruch, als plötzliches Eindringen in den

---

19. *Dass diese systematisch falsch sind, obwohl sie lange als richtig erscheinen, hat der Ökonom Nassim Nicholas Taleb mit seiner Truthahn-Theorie dargelegt, die im Zuge der Weltwirtschaftskrise 2008 plötzlich berühmt wurde (Der schwarze Schwan, München 2008). Der amerikanische Truthahn wird 1000 Tage lang gefüttert, gehegt und gepflegt. Je länger sein Leben dauert, umso mehr vertraut er dem Menschen, der ihn jeden Tag füttert. Seine Erfahrung ist, dass dies immer so war, und seine Zukunftsprognose ist, dass es ewig so weitergeht. Aber am 1000. Tag, unmittelbar vor Thanksgiving, schneidet ihm derselbe Mensch, der ihn stets gut versorgt hat, plötzlich den Kopf ab. Dies ist nur eines von vielen Beispielen, mit denen Taleb illustriert, dass die Zukunft nur so lange der Vergangenheit folgt, bis ein unwahrscheinliches Ereignis eintritt. Und dieses unwahrscheinliche Ereignis ist zwar nicht vorhersagbar, aber mehr als wahrscheinlich: Es tritt irgendwann mit Sicherheit ein und wirft alles, was war, über den Haufen.*

üblichen Verlauf der Dinge empfinden, der eigentlich nicht statt-finden dürfte, zeigt an, dass unser Denken ebenso wie unser Emp-finden noch ganz im linearen Zeitverständnis ablaufen. Auf der Stufe 4 entwickeln wir eine neue Wahrnehmungsfähigkeit, die uns für diese andere Zukunft sensibilisiert. Dies geschieht ganz unabhängig vom wissenschaftlichen Wissen. Es ist eine spirituelle Entwicklung, die auf vielen Ebenen zugleich abläuft. Dennoch ist es bedeutsam, dass die gleiche Öffnung auch im Bereich der theo-retischen und experimentellen Naturwissenschaften entsteht. Diese andere Zukunft ist etwas Ankünftiges, etwas, das von sich aus kommt, aus einer vollkommen anderen Dimension als der Vergangenheit. Ich nenne diese Dimension „das Unbekannte". Wir kennen diese Zukunft als innere Berufung, als Ahnung von etwas, was auf uns zukommt, aber auch als plötzlich aufscheinen-des Wissen, das scheinbar grundlos ist. Die meisten messen diesen kleinen Offenbarungen keine Bedeutung bei und vergessen sie sofort wieder, weil ihr Bewusstsein dafür noch keinen Raum hat. Beginnt dieser Raum aber einmal zu wachsen, wächst auch die Wahrnehmung dieses Aspektes der Zukunft, und man erinnert sich, dass er schon immer da war, wenn auch mehr oder weniger unbemerkt.

Eine der ersten und einschneidendsten Ankünfte einer völlig unerwarteten und neuen Zukunft geschah mir im Alter von 33 Jahren. Ich war damals Leiter eines großen Forschungsprojektes an der Universität Bonn. Da eine meiner jüngeren Schwestern im Kölner Bhagwan-Zentrum (heute: Osho-Zentrum) zum Meditie-ren gewesen war, hatte ich mir aus unserer der Bibliothek ein Büchlein über sogenannte Jugendreligionen genommen. Die „Sannyasins" waren damals, 1981/82, in aller Munde. Sie galten als die attraktivste und daher auch gefährlichste Jugendreligion oder Jugendsekte, ihr Meister Bhagwan Shree Rajneesh, der sich später

Osho nannte, als der Inbegriff des Gurus. Seit der Reporter Jörg Andrees Elten im Auftrag des Magazins *Stern* 1977 den Ashram im indischen Poona besucht hatte und dann dort geblieben und beim Stern ausgestiegen war, gab es immer wieder mal eine Titelstory über Bhagwan. Zuletzt hatte im *Spiegel* eine mehrteilige Serie darüber gestanden. Mich hatte das aber alles nicht interessiert. Dass ich jetzt etwas darüber las, hatte eigentlich nur den Grund, dass ich meine kleine Schwester nicht in den Fängen einer Sekte sehen und mich, bevor ich mich eingehender mit ihr unterhielt, etwas informieren wollte. Deshalb war unsere Sekretärin sehr überrascht, als sie in mein Büro kam und mich in dem „Sektenbuch" lesen sah. „Interessierst du dich für Bhagwan", fragte sie etwas ungläubig? „Bis jetzt eigentlich nicht. Aber was ich hier lese, klingt sehr interessant und macht mich, ehrlich gesagt, ziemlich neugierig", antwortete ich. „Wenn du magst, kann ich dir morgen ein spannendes Buch darüber mitbringen." „Prima."

Am nächsten Morgen lag „Ganz entspannt im Hier und Jetzt" von „Swami Satyananda" alias Jörg Andrees Elten auf meinem Schreibtisch. Im Klappentext las ich, dass Elten als Chefreporter des *Stern* nach einem Interview mit dem indischen Premierminister einen Abstecher nach Poona gemacht hatte, um mal zu schauen, wieso es so viele junge, intelligente Deutsche dorthin zog, und um den Guru zu interviewen. Anfangs überaus skeptisch, hatte er schon bald nach seiner Ankunft eine Art „Saulus-Paulus-Erlebnis". In Osho sah er einen Jesus oder Buddha unserer Tage, in der Kommune ein faszinierendes Experiment, das einen neuen Menschen und eine neue, zugleich aufgeklärte und religiöse Gesellschaft hervorbringen könnte. Er kündigte beim *Stern* und blieb in Poona. Das Buch war sein Tagebuch über das erste Jahr dort im Ashram.

Da Elten ein bekannter politischer Journalist und ich Politologe war, faszinierte mich die Story, und ich war gespannt auf das Buch. Nach einiger Zeit merkte ich, dass ich mich kaum auf meine Arbeit konzentrieren konnte, und gegen Mittag fühlte ich mich fiebrig und ging nach Hause. Den Elten hatte ich natürlich mitgenommen. Zu Hause legte ich mich ins Bett und begann zu lesen. Ich weiß nicht mehr, wie viele Seiten ich an einem Stück gelesen habe, aber nachdem ich die ersten längeren Originalzitate von Osho gelesen hatte, musste ich das Buch kurz weglegen. Ich wusste: Das lässt mich nicht mehr los. Diese paar Zeilen werden mein Leben völlig verändern, nein: sie *haben* es bereits verändert. Ich hatte Ähnliches noch nie erlebt. Ich las viel, dachte über vieles nach und verglich es mit meinem bisherigen Wissen, aber dass ein paar Zeilen so einschlugen, dass ich sagte: Das ist es! Das ist die Wahrheit! – das war mir noch nie auch nur annähernd passiert. Aber jetzt war es so. Ich wusste: Das ist es! Das war faszinierend, aber auch erschreckend. Denn wenn es die Wahrheit war, konnte ich mich dem nicht mehr entziehen. Und es stand außer Frage, dass es die Wahrheit war! Das Fieber war übrigens – völlig untypisch für mich – nach ein paar Stunden weg. Ich hatte es nur gebraucht, um sofort nach Hause gehen und das Buch lesen zu können.

Heute weiß ich, dass damals die Zukunft in mein Leben geblickt hat. Es gab einige Dinge, die mich darauf vorbereitet hatten – eine plötzliche Erkrankung und eine anschließende homöopathische Therapie, die in einen Yogakurs mündete –, aber das hatte nichts mit einem bewussten Interesse an spirituellen Fragen oder gar einem spirituellen Meister zu tun. Das war in meinem Bewusstsein alles ganz weit weg. Es gab in meinem Leben – auch rückblickend – nichts, was in diese Richtung gedeutet hätte. Osho, der ein Jahr später mein Meister wurde und dies etwa 15 Jahre lang blieb, kam gänzlich unerwartet aus der Zukunft zu mir. Inzwischen kann ich sehen, dass mir ähnliche Dinge auch schon vorher widerfahren sind, ohne dass ich es bemerkt hätte, und heute erkenne ich das unverursachte Hereinblicken der Zukunft auch in kleineren Dingen, die mir begegnen. Damals jedoch war dies vollkommen neu für mich, und es war das erste Mal, das ich so etwas bewusst wahrgenommen habe.

Gegenwärtigkeit

Auf der Stufe 4 entsteht ein neues Paradigma. So nennt man in der Wissenschaftstheorie den grundlegenden Rahmen, innerhalb dessen man die Erscheinungen der Welt sieht und einordnet. Wir beginnen, uns wieder als Teil einer Ganzheit zu sehen und zu erkennen, dass die eigentliche Bewegung der Welt – und damit auch unsere eigene Bewegung, unser eigenes Wollen und Handeln – nicht von uns ausgeht, sondern von dieser Ganzheit. Dass wir Bewegte sind und in diesem Bewegtwerden auch geführt, getragen und geborgen sind. Wohl gemerkt: Wir *beginnen*, dies zu sehen. Es in der Tiefe erkennen und ganz darin zu Hause sein, tun wir erst auf den weiteren Stufen.

Auf der Stufe 3 hat das Bewusstsein den Kontakt zur Ganzheit verloren. Man sieht und fühlt sich allein in einer im Grunde fremden, äußerlichen Welt, in die man, wie die Existenzialisten sagen, „geworfen" wurde, und in der man sich irgendwie zurechtfinden muss, bis man ebenso sinnloserweise stirbt, wie man geboren wurde. Dieser Verlust der Ganzheit und des aus ihr kommenden Lebenssinnes wird aber nur als Verlust empfunden, solange man in der Vorstellung der Ich-Autonomie bleibt. Die Stufe 3 ist von ihrem Wesen her ein Durchgang, ein Übergang, der in dem

Maße Sinn macht, in dem er zur nächsten Stufe, zu einer neuen Ganzheit führt. Dazu wird sie gebraucht, so wie die Jugend gebraucht wird, um erwachsen zu werden. Wie der Jugendliche seine Familie verlassen und sich am Ende allein orientieren und entscheiden muss und dann in eine *neue* Familie eintritt, die er selbst gestaltet, so muss das Bewusstsein aus den Festlegungen durch die Tradition und die Vergangenheit heraustreten und sich vereinzeln, um zu erkennen, dass es eine Ganzheit gibt, die *vor* uns liegt; dass uns aus dieser Ganzheit die Zukunft jeden Moment entgegenkommt; dass wir folglich immer in dieser – unbekannten und unverursachten – Ganzheit sind.

Ohne die Passage durch die Stufe 3, ohne die Entwicklung des Ego, ist dieses Erkennen nicht möglich. Dann würde nämlich die Ganzheit immer mit der alten Ganzheitsvorstellung der Stufen 1 und 2 identifiziert. Erst der gänzliche Abschied davon ermöglicht es, das Andere der neuen Ganzheit zu sehen. Und erst die volle Entfaltung des Ich macht es möglich, das Du (das Ich im anderen) zu sehen, ähnlich wie erst der gänzliche Abschied von der Mutter es dem Mann möglich macht, seine Frau wirklich zu sehen – und nicht immer wieder die Mutter auf sie zu projizieren. Mehr noch: Das Ich muss gesehen und bejaht werden, damit man das Ich im anderen, also das Du, ganz bejahen kann. Deshalb ist die Stufe 3, auch wenn sie für sich genommen innerlich in die große Sinnlosigkeit und äußerlich in eine wie ein Krebs wuchernde Egowelt führt, so wichtig. Das Ich muss sowohl bejaht werden als auch bereit sein, über sich selbst hinauszublicken. Und diese Bereitschaft entsteht mit der Bejahung. Wird das Ich verneint, klein gehalten, versteckt oder als Feind betrachtet, den man überwinden muss, wird es aus der Deckung heraus alles kontrollieren. Erst die Bejahung des Ich führt zu einer Entspannung, die es möglich macht, den Blick zu heben und zu schauen, welche inneren

Räume jenseits vom Ich existieren. Ein in diesem Sinne reifes Ich kann dann zum Beispiel sagen: Ich gebe mich dir, so wie ich bin, als dein Mann und nehme dich, so wie du bist, zu meiner Frau. Damit tritt es in die Stufe 4 ein, in eine reife Beziehung, die die Ansprüche der Kindheit und das Sich-nicht-einlassen-Wollen der Jugend hinter sich lässt. Und jenseits der Paarbeziehung kann man von hier aus die Welt als das Andere wahrnehmen, das uns einlädt einzutreten in das, was noch nicht war, in das große Unbekannte, das die Existenz ihrem Wesen nach ist.

Die Zukunft, von der ich hier spreche, liegt nicht auf der Linie der linearen Zeit; sie ist nicht etwas, was morgen oder nächstes Jahr, zu einem näheren oder ferneren Zeitpunkt auf dieser Linie, geschieht. Die entstehende Zukunft ist vielmehr schon da. Sie ist Zukunft, weil sie noch nicht realisiert, noch nicht manifestiert ist, aber sie ist bereits da; sie ist das, was jeden Moment bei uns anklopft, was immer sowohl um uns herum als auch in uns ist; sie ist immer hier und jetzt. Mit der Wahrnehmung dieses Ankünftigen wendet sich unsere Wahrnehmung und Orientierung generell von der linearen Zukunfts- und Vergangenheitsorientierung zum Gegenwärtigsein, vom kausalen Denken und Handeln zum spontanen Eingehen auf das sich jeweils aktualisierende, unverursachte Neue, das in die Welt treten möchte.

Zweifel und Vertrauen

Köstliches Leben

Auf einem Weg, der von vielen vergessen,
erinnere ich mich, was eigentlich zählt,
Halt Ausschau nach dem, wo mein Stern mich hin leitet

und wo meine Seele sich wirklich nach sehnt.
Da ist nichts, was mich bindet an alte Geschichten
und Dinge, die gestern vielleicht richtig war'n.
Das Morgen ist morgen, das Gestern war gestern,
nur heute ist wirklich, nur heute ist wahr.
Was immer die Zukunft vielleicht mit mir vorhat,
mich ruft das Leben in diesem Moment,
Auch ohne zu wissen, weiß ich mich geborgen, und
dieses Vertrauen ist das, was mich trägt.
Köstliches Leben, genieße jeden Moment,
Wie der Vogel am Morgen grüßt das Licht am Firmament.

John Denver, „Sweet Surrender", übersetzt von Wilfried Nelles

Das Ich-Bewusstsein projiziert viele Ängste auf die nächste Stufe, sofern es überhaupt die Möglichkeit einer solchen anerkennt. Die größte Angst ist, dass man die gerade gewonnene Eigenständigkeit wieder verliert. In gewisser Weise stimmt das, in anderer gar nicht. Man verliert nur das Negative, die Einsamkeit und die Sinnlosigkeit. Und man gewinnt alles, vor allem die Liebe. Auf der vierten Stufe beginnt das Bewusstsein, die anderen Menschen und die gesamte Schöpfung mit den Augen der Liebe zu sehen.

Dafür müssen wir einige zentrale Dinge der dritten Stufe hinter uns lassen, namentlich den Zweifel, die Kontrolle und die Macht. Nicht, weil sie grundsätzlich schlecht und abzulehnen wären, sondern weil sie ihre Funktion erfüllt haben. Der Zweifel hat uns geholfen, überkommene Ideen und daraus folgende Handlungsweisen in Frage zu stellen, ihre Falschheit zu durchschauen und nichts gelten zu lassen, was wir nicht selbst erkennen können. Dazu war und bleibt er wichtig. Ich habe schon als Kind nicht verstehen können, wieso der „ungläubige Thomas" in der Bibel so schlecht wegkommt. Für mich war seine Aufforderung, Jesus solle ihm seine Wunden zeigen, der Ausdruck eines wachen Geistes und eines gesunden Zweifels. Das sehe ich immer noch so. Wenn er, als Jesus die Wunden zeigte, immer noch gesagt hätte: Das kann nicht sein, das ist wissenschaftlich unmöglich, also handelt es sich um eine Täuschung (so argumentieren zum Beispiel heute die Kritiker der Aufstellungsarbeit), dann wäre dies kein gesunder Zweifel mehr, sondern Dogmatismus. Gesunder Zweifel ist grundsätzlich bereit, sich eines Besseren belehren zu lassen; er ist offen für neue Erfahrungen und zweifelt nur so lange, bis er sieht oder erfährt. Dazu bedarf es allerdings bereits mehr als des bloßen Zweifels, nämlich der Bereitschaft, etwas für möglich zu halten. Darin ist schon ein Funken Vertrauen eingeschlossen. Der Zweifel allein kann nur zerstören, auf dem Zweifel kann man nichts bauen. Anders gesagt: Er kann uns nichts Positives geben, nichts, was uns nährt – weder unseren Geist noch unsere Seele noch unser Herz. Genauso ist es mit Macht und Kontrolle: Sie mögen uns hier und da schützen, aber sie trennen uns auch von allem ab und lassen uns einsam zurück.

Wenn wir Liebe wollen, müssen Zweifel, Macht und Kontrolle zurückbleiben. An ihre Stelle treten ein offenes Herz und Vertrauen. Sie zurückzulassen heißt nicht, sie abzulehnen. Es bedeutet vielmehr, sie dort zu lassen, wo sie nützlich sind, und zugleich weiterzugehen. Wenn wir zum Beispiel einem Menschen in Liebe begegnen und mit ihm eine Liebesbeziehung eingehen, müssen Zweifel, Macht und Kontrolle zurückbleiben. In der Beziehung haben sie nichts zu suchen, dort wirken sie zerstörerisch. Aber sie können sehr wichtig sein, um die Beziehung zu schützen. Dazu müssen wir sie in den Dienst der Liebe stellen.

Liebe als Erkenntnisweg – Die Intelligenz des Herzens

Es geht bei der Bewusstseinsstufe 4 allerdings nicht um die Liebe zu einer Person, sondern um ein Denken, Fühlen und Handeln, das generell in der Liebe und im Vertrauen gründet; um eine Öffnung des Herzens, die nicht nur einer oder einem Geliebten gilt, sondern der gesamten Existenz. Der amerikanische Physiker und Bewusstseinsforscher Arthur Zajonc spricht sogar von einem „Erkenntnisweg der Liebe" (Epistemology of Love). Er beruft sich dabei auf Johann Wolfgang von Goethe, über dessen Farbenlehre und Erkenntnisphilosophie er promoviert hat. Goethe hat gesagt, dass wir nur das wirklich verstehen können, was wir lieben. Nur wenn wir etwas lieben, öffnet es sich uns und zeigt uns seine Wahrheit. Für einen Menschen stimmt dies gewiss: Nur wenn er sich geliebt fühlt, öffnet er sich und zeigt uns sein Inneres.

Aber Goethe meinte mehr, er meinte die gesamte Natur, ja die gesamte Existenz. In seinen „Maximen und Reflexionen" schreibt er: *„Es gibt eine zarte Empirie, die sich mit dem Gegenstand innigst identisch macht und dadurch zur eigentlichen Theorie wird."*[20] *„Zarte Empirie"* – welch wunderbarer Begriff. Kann man sich vorstellen, wie Wissenschaftler zart mit ihrem Gegenstand umgehen? Und „sich innigst identisch machen" – das ist das genaue Gegenteil der von der empirischen Wissenschaft (Bewusstseinsstufe 3) geforderten Distanz und Objektivität. Der Physiker Zajonc spricht es in einem Vortrag über „Die Beziehung von Liebe und Wissen" offen aus: „Für einen Naturwissenschaftler erscheint es als ungeheurer Etikettenbruch, Wissen mit Liebe in Verbindung zu bringen". Wenn er dies dennoch tue, so gehe es ihm dabei nicht etwa

---

20. Zit. nach: A. Zajonc, *Was können wir erkennen? Erkenntnis zwischen Wissenschaft und Spiritualität*, in: Praxis der Systemaufstellung, 1/2008.

darum, intellektuelle Errungenschaften mit guten Taten aufzubessern, sondern zu zeigen, dass „das Wissen selbst unvollständig und deformiert bleibt, solange wir den Erkenntnisweg der Trennung nicht durch den Erkenntnisweg der Liebe ersetzen"[21] Das Goethe-Zitat geht weiter: *„Diese Steigerung des geistigen Vermögens aber gehört einer hoch gebildeten Zeit an."*

Spricht Goethe von der Stufe 4? Seine Zeit hielt er offensichtlich noch nicht für reif. Sie war noch ganz im Bewusstsein der Stufe 2, wenn auch einzelne Geistesgrößen darüber hinausgingen. Aber auch diese, wie der Geheimrat Goethe, waren in ihren persönlichen Beziehungen und in ihrem Fühlen und Handeln noch tief vom traditionellen Bewusstsein geprägt. Es scheint mir jedoch hoch interessant, dass Goethe die Liebe zum Gegenstand der Erkenntnis und das Innigwerden damit nicht als etwas Gefühliges darstellt, als „Bauchgefühl", sondern als Resultat einer *hohen Bildung*, als ein *geistiges* Vermögen, das das distanziert-intellektuelle weit übersteigt. Die erkennende Liebe ist also bei Goethe eine höhere Entwicklungsstufe von *Bildung*, nicht etwa ein Gefühl; eine gesteigerte, erweiterte Wahrnehmungsfähigkeit, eine Fähigkeit, mit dem Herzen zu sehen. Daraus entsteht eine neue Art von Intelligenz: die *Intelligenz des Herzens*. Offensichtlich hat Goethe, auch wenn ihm dieser Begriff nicht zur Verfügung stand, eine Evolution des Bewusstseins gesehen, das zu gegebener Zeit auf die Stufe dieser neuen Intelligenz emporsteigt.

Ist diese Zeit heute gekommen? Wohl noch nicht wirklich, nicht in der Breite. Aber es gibt vielversprechende Ansätze. 200 Jahre

---

21. A. Zajonc, *Cognitive-Affective Connections in Teaching and Learning: The Relationship Between Love and Knowledge*, in: *Journal of Cognitive Effective Learning, 3 (1) (Fall 2006).*

sind für die Evolution des Bewusstseins nichts, auch wenn es so aussieht, als ob sich mit der ungeheuren, potenzierten Beschleunigung der Zeit auch das Bewusstsein wesentlich schneller entwickelt. Nein, das Zentrum unserer Gesellschaft steckt noch mitten im Ich-Bewusstsein, im Emotionalen sogar oft noch im Gruppenbewusstsein. Das, was uns in den Medien und im überwiegenden Teil der Literatur, auch der „hohen" Literatur und der Kunst, als Liebe verkauft wird und was in den meisten Beziehungen vorherrscht, ist noch immer die kindliche Liebe der Stufe 2 oder bestenfalls ein Teenager-Bewusstsein. Es hat nichts mit der Liebe zu tun, um die es hier, auf der Stufe 4, geht. Überdies hat das moderne Bewusstsein mit den von außen (über Migration aus rückständigen Gebieten) hereingebrachten Elementen eines traditionellen Bewusstseins, insbesondere bei vielen Muslimen, zu kämpfen sowie mit den Konservativen der eigenen Kultur, die den Ausweg aus den Dilemmata der Moderne in einer Rückkehr zu alten Werten und Traditionen sehen, obwohl sie diese meist selbst nicht mehr leben. Dennoch beginnt sich inmitten dieser vielfach gebrochenen Übergänge und Vermischungen von Ebenen auch das Bewusstsein der Stufe 4 zu entwickeln. Wenn ein Physiker wie Zajonc, der an einem der berühmten Colleges (Amherst) in New England lehrt, an Universitäten Vorträge und offizielle Lehrveranstaltungen über den Erkenntnisweg der Liebe hält, dann zeigt dies deutlich, dass das Bewusstsein die vierte Stufe erreicht hat. Auch der Managementtrainer C. Otto Scharmer, Dozent am *Massachusetts Institute of Technology* in Cambridge, trainiert Führungskräfte von Weltkonzernen ebenso wie Bürgerinitiativen darin, mit dem Herzen wahrzunehmen. *Open Mind – Open Heart – Open Will* (Offener Geist – Offenes Herz – Offener Wille) lautet sein Dreischritt zu einer guten Entscheidungsfindung. Am Ende soll dabei herauskommen, dass Entscheidungen nicht von der Vergangenheit dominiert werden, sondern – wie ich es oben als

Charakteristikum der Stufe 4 dargelegt habe – dass das, was aus der Zukunft in die Gegenwart kommen will, gesehen und umgesetzt wird. So heißt auch der Untertitel seines Buches: „Von der entstehenden Zukunft her führen." Scharmer nennt diesen Prozess „*presencing*", eine Kombination der Begriffe *presence* (Gegenwart) und *sensing* (spüren, wahrnehmen).[22] Leute wie Scharmer und Zajonc sind noch Einzelfälle im akademischen Establishment oder den großen Entscheidungszentren – jenseits dessen gibt es viele davon –, aber doch solche, die mittendrin sind. Es wird zweifellos noch dauern, bis ein quantitativ bedeutsamer Teil der Gesellschaft auf der Stufe 4 zu Hause ist, aber etliche sind auf dem Weg.

Verwundbarkeit und Verletzlichkeit

Die Stufe 4 bringt jedoch etwas mit sich, was zum Beispiel in Otto Scharmers *Theorie U* kaum berücksichtigt ist: eine Offenheit des Herzens, die zunächst als Verwundbarkeit und Verletzlichkeit empfunden wird. Schließlich liefert man sich an etwas aus, das man nicht kennt und bei dem man nicht weiß, was man zu erwarten hat. Hier hat man nichts mehr „im Griff". Dies ist die große Hürde, vor der viele zurückschrecken. Der Weg des Herzens erscheint aus der Sicht des Ich-Bewusstseins als ein Weg größter Verwundbarkeit und daher als größtes Risiko. Letztendlich sind auch Erkenntnis- und Entscheidungswege wie die „zarte Empirie" oder Scharmers „*Open Mind – Open Heart – Open Will*" keine Techniken, die gelernt und nach Belieben angewendet werden können. *Der Weg des Herzens ist ein Lebensweg,* der *gelebt* werden muss, und

---

22. Otto C. Scharmer, Theorie U. Von der entstehenden Zukunft her führen. Heidelberg 2009.

zwar immer wieder neu. Um der Welt und dem anderen wirklich und vorbehaltlos mit offenem Herzen zu begegnen, müssen wir unser Misstrauen und unsere Angst davor, innerlich verletzt zu werden, überwinden. Dies gilt insbesondere für die emotionale Ebene. Auf der geistigen Ebene haben wir diese Angst, die auf Stufe 2 noch sehr mächtig war, zwar nicht mehr, aber nur deshalb nicht, weil das Emotionale auf der Stufe 3 vom Geistigen abgespalten wurde. Sobald wir emotional betroffen sind, ziehen wir uns innerlich in einen Schutzraum zurück, der uns vom anderen – und darüber hinaus generell von der lebendigen Welt – trennt.

Deswegen ist auf der Stufe 3 beziehungsweise beim Übergang von 2 nach 3 die Intimsphäre entstanden, die es vorher nicht gab. Sie fungiert als Schutzraum, in dem man sich öffnen und von Herz zu Herz begegnen können soll. Die Öffnung des Herzens ist für das Ich-Bewusstsein nur in diesem Schutzraum „Intimsphäre" möglich, nicht zwischen Menschen generell. Und sie ist auch dort an harte Bedingungen geknüpft, wie zum Beispiel die unbedingte sexuelle Treue. Wird diese verletzt, so gilt das als Vertrauensbruch, und das Ich-Bewusstsein ist nicht in der Lage, sich wieder zu öffnen. Es mag darüber hinweggehen und so tun, als sei es nicht so wichtig – so wurde es bei der Propagierung der „freien Liebe" in den Sechzigern und Siebzigern gesehen –, tatsächlich jedoch verschließt sich dabei das Herz, und die Liebe wird zum Konsum. Das gilt natürlich erst recht für die sukzessive Abschaffung der Intimität im Zuge des Internets und der TV-Realityshows, in denen Beziehungen vollkommenen Warencharakter haben. Um wirklich zu vertrauen und sich, im Intimen

---

23. Ich möchte hier noch einmal daran erinnern, dass ich den Begriff Bewusstsein immer als ganzheitlichen Begriff für das Denken, Fühlen und Wahrnehmen benutze.

wie darüber hinaus, der Liebe auch dann zu öffnen, wenn der andere und die anderen sich nicht an Regeln halten, die ich selbst oder die Tradition ihnen auferlegt habe (hat), bedarf es einer großen Erweiterung des Bewusstseins[23], eines Anstiegs auf die nächste Stufe. Zwar besteht auf der Stufe 4 keine wirkliche Gefahr, verletzt zu werden, aber das erkennt man erst, wenn man sich ganz in diese Offenheit begeben hat. Das, was das Ich-Bewusstsein als Verletzung empfindet, der ein Rückzug folgt, wird hier zu einem Anstoß, sich weiter zu öffnen und zu wachsen.

Dieser Anstoß mag zwar gelegentlich schmerzlich sein, aber es ist der Schmerz einer Häutung. Da wir an der Schwelle dorthin mit unseren tiefsten Ängsten konfrontiert werden – und zwar nicht nur mit den persönlichen Ängsten aus unserer Kindheit, sondern auch mit den systemischen Ängsten aus unserer Familie und unserer Kultur –, brauchen die meisten für diesen Schritt Unterstützung. Wir müssen nämlich sowohl die Unwirklichkeit der Angst durchschauen als auch unsere tiefe Anhänglichkeit an sie, die Schuld, die wir empfinden, wenn wir die Vergangenheit zurücklassen und dem Ruf des Lebens folgen, und die Befreiung und den inneren Frieden erleben, die wir erfahren, wenn wir diesen Schritt wagen. In der Unterstützung dieser tiefen seelischen Prozesse sehe ich, neben der für viele nach wie vor bedeutsamen Klärung und Stärkung des Ich, die wichtigste Funktion für die heutige Therapie. Es ist weniger Therapie im Sinne der Reparatur von Störungen als eine neue Art von Initiation, die uns die Schwelle zum eigenen Herzen überschreiten hilft. Dazu müssen wir nur tiefer in die Wirklichkeit schauen, als wir es bisher gewohnt sind.

Vor einiger Zeit hatte ich ein merkwürdiges Traumerlebnis: Ich träumte ein altgriechisches Wort. Ich sah oder hörte im Traum einfach dieses Wort und bin aufgewacht. Ebenso merkwürdig war, dass ich nach dem Aufwachen sofort die deutsche Bedeutung wusste. Nun habe ich im Gymnasium Griechisch gelernt, aber das ist vierzig Jahre her, und abgesehen davon, dass ich das eine oder andere Fremdwort ableiten kann, habe ich alles vergessen. Und ich kann mich nicht erinnern, dieses Wort – *taumazein* – seit meiner Schulzeit noch einmal gehört oder gelesen zu haben. Auf Deutsch heißt es *sich wundern, verwundert sein*. Seit ich über die vierte Stufe nachdenke und schreibe, geht es mir nicht mehr aus dem Kopf. *Taumazein, verwundert sein,* beschreibt nämlich genau das Lebensgefühl der Stufe 4. Sobald man dem Leben sein offenes Herz darbietet, öffnet sich nämlich auch dieses Leben und zeigt einem immer mehr von seinem Inneren. Man erkennt, dass man vorher nur die Außenseite gesehen hat, und steht verwundert in einer Welt, die man zu kennen glaubte und doch überhaupt nicht kannte.

Vom Erleben zum Teilen, von der Vereinzelung zur Verbundenheit

Wenn man im Herzen zu Hause ist, wird das Sammeln von Erlebnissen nebensächlich. Im Herzen herrscht eine natürliche *Freude*, die man entweder mit anderen teilt oder still für sich genießt. Sie ist nicht überschwänglich, nicht laut, nicht erregt, es ist eine ruhige Grundstimmung. Sie ist der *Zufriedenheit* der Stufe 2 verwandt, aber doch ganz anders. Sie kommt nämlich nicht aus dem Alten, sie ist nicht damit verknüpft, dass die Dinge so bleiben, wie sie waren, sondern ist dem Neuen, der Offenheit des Lebens und dem Wandel, zugewandt. Daher gerät sie auch nicht, wie die Zufriedenheit des Gruppenbewusstseins, in Turbulenzen, wenn sich plötzlich alles ändert. Sie nährt sich vielmehr von der Entdeckung einer neuen Welt, von der neu gewonnenen Sicht auf alle Dinge. Deshalb braucht sie keine besonderen Dinge (Erlebnisse) mehr. Nicht, dass man nichts mehr erleben möchte und nicht mehr neugierig auf Neues wäre; das Neue ist vielmehr ständig da, weil man alles in einem neuen Licht sieht.

Was man vor allem sieht ist, dass man verbunden ist. Nicht allein, nicht abgetrennt, nicht vereinzelt; aber auch nicht eingezwängt, festgebunden, gebunden, sondern *ver*bunden. Diese Erfahrung der Verbundenheit setzt die Erfahrung des Getrenntseins und der Vereinzelung, also die Entwicklung der Stufe 3, voraus. Verbunden kann nämlich nur sein, wer auch allein sein kann. Auf der Stufe 3 entwickelt sich zwar noch nicht die wirkliche Erfahrung des Alleinseins, aber doch eine Vorstufe davon. Indem ich mich als getrennt erfahre, fühle ich mich allein, jedoch allein im Sinne von abgetrennt und damit letztendlich auch einsam. Also eine schmerzliche Erfahrung. Wenn ich der Tatsache des Alleinseins jedoch ins Auge schaue und zustimme, wird aus dem Schmerz eine gewisse Ruhe. Das ist noch nicht die tiefe Erfahrung des Alleinseins, die auch ein All-Eins-Sein ist; diese entsteht erst auf der sechsten Stufe. In diesem Alleinsein bin ich zugleich eins mit allem, was ist. Die Verbundenheit im Herzen, die auf der vierten Stufe entsteht, ist der erste Schritt dorthin, nachdem uns die Stufen 2 und 3 immer weiter vom Ganzen weggeführt haben.

Verbunden sein können aber nur zwei, die sich als Einzelne erfahren haben, ansonsten handelt es sich nicht um Verbundenheit, sondern um eine Vermischung. Anders gesagt: Wer ohne den Durchgang durch das Ich-Bewusstsein ins Herz geht, wird die Verbundenheit immer wie ein Kind erleben, als eine Art familiärer Zugehörigkeit. Ihm fehlt die Erfahrung und die Fähigkeit des Alleinseins, daher neigt er in Beziehungen zur Co-Abhängigkeit – das heißt, er nimmt sich zwar als liebend wahr, ist aber abhängig davon, dass der andere ihn auch liebt beziehungsweise hält ihn mit seiner Liebe gefangen. Auch wenn sie tief im Herzen gefühlt wird, ist dies letztlich eine unreife Liebe. In der reifen Verbundenheit des Herzens bin ich selbst und ist der andere (oder sind die anderen) frei, weil man zugleich auch allein sein kann.

Ich – Du – Selbst

Ich habe den Weg von der Stufe 2 nach 3 als Weg vom Wir zum Ich beschrieben. Die Stufe 3 ist anfangs vom Ich begeistert und wird im weiteren Verlauf immer mehr davon besessen. Merkwürdigerweise findet man jedoch kaum jemanden, der voll und ganz dazu steht. Das Ich wird immer mehr oder weniger verschämt versteckt, zum Beispiel hinter guten (nicht egoistischen) Absichten, angeblich objektiven Notwendigkeiten etc. – oder auch hinter dem Bestreben, es zu transzendieren. Das hat einen guten Grund: Das Ich kann nur im Verborgenen richtig reüssieren. Sobald es sich nackt ans Licht wagt, zeigen alle mit dem Finger darauf. Vor allem aber wird einem in diesem Moment selbst klar, dass es keine Substanz hat, dass es nur Schein ist. Man kann dies mit einer ganz einfachen Übung testen. Stellen Sie sich einem x-beliebigen Menschen gegenüber, schauen ihm in die Augen und sagen (ohne wegzuschauen): „Ich bin unabhängig. Ich brauche niemanden. Ich bin mir selbst vollkommen genug." Sie werden merken, dass Sie dies nicht aufrechterhalten können. Es ist einfach nicht wahr.

Andererseits gibt es aber das starke und grundsätzlich richtige Gefühl, dass ich anders bin als andere, dass ich als ein eigenständiges Wesen existiere, das nicht identisch ist mit anderen Wesen. Wenn ich in diesem Sinne „ich" sage und dem ganz zustimme, ändert sich etwas Wesentliches: Ich sehe dann sofort, dass alle anderen auch „ich" sind, auch anders und besonders. Das Ich-Sagen mit der vollen Zustimmung zu mir selbst, so wie ich bin, trennt also nicht, sondern es verbindet. Es führt dazu, dass ich dem anderen als einem anderen Ich ebenso zustimme – und in dieser Zustimmung entsteht eine mehrfache Verbindung.

Im Ja zum eigenen Ich verbinde ich mich mit mir selbst, mit meiner Geschichte, mit meiner Herkunft und allem, was mich zu dem gemacht hat, was „ich" bin; zugleich sehe ich, dass alle anderen auch so sein müssen, wie sie sind, und damit bin ich mit ihnen verbunden und anerkenne zugleich ihre Verschiedenheit. Indem ich also in diesem Sinne ganz „ich" sage, verliert das Ich seine Besonderheit, seine Überheblichkeit und auch seine Einsamkeit. Ich und Du sind auf einer Ebene, beide gleich gültig, und damit ist das Ich nicht mehr wichtig. Das Ich-Gefühl weicht einem Selbst-Gefühl, dass sich zwar noch als Subjekt wahrnimmt, aber inmitten anderer Subjekte, mit denen es sich in der Tiefe verbunden fühlt. Um es in ein Bild zu kleiden: Die Insel sieht und fühlt sich nicht mehr als Insel, die allein im Wasser steht, sondern als eine von vielen Erhebungen eines Unterwassergebirges, dessen sichtbarer (bewusster) Teil aus dem Wasser herausragt und dort andere sichtbare Erhebungen desselben Gebirges sieht. Allein- und Getrenntsein (Insel) und Einssein (Unterwassergebirge) existieren neben- und miteinander und bewirken gemeinsam die Erfahrung der Verbundenheit.

Diese Verbundenheit erzeugt ein anderes Wir-Gefühl als das der Stufe 2. „Wir" sind nicht mehr die Gruppe, die zusammengehört, weil sie die gleichen Werte teilt, dieselben Ansichten, dieselbe Hautfarbe oder ähnliche Dinge, sondern „wir" haben erkannt, dass wir verschiedene Gesichter Desselben sind – individuell zwar und unterschiedlich, aber vom selben Ganzen. Daher gibt es eine Verbindung der Herzen, die das Verschieden-Sein nicht als trennend empfindet. Dieses Wir konstituiert keine Gruppe mehr, sondern fließende Verbindungen. Das Kollektiv hat auf der Stufe 4 aufgehört zu existieren.

Wünschen, Wählen, Einverstandensein

Auf der Stufe 4 entwickelt sich das Bewusstsein, dass man im Leben keine Wahl hat. Das erscheint als vollkommener Widerspruch zu dem, was man auf der dritten Stufe mühsam gelernt hat: dass man frei und für alles selbst verantwortlich ist. Tatsächlich stimmt beides. Auf der Stufe 4 entwickelt sich eine neue Art von Freiheit und eine neue, umfassendere Art von Verantwortlichkeit. Die Freiheit der Stufe 3 besteht darin, dass ich mich aus vorgegebenen Traditionen löse; dass ich vorgegebene Antworten hinterfrage und selbst schaue, was stimmt; dass ich aufgrund dessen, was ich selbst erkenne oder glaube, handle. Es ist eine Freiheit, die trennt, die jeden am Ende allein stehen lässt. Die Freiheit der Stufe 4 ist anders. Sie erkennt, dass es nichts zu entscheiden gibt; sie folgt einfach dem Herzen; im Herzen sind wir verbunden mit dem, was von sich aus entstehen und geschehen will.

Wenn ich auf das Herz höre, brauche ich nichts zu entscheiden, denn dann ist die Sache bereits entschieden. Zum Beispiel fragen sich Paare oft, ob sie sich trennen oder zusammenbleiben sollen. Manche quälen sich jahrelang mit dieser Frage. Wenn jemand damit zur Beratung kommt, frage ich als erstes: Was sagt denn dein Herz? Liebst du den Mann oder die Frau? Es mag auch sein, dass die Antwort „ja" ist und man trotzdem im Herzen spürt, dass es vorbei ist; das ist aber keine Frage des Für und Wider, das *fühlt* man. Wenn man in der Lage ist, die Stimme des Herzens wahrzunehmen, ist die Entscheidung bereits gefallen. Genauso wie wir nicht entschieden haben, ob wir uns in diese Frau oder diesen Mann verlieben sollen. Wenn wir überhaupt etwas entschieden haben, dann das, dass wir uns nicht dagegen sperren; dass wir uns dem, was das Herz uns sagt, nicht verweigern.

Das ist dann auch die Verantwortung, die auf der Stufe 4 auf uns zukommt (nicht nur in Liebesdingen, die dienen hier lediglich der Illustration): der Stimme des Herzens angemessen zu antworten, in Resonanz zu sein mit dem, was das Leben von uns will und mit uns vorhat. Anstelle des eigenen Wollens tritt das Einverstandensein. Das fühlt sich vollkommen frei an, so frei, wie wenn man sich von den Wellen einer Strömung tragen lässt. Mit dem Einverstandensein kommen wir wieder in Verbindung mit dem Leben und mit dem Ganzen. Das eigene Wollen trennt. Wenn ich etwas will, heißt das, dass die Dinge anders sein sollen als sie sind, dass das Leben anders sein soll als es ist. Damit bin ich von dem getrennt, was ist. Stattdessen bin ich mit meinem Wunsch verbunden oder gar identifiziert.

Die Identifikation entspricht dem Gruppenbewusstsein. Hier sieht man die Welt wie ein Kind als Wunschzettel: Wenn man schön brav ist, fest genug glaubt oder intensiv genug liebt, wird der liebe Gott (oder wer auch immer an seiner Stelle steht) die Wünsche erfüllen. Auf der Stufe 3 sehen wir, dass andere auch wünschen und wollen. Zunächst führt dieses Erkennen zum berühmten Kampf aller gegen alle. Anders als auf Stufe 2 will ich nun selbst dafür sorgen, dass meine Wünsche in Erfüllung gehen, ich versuche auf jede mir zur Verfügung stehende Weise, sie durchzusetzen. Wenn es nicht klappt, fühle ich mich als Verlierer. Da einer nur auf Kosten anderer gewinnen kann, sind wenigstens die Hälfte Verlierer. In Wirklichkeit sind es aber weit mehr, da einige sehr viel gewinnen, was bedeutet, dass sie auf Kosten vieler gewinnen und leben. Es gibt also viel mehr Verlierer als Gewinner – bis schließlich die Erkenntnis dämmert, dass dabei alle verlieren, denn auch die Gewinner stehen am Ende einsam und allein da.

Im modischen Slogan des Herstellens von *Win-Win*-Situationen steckt die Ahnung, dass das eigene Wünschen mit einem größeren Kontext verbunden werden muss. Man bleibt dabei aber noch immer dem Wünschen verhaftet. Erst wenn man sich der Wirklichkeit ergibt und beginnt, mit dem Herzen auf das Leben zu hören und ihm zu folgen, ist die Verbindung zum Ganzen wiederhergestellt. Es gibt dann zwar durchaus noch Wünsche, aber sie sind nicht mehr der Maßstab des Handelns und auch nicht des Wollens. Ich gebe meine Wünsche an das Ganze ab und ergebe mich in das, was das Ganze will oder was, gewollt oder ungewollt, geschieht.

Die Antworten auf dieser Bewusstseinsstufe kommen auch nicht mehr aus dem Denken. Sie entstehen aus der direkten Wahrnehmung dessen, was *jetzt* ist oder unmittelbar davor steht, ins Sein zu treten. An die Stelle des Denkens tritt die Wahrnehmung, an die Stelle der Abwägung von Für und Wider tritt die spontane Handlung, verbunden mit der Wahrnehmung ihrer Wirkung. Damit treten wir in einen direkten, lebendigen Kontakt mit der Wirklichkeit, einen elementaren Austausch, in dem das Leben selbst in uns eintritt und wirkt. Es sind nicht mehr wir, die etwas tun, sondern das Leben wirkt durch uns. In genau diesem Kontakt, in dieser Auslieferung an das Leben selbst, werden wir verwandelt und wachsen. Denn das Leben ist fortwährende Wandlung und fortwährendes Wachstum. Wachstum und Wandel sind dann keine Handlungen von unserer Seite mehr, kein Sich-Verändern, An-sich-Arbeiten, sondern Prozesse, die mit uns geschehen. Das Leben schleift uns, bearbeitet uns. Wir lehnen uns innerlich zurück, lassen es geschehen und – wachsen von selbst.

Die Bewusstseinsstufen 3 und 4 im Vergleich

Bewusstseinsstufen	Stufe 3	Stufe 4
Welterfahrung	Vereinzelung	Verbundensein
Lebensmodus	Macht, Kontrolle, Ich-orientiert	Miteinander teilen
Lebensausrichtung	Erleben	Verbindung
Selbstgefühl	Ich	Selbst
Handlungsgrund	Wille	Liebe
Weltdeutung	Wissenschaft	Eigene Erfahrung
Erkenntnismodus	Zweifeln, rationales Denken	Wahrnehmen, Schauen, Vertrauen
Erkenntnistheorie	Subjektivistisch / Relativistisch (Konstruktivismus)	Phänomenologisch
Schlüsselsätze	Ich will	Ich vertraue

Stufe 5: Das Sendungsbewusstsein –
Der reife Erwachsene

Stufenmeditation

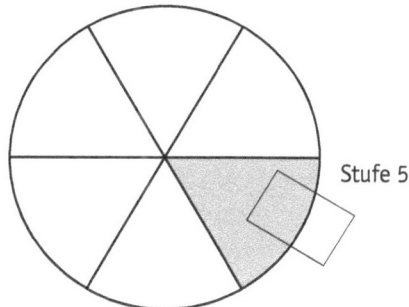

Stufe 5

Der Blick geht hoch, folgt der Dachschräge, hebt sich über das Nahe hinweg, geht quasi aus dem Raum hinaus, über das Haus, über den Ort, ins Weite, Offene. Die Dinge um mich herum sind uninteressant, mich zieht es in die Ferne. Es ist ein starkes Gefühl, ähnlich dem auf der Zwei, aber doch ganz anders – nicht so erhebend, da ist nichts Großes, an dem ich mich orientiere, nichts Gegenständliches, nichts Konkretes, es ist eher, als wenn ich aus der Hülle meiner Person hinaus und in die Weite des Raumes hineinwachse, mich ausdehne ins Grenzenlose. Oder auch, als ob etwas mich von innen her ausfüllen möchte und mich zugleich weitertreibt. Es fühlt sich stark und groß an, aber da ist niemand mehr, der stark und groß wäre, weder in mir noch mir gegenüber. Da ist sogar ein leichter Zweifel – nein, kein Zweifel, mehr eine Frage –, ob ich groß genug, stark genug bin für das, um das es hier geht. Was das ist, weiß ich nicht. Ich fühle nur, dass es groß ist – und ernst. Ich fühle mich sehr ernst und kompromisslos.

Lebensstufe 5: Reifezeit und Übergang zum Alter

Je älter wir werden, umso unschärfer und individuell unterschiedlicher werden die Übergänge und die einzelnen Lebensstufen. Bei der Geburt ist es sehr klar, sie setzt neun Monate nach der Zeugung ein, die individuellen Schwankungen liegen bei etwa drei Wochen. Kommt sie früher oder später, stirbt das Kind (ohne moderne Medizin). Bei der Pubertät sind die Schwankungen schon erheblich größer, wann genau die Jugend anfängt und wann sie aufhört, ist sehr unterschiedlich. Der nächste Übergang, die Wechseljahre, ist noch unklarer. Etwa ab Mitte vierzig hört bei Frauen die Fruchtbarkeit auf, aber das geschieht nicht plötzlich, sondern zieht sich hin. Über mehrere Jahre kommen und gehen die Monatsblutungen, bis sie schließlich ganz aufhören. Hormonelle Veränderungen bringen mehr oder weniger deutliche körperliche und psychische Beschwerden mit sich. Sowohl der Beginn – die Wechseljahre können auch erst nach dem 50. Lebensjahr eintreten – als auch der Verlauf und das Ende des Prozesses sind individuell sehr verschieden.

Hinzu kommt, dass die Wechseljahre nur für Frauen einen klaren Lebenseinschnitt bedeuten. Man spricht zwar heute auch von männlichen Wechseljahren, aber auch wenn es bei Männern hormonelle Veränderungen (Abnahme des Testosteronspiegels) gibt, so scheint mir diese Gleichsetzung nicht angemessen. Damit wird nämlich ein wesentlicher Unterschied verdeckt: Männer bleiben fruchtbar, sie können weiterhin Kinder zeugen und damit weiter unmittelbar zur Fortsetzung des Lebens beitragen. Frauen können dies nicht mehr. Das ist ein wesentlich tieferer Einschnitt. Eine Menschengruppe, die ohne Kontakt zu anderen Menschengruppen existiert, würde aussterben, wenn ihr weiblicher Teil nur noch aus Frauen in oder nach den Wechseljahren bestünde.

Hingegen wäre es hinsichtlich des Überlebens der Gruppe kein Problem, wenn die jungen Männer ausstürben und die Gruppe nur aus jungen Frauen und alten Männern bestünde. Offensichtlich hat sich die Evolution in den älteren Männern eine Zeugungsreserve bewahrt, die in Notfällen für das Weiterleben sorgen kann. Daran lassen sich viele interessante Überlegungen (etwa zum Paarungsverhalten von Männern und Frauen) knüpfen, aber das ist nicht unser Thema. Hier interessiert vielmehr die Frage der seelischen Funktion der Wechseljahre.

Zunächst jedoch noch einmal zu den Männern. Es gibt vielleicht etwas, was dem Ende der Fruchtbarkeit von Frauen nahekommt: das Ende der Wehrtauglichkeit. Das klingt vielleicht etwas altertümlich, aber man muss sich vor Augen halten, dass die Fähigkeit des Mannes, seinen Stamm – seine Familie, seine Gruppe, sein Land – gegen Feinde und gegen die Bedrohungen durch die Natur zu schützen, neben dem Nahrungserwerb für Zigtausende von Jahren seine wichtigste soziale Aufgabe war. In modernen Staaten werden Männer über vierzig oder fünfzig nicht mehr zum Militär eingezogen, dürfen als Berufssoldaten zum Beispiel keine Kampfjets mehr fliegen und werden in normalen Armeen auch nicht mehr für andere Kampfeinsätze verwendet. Verallgemeinert bedeutet dies: Sie verlieren ihre Funktion, für den Schutz der Gruppe zu sorgen. Wenn wir uns die Bedeutung der Stufe 1 vor Augen führen, das biologische Überleben des Einzelnen und der Art, so verlieren Frauen mit den Wechseljahren die Fähigkeit, zum Überleben der Art beizutragen, während Männer nur noch eingeschränkt das biologische Überleben der Gruppe sichern können, zu der sie gehören. Entsprechend folgte in den Frühphasen der Menschheit den Wechseljahren bald der Tod. Sind die Wechseljahre also der Eintritt in die soziale Nutzlosigkeit, der Beginn des allmählichen Sterbens?

So sieht es aus, wenn wir nur auf die materielle, physische Seite schauen. Aus dieser Sicht taugen sie bestens dazu, jemanden depressiv werden zu lassen. Bezieht man jedoch die geistig-seelische Ebene mit ein, so sieht man, dass die Wechseljahre ein Anfang sind: die ersten Anzeichen des Übergangs zur geistigen Welt. Wohl nicht von ungefähr liegen die Wechseljahre heute nur kurz nach der Mitte eines durchschnittlichen Lebens. Mit dieser Lebensphase endet nicht nur etwas, sondern es beginnt auch etwas! Anstelle des physischen tritt ein geistiger Beitrag. Dies manifestiert sich beispielsweise darin, dass fast alle Führungspositionen von älteren Männern und Frauen ausgeübt werden. Führung ist eine geistige Leistung. Ganz allgemein gesprochen scheint mir die positive Bedeutung der Wechseljahre darin zu liegen, dass sie uns von einer zentralen biologischen Funktion entbinden und auf den Eintritt in die geistige Dimension des Lebens vorbereiten.

Bewusstseinsstufe 5: Das Sendungsbewusstsein

Die geistige Dimension begegnet uns in prototypischer Form auf der Bewusstseinsstufe 5. Natürlich ist Bewusstsein schon immer etwas Geistiges, aber es tritt zunächst in einer sehr dichten Form ins Leben – nämlich als das, was wir „Materie" nennen –, in der es noch nichts über sich selbst weiß. Im Zuge seiner Evolution kommt es Stufe für Stufe mehr zu sich selbst, was auch bedeutet, dass die Form immer feiner, immer fließender, immer geistiger wird. Es kommt damit seinem innersten Wesen näher und wird sich dessen – und damit seiner selbst – immer bewusster. Ich beschreibe hier das Bewusstsein absichtlich als Subjekt dieses Prozesses, als das, was etwas tut. Damit will ich ausdrücken, dass wir nicht ein Bewusstsein *haben*, das *wir* entwickeln, sondern *dass das Bewusstsein selbst das handelnde Subjekt ist.* Wir, die wir meinen, ein Bewusstsein zu haben und es vielleicht zu entwickeln oder, im spirituellen Jargon, zu transzendieren, sind tatsächlich nämlich nur ein Ausdruck des Bewusstseins. Im Menschen und seiner Entwicklung kommt es zu sich selbst. Das ist unser ganzer Daseinszweck.

Das wird uns auf der Stufe 5 deutlich. Die Freude des Herzens, die uns auf der Stufe 4 erfüllt, ist nicht der Endpunkt, sondern der Anfang des Hineinwachsens in die spirituelle Dimension des Seins. Zwar war auch schon das Wachstum von 1 nach 3 eine spirituelle Entwicklung, aber es war eine Herauslösung aus dem ursprünglichen, sich seiner selbst gänzlich unbewussten Ganzen, die zwar einen spirituellen Charakter, aber keine spirituelle Perspektive hatte. Es war eine *negative Aufklärung,* eine Vergewisserung darüber, was die Welt *nicht* ist. Insofern war es auch eine Destruktion, eine Zerstörung alter Bilder und eine Zerstörung der (alten) Spiritualität. Diese Destruktion ist endgültig und irreversibel. Sie ist im Übrigen noch in vollem Gange, die Wissenschaft korrigiert fortwährend ihre Erkenntnisse von gestern. Das ist auch ihr ganzes Programm: negative Aufklärung, Zerstörung, „Falsifizierung". Daher ist die Wissenschaft die Theologie der Stufe 3, aber im Unterschied zur positiven Theologie der Stufe 2, die uns erklärt, was ist, erklärt sie uns, was *nicht* ist. Ich habe schon bei der Besprechung des Zweifels, der ein konstitutives Prinzip der Wissenschaft ist, dargelegt, dass damit zwar der Fortschritt Einzug hält, aber nichts mehr übrig bleibt, auf dem man etwas bauen kann. Der Nihilismus ist die notwendige Konsequenz des wissenschaftlichen Programms.

Auch auf der Stufe 2 gab es bereits eine Zerstörung der alten Spiritualität (der Mythologie), aber sie wurde zugleich durch eine neue Spiritualität (den Monotheismus) ersetzt. Auf der Stufe 3 wird jedoch jegliche spirituelle Orientierung zerstört. Jede geistige Orientierung, ja sogar jede Wahrnehmung, gilt als konstruiert. Wenn alles Geistige eine subjektive Konstruktion ist, kann man es auch anders konstruieren, als man es gerade tut. Es ist also beliebig. Und da es beliebig ist, kann es letztlich keine Orientierung mehr leisten. Es gibt nichts Geistiges mehr, das objektiv gilt. Gott, Moral, Glaube – alles wird unter dem gnadenlosen Licht der Aufklärung subjektiv und beliebig. Alle Begründungen sind letztlich hinterfragbar und haben damit ihre objektive Gültigkeit und ihre Orientierungsfunktion verloren. Daher zieht die Entwicklung der Stufe 3 das Bewusstsein in einen tiefen Materialismus. Dennoch ist dies in sich selbst ein geistiger, ein spiritueller Prozess, denn das Bewusstsein verfeinert sich dabei und wird sich selbst durchsichtiger. Je tiefer wir in die – scheinbar bloße – Materie eindringen, umso deutlicher wird, dass es eine bloße Materie gar nicht gibt. Die Vorstellung der Materie selbst zerrinnt der Physik – also der Wissenschaft von der materiellen Welt! – inzwischen zwischen den Fingern wie Luft. Sie löst sich auf in Wellen oder Informationen oder: Bewusstsein. Dieses Bewusstsein, als das sich die ehemals als Materie angesehenen Dinge im Lichte der modernen Physik enthüllen, ist aber ein ganz anderes als das der alten Welt. Jenes war nämlich mit Inhalten und Botschaften gefüllt, dieses jedoch ist leer. Es ist nur Bewusstsein, sonst nichts. Eines ist jedoch klar: Die Welt besteht nicht aus Materie, sondern ist Bewusstsein, ist Geist. Bis dorthin hat uns die Dekonstruktion der alten Spiritualität auf der Stufe 3 gebracht.

Mit der Stufe 4 erscheint dann eine neue Sicht, eine neue Perspektive. Und zwar erscheint sie aus dem Nichts. Sie taucht auf, wenn man sich ins Nichts hineinbegibt, sich hineinfallen lässt wie ein Kind in die Arme des Vaters. Buchstäblich aus dem Nichts taucht plötzlich das Unverwirklichte auf, das, was darauf wartet, ins Sein zu treten. Es ist nicht mehr vorherbestimmt, nicht mehr festgelegt oder abgeleitet wie die Spiritualität der Stufe 2, sondern völlig offen. Es wird auch nichts konstruiert, wie im Konstruktivismus der Stufe 3, sondern es *zeigt sich* etwas, es kommt etwas ins sichtbare Sein. Dem, was sich zeigt, muss man allerdings folgen – und zwar bedingungslos, ohne eigenes Dazutun. Der eigene Beitrag besteht nur noch darin, dem noch ungeformten Neuen eine Form, eine Gestalt zu geben, indem man es zum Beispiel in Worte fasst (oder in Klänge, Bewegungen etc.). Ich gebe dazu ein Beispiel.

In meinem zweiten Jahr als Familiensteller war ich zu einem Kurs in Worpswede bei Bremen eingeladen. Die Organisatorin hatte einen ungeeigneten Raum gemietet, so dass wir kurzfristig etwas anderes suchen mussten. Schließlich begann der Kurs mit einiger Verspätung in einem Kindergarten. Die meisten Teilnehmer saßen auf Kinderstühlen, es war ziemlich improvisiert, und als ich schließlich beginnen wollte, fiel mir nichts ein. Ich schaute in etwa zwanzig erwartungsvolle Gesichter, und in meinem Kopf war gähnende Leere. Anstatt jedoch in Panik zu geraten oder mich mit Floskeln über die Situation zu retten, blieb ich ruhig. Ich akzeptierte meine Sprachlosigkeit, ich akzeptierte, dass mir nichts einfiel, ich akzeptierte das Nichts. Ich saß einfach etwa fünf bis zehn Minuten schweigend da. Da ich dabei ruhig blieb, teilte sich diese Ruhe allmählich auch der Gruppe mit, ohne dass ich dies beabsichtigt hätte. Irgendwann formte sich dann ein Satz in meinem Kopf: „Wie ihr seht, fällt mir nichts ein." Noch während ich dies aussprach, tauchte der nächste Satz auf: „Aber nichts ist nicht einfach nur nichts. Nichts kann auch etwas sein. Beim Familienstellen ist es sogar ganz wichtig, denn alles, was ich hier sage oder tue, kommt aus dem Nichts." Und so ging es dann weiter, hinter jedem Satz tauchte ein neuer auf, und jeder war auch für mich vollkommen neu. Bis alles gesagt war, was gesagt werden wollte – als nichts mehr auftauchte, habe ich aufgehört zu sprechen und bin zur praktischen Arbeit übergegangen. Später meldete sich ein Teilnehmer und sagte: „Ich bin Pastor, und ich möchte dir sagen, als du da schweigend und ganz ruhig gesessen hast, da wusste ich: Hier bin ich richtig. Ich bin, wenn ich vor meiner Gemeinde stehe und predigen soll, oft an dem Punkt, dass ich eigentlich schweigen müsste, aber ich habe das bisher noch nicht gewagt. Vielleicht finde ich hier etwas, das mir diesen Mut gibt."

Der Unterschied zwischen dem 4er- und dem 5er-Bewusstsein liegt darin, dass man auf der fünften Bewusstseinsstufe deutlich mehr Klarheit in diesem Prozess hat. Auf der Stufe 4 liegt der Fokus auf der inneren Verbindung, auf der Wahrnehmung des Neuen; dabei spielt das Fühlen (nicht die Emotion, sondern der Vorgang des Fühlens) noch eine wesentliche Rolle. Auf der Stufe 5 liegt der Fokus auf dem Ausdruck, der Formgebung und Ausgestaltung, und dabei dominiert der Geist. Und zwar ein völlig offener, absichtsloser Geist, der in einem fließenden Austausch steht mit dem GEIST schlechthin.

Die innere Qualität der Stufe 5 ist vielen Menschen geläufig, besonders Künstlern, Spitzensportlern und andern, die Höchstleistungen vollbringen oder in Situationen kommen, die einen in einen Grenzbereich führen, in dem die üblichen Handlungsmuster plötzlich außer Kraft gesetzt sind. Dann entsteht manchmal eine Kraft, eine Klarheit, eine Ruhe und/oder eine Sicherheit, die man sonst nicht kennt. Es ist, als wäre man an eine Quelle angeschlossen, die einen genau das Richtige tun lässt. Sportler sprechen davon, dass sie *„in the zone* – in der Zone" sind, wie es der Basketballer Michael Jordan ausdrückte. Du weißt genau, welche Bewegung du zu machen hast, du weißt genau, was der Gegenspieler macht, und du weißt ebenso, dass der Ball in den Korb fällt, wenn du ihn wirfst. Es sind Momente, in denen alles gelingt, ohne dass man selbst viel dazu beiträgt. Selbst als Hobbygolfer ist mir der Zustand geläufig, besonders beim Putten auf dem Grün. Manchmal weiß ich, dass der Ball ins Loch gehen wird, dann tut mein Körper einfach das, was dazu notwendig ist. Wenn ich mir aber unsicher bin und überlege, wie ich es richtig mache, geht es meist schief, selbst wenn es nur ein kurzer Putt ist. Es gibt Tage, da gelingt einem fast alles, ohne dass man sich besonders dafür anstrengen müsste, und andere, an denen fast nichts geht oder man um jeden Schlag kämpfen muss.

Ich war fünfzehn, als mein Freund einen fürchterlichen Unfall mit seinem neuen Rennrad hatte. Er war kopfüber gegen eine Mauer gestürzt und hatte, neben einer schweren Gehirnerschütterung, schwerste Gesichtsverletzungen und blutete heftig. Da der Unfall mitten im Ort passierte, kamen gleich einige Leute zusammen. Einer fragte, wer ein Telefon habe, um den Arzt im Nachbarort anzurufen. Das Ganze passierte 1964, es gab noch keinen Notruf, und Telefon hatte auch nicht jeder. Bis der Arzt da gewesen wäre, hätte es mindestens 20 Minuten gedauert. Und konnte er vor Ort wirklich etwas tun? Mir war sofort klar, dass dies zu spät sein könnte. Also habe ich einen der Umstehenden angewiesen, mir saubere Tücher zu bringen und sofort sein Auto zu holen, um meinen Freund direkt ins Krankenhaus zu bringen. Ich war zwar erst fünfzehn, aber ich war „in der Zone". Meine Autorität war so stark, dass die Erwachsenen alles taten, was ich sagte. Wir haben Jürgen auf den Rücksitz gesetzt, ich habe mit den Tüchern so gut es ging versucht, die Blutung zu stoppen, und nach zwanzig Minuten waren wir im Krankenhaus. Die Ärztin sagte mir, länger als zehn Minuten hätte er es nicht mehr geschafft.

Für die meisten sind dies absolute Ausnahmeerfahrungen, die sie vielleicht ein, zwei oder drei Mal erleben und mit der Zeit auch wieder vergessen. Man ist halt mal für kurze Zeit „über sich hinausgewachsen". Damit wird das Ganze als etwas Ungewöhnliches, nicht zum normalen Alltag Gehörendes abgetan. Aber ist dies nicht eine großartige Formulierung der Umgangssprache, die eine tiefe Einsicht transportiert: „Über sich hinausgewachsen"? Darum genau geht es: Über sich, über sein Ich hinauszuwachsen! Wieso sollte das, was plötzlich und unerwartet geschieht, weil eine besondere Situation das gewohnte Denken und Zweifeln, das Handeln auf der Basis von altem Wissen und Erfahrung für eine kurze Zeit austrickst, so dass man sich dem überlässt, was einem der Augenblick eingibt – wieso sollte dieses Über-sich-Hinauswachsen nicht grundsätzlich möglich sein? Wieso sollten wir nicht immer so handeln, so leben können, angeschlossen an diese Kraft, die uns das Richtige tun lässt? Und zeigt es uns nicht, wo die wirkliche Kraft, die wirkliche Kreativität liegt? Nämlich jenseits vom Ich, jenseits vom Wissen, in jenem unbekannten Raum, aus dem wir in solchen Momenten automatisch gesteuert werden?

Bei Künstlern ist dieser Zustand oft ein wichtiges und weithin anerkanntes Element des Schaffensprozesses, sei es, dass sie davon ohne eigenes Zutun ergriffen werden, sei es, dass sie versuchen, ihn herbeizuführen. Letzteres ist allerdings meist vergeblich und führt oft dazu, dass sie Drogen nehmen, die die Illusion eines 5er-Bewusstseins erzeugen. Gerade die Kunstszene ist dafür besonders anfällig. Die meisten großen Künstler berichten, dass sie die Musik gehört haben, bevor oder während sie die Noten zu Papier brachten, dass sie in ihren besten Momenten ihr Instrument automatisch gespielt haben, dass das Bild auf der Leinwand wie von selbst entstand oder dass sie ein Gedicht wie unter Zwang niedergeschrieben haben. Sie wissen allerdings meist nicht wirklich, was da mit ihnen geschieht, und können diesen Zustand daher nicht mit ihrem übrigen Leben verbinden. Wenn sie nicht durch die Stufe 4 gegangen sind, bläht er nur ihr Ego auf. Deshalb hören wir oft von Künstlern, die keine innere Balance haben, unter großen psychischen Problemen leiden oder im persönlichen Umgang unangenehm bis abstoßend sind oder waren. Sie sind nicht in die Stufe 5 hineingewachsen, sondern partiell, in ihrer künstlerischen Tätigkeit, davon eingenommen worden. Dies kann eine Öffnung des Bewusstseins bewirken, die einen zum inneren Wachstum aufruft. Das wäre der konsequente Schritt. Wenn man sich darauf jedoch etwas einbildet, kann dies zerstörerisch wirken, denn das Ich-Bewusstsein ist zu begrenzt und zu klein, um es mit der Kraft der Fünf aufzunehmen. Entweder man wächst, oder man versucht, die Tür wieder zu schließen – mit der Folge, dass die Kreativität versiegt –, oder man wird verrückt.

Auch dieses Buch habe ich mir nicht ausgedacht, ich hatte überhaupt nicht vor, ein neues Buch zu schreiben. Es ist mir auf einer Autofahrt offenbart worden, ich kann es nicht anders sagen. Während ich Erinnerungen an Gespräche mit einem früheren Freund – der in der Gegend wohnte, durch die ich gerade fuhr – über spirituelles Wachstum nachhing, sah ich plötzlich die Landkarte der spirituellen Evolution vor mir, die diesem Buch zugrunde liegt. Der Eindruck war so stark, dass ich anhalten musste, um die Stufen aufzuschreiben und erste Eintragungen dazu zu machen. In den nächsten Tagen bin ich jede Nacht aufgewacht mit neuen Ideen für mein Modell. Da war mir klar, dass ich ein Buch schreiben würde, und zwar eines, das nicht einfach nur meine Arbeit beschreibt – was ein Leichtes gewesen wäre –, sondern etwas (für mich) ganz Neues, dem ich mich zur Verfügung zu stellen habe. Ich habe die Einfälle aufgeschrieben, ohne groß darüber nachzudenken, und mich wieder schlafen gelegt. Nach einer Woche, in der ich tagsüber mit etwas ganz anderem beschäftigt war, war das Konzept so gut wie fertig. Meine Verlegerin hat es sofort akzeptiert, und es war so klar, dass wir beide dachten, ich könnte es in ein paar Monaten schreiben. Ich habe mir vorsichtshalber ein knappes Jahr Zeit gegeben, aber das war zu wenig. Was ich nicht bedacht hatte: Ich musste noch in das – im Prinzip bereits fertige – Buch hineinwachsen, um es von innen her schreiben zu können, und dazu brauchte ich ein zusätzliches Jahr.

Man könnte so viele verschiedene Beispiele für ähnliche Vorgänge aufzählen, dass es verwunderlich ist, dass wir nicht mehr darüber wissen, wie diese Erfahrungen entstehen und was ihnen zugrunde liegt. Wir haben es hier mit dem eigentlichen Kern des kreativen Prozesses zu tun, aber dieser liegt nach wie vor im Dunkeln, und wenn man näher darauf eingeht, wird das als esoterisch abgewertet und abgewehrt. Die Tatsache, dass die größten Werke und die höchsten Momente der Menschheit aus einem Zustand jenseits von Wollen, Machen und Kontrolle kommen – beziehungsweise nur dann, wenn diese Elemente ausgeschaltet sind –, hat bisher nicht dazu geführt, dass man diese Quelle von Kreativität wirklich ernst nimmt.[24] Wenn sie überhaupt ein Thema ist, dann als etwas, was Künstler wundersamerweise besitzen, aber nicht als etwas, was unser aller Bewusstsein grundsätzlich zugänglich ist.

Nun geht es bei der Bewusstseinsstufe 5, wie bei allen Stufen meines Modells, jedoch nicht um eine partielle, einmalige oder gelegentliche Erfahrung, sondern um den generellen Bewusstseins-

24. Die einzige mir bekannte Ausnahme innerhalb des Mainstream-Denkens ist das bereits erwähnte Buch von Otto Scharmer (Theory U). Es entstand auf der Grundlage eines Forschungsprojektes, das Scharmer ursprünglich für McKinsey durchgeführt hat und das der Frage nachging, was die Quelle von Kreativität ist.

kontext, in dem wir leben. Oder, bildlich gesprochen, um den inneren Ort, an dem unser Bewusstsein zu Hause ist. Da nur wenige Menschen auf der Stufe 5 wirklich eingewohnt sind, erwähne ich die Beispiele, um eine Ahnung vom Sendungsbewusstsein zu vermitteln. Der Künstler oder Sportler oder Redner oder Therapeut, der plötzlich an eine äußere kreative Quelle angeschlossen ist, deren Impulse er wie ein Medium umsetzt, weiß nämlich meist nicht wirklich, wie ihm geschieht. Seine geistige Heimat war früher in der Regel die Stufe 2, heute ist es eher die Stufe 3 oder, in Einzelfällen, vielleicht auch die 4.

Hermann Hesse zum Beispiel war ein innerlich zerrissener Mensch, der zwischen seinen großen Werken teils schwere Depressionen hatte. Seine in meinen Augen größte Dichtung, den „Siddharta", hat er nur nach einer längeren Unterbrechung mit einer Therapie bei C. G. Jung vollenden können. Aber der „Siddharta" selbst strahlt die zeitlose Weisheit der Stufe 6 aus. Sein Zeitgenosse Rainer Maria Rilke litt ebenfalls zwischen dem Kontext der Stufe 2, in dem er aufgewachsen und dem er scheinbar innerlich nicht ganz entwachsen war, dem modernen Ich-Bewusstsein der Stufe 3, das mit Macht in die Welt drängte, und den höheren Bewusstseinsstufen, zu denen sein Geist Zugang hatte. Er hat ernsthaft eine Psychoanalyse bei Freud erwogen, sich dann aber dagegen entschieden, weil er fürchtete, seine dichterische Kreativität würde darunter leiden. Das Dichten hob ihn zeitweise in andere Ebenen, in denen sich die Probleme auflösten, und er meinte wohl, er brauche sein Leiden, um diese Ebenen zu erreichen.

In gewisser Weise stimmt das. Ohne Leiden haben wir keinen Impuls zum Wachsen. Aber wenn wir im Leiden bleiben, wachsen wir auch nicht. Das Wachstum braucht zunächst den Konflikt und dann die Lösung des Konflikts. Auf der nächsten Ebene kommt dann diese Lösung wieder mit einer neuen Erfahrung in Konflikt, und es bedarf erneut einer Lösung. Die Kunst oder auch die Tätigkeit eines Therapeuten, sofern sie im Sinne einer Kunst ausgeübt wird, bringt uns in Verbindung mit diesen höheren Ebenen. Wir wachsen damit aber nur, wenn wir diese Ebenen nicht nur für die Kunst oder die Arbeit reservieren, sondern uns ihnen mit unserem ganzen Sein aussetzen. Sonst kommt man früher oder später in fürchterliche Konflikte, weil das normale Leben meilenweit von den hehren Sphären entfernt ist, die einem in einem Teilbereich seines Lebens (Kunst, Sport, Therapie oder was auch immer) zugänglich sind. Dann wird einem dieses normale Leben immer flacher und unerträglicher.

Was bedeutet es nun, auf der Stufe 5 zu Hause zu sein? Es heißt vor allem, dass man sein Wollen gänzlich aufgegeben hat. Besser: sein persönliches Wollen, nicht das Wollen an sich. Der Wille ist jetzt ganz in den Dienst von dem gestellt, was sich in mir und durch mich manifestieren, in die Welt kommen will. Generell tue ich, was ich tue, weil ich mich durch eine größere Kraft dazu aufgerufen und bewegt fühle. Ich diene. Das kann harte Arbeit bedeuten, aber das ist einem egal. Wat mutt, dat mutt. Es ist aber ein anderes Müssen, es ist eine Mission, und ich fühle mich dabei so frei wie Michael Jordan, wenn er sich den Göttern des Basketballs anvertraut und sich von ihnen die Hand führen lässt.

Bei Mission denkt man natürlich sofort an den Missionar. Die Mission auf der Fünf bringt aber keine Missionare hervor, die gehören ausnahmslos zur Stufe 2. Der Ruf an den Missionar kommt zwar von der Stufe 5, so dass er ihn nicht als eigenes Wollen, sondern als Berufung empfindet, aber er interpretiert ihn im Kontext der Stufe 2, weil sein Bewusstsein dort zu Hause ist.

Und dieses Bewusstsein sagt ihm, dass seine Weltsicht richtig und die der anderen folglich falsch ist, so dass er sich aufgerufen fühlt, die anderen zu bekehren oder gar die Welt zu erlösen, mit Worten oder mit Waffen.

Hier zeigt sich, dass das Sendungsbewusstsein gefährlich sein kann. Nehmen wir den prominentesten Fall als Beispiel, Adolf Hitler. Hitler empfand zweifellos eine große Berufung. Er fühlte sich von der Vorsehung – Hitler mied das Wort „Gott", weil er nicht im christlichen Sinne religiös war, aber seine „Vorsehung" hatte ansonsten alle göttlichen Attribute – dazu auserwählt, das deutsche Volk seiner wahren Bestimmung zuzuführen und damit zugleich die Welt von den Seuchen des Kapitalismus und des Bolschewismus zu erlösen. Da er beides, Kapitalismus wie Bolschewismus, als Werk der Juden beziehungsweise des jüdischen Geistes ansah, musste die Welt als erstes von eben diesen „befreit" werden. Anders als die meisten anderen Diktatoren wurde Hitler vom Volk – ausgenommen natürlich von seinen direkten Gegnern und Opfern – nicht gefürchtet, sondern verehrt. Und zwar nicht nur von denen, die auf die Inszenierung seines Kultes hereinfielen, sondern auch von denen, die ihm persönlich nah waren und den Alltag mit ihm teilten. Selbst die meisten seiner – anfänglich sehr zahlreichen – Gegner waren in der persönlichen Begegnung beeindruckt. Deshalb war und ist unter seinen Anhängern die Vorstellung nicht totzukriegen, dass er von den Gräueln der Konzentrationslager nichts gewusst habe. Seine engsten politischen Vertrauten verehrten ihn ebenso wie seine Sekretärinnen, die seine Bescheidenheit und Liebenswürdigkeit hervorheben.[25]

In der Tat hat Hitler ein asketisches Leben geführt, und es gibt

25. *Traudl Junge, Bis zur letzten Stunde. Hitlers Sekretärin erzählt ihr Leben, München-Zürich 2003.*

keinen Anlass zu zweifeln, dass es ihm nicht um persönliche Macht ging, sondern um eine große Mission, der er sich unter Aufgabe seiner persönlichen Ambitionen rückhaltlos – und ebenso rücksichtslos – zur Verfügung stellte. Was unterscheidet also eine Mission wie die Hitlersche von dem Bewusstsein der Stufe 5? Die Mission wird gefährlich, wenn sie zur Idee oder, genauer, zum Ideal wird. Das Ideal gehört, ebenso wie die Ideologie und der Idealismus, zur Stufe 2. Hitler war, was kaum einer sehen will, ein glühender Idealist. Ideen und Ideale sind immer partikular, sie sind immer an einen bestimmten Standort gebunden. Solange man sich dessen bewusst bleibt, sind sie hilfreich, es sind halt Ideen. Gute Ideen, schlechte Ideen – egal: sie bringen einen in Bewegung. Als Ideal heischt sich die Idee jedoch an, etwas Besonderes zu sein und allgemein zu gelten, für das Ganze und für alle richtig zu sein. Dann wird sie zerstörerisch. Als der Krieg verloren war und die Generäle versuchen wollten, die völlige Zerstörung zu verhindern und zu retten, was noch zu retten war, soll Hitler gesagt haben: *Das deutsche Volk hat es nicht besser verdient. Es hat versagt, es hat mich enttäuscht.* Das deutsche Volk – es war immer eine Idee für ihn, es war nie real. Hitler hat gedient, aber nicht den Menschen, sondern seiner eigenen Idee, seinem eigenen Ideal. Und vom Volk hat er verlangt, dass es sich diesem Ideal ebenso verschreibt und opfert wie er, bis zum Untergang.

Was hilft uns, dieser Gefahr zu entgehen? Die Reaktion des 3er-Bewusstseins darauf ist, nur ja nichts und niemanden mehr groß werden zu lassen.[26] Das führt, in letzter Konsequenz, zu einer

26. *Bei der ersten politischen Partei in Deutschland, die überwiegend aus dem 3er-Bewusstsein hervorgegangen ist, den Grünen, hat dies anfangs dazu geführt, dass die Führungspersönlichkeiten alle demontiert wurden. Erst als die Regierungsbeteiligungen eine gewisse Qualität und Kontinuität zwingend erforderlich machten, hat sich dies ein wenig geändert. Dabei wird aber immer noch an der kollektiven Führung festgehalten, um zu verhindern, dass einer zu stark wird.*

Kultur des Misstrauens und der Kontrolle, zu Gleichmacherei und zur Erstickung von Wachstum. Das Problem ist nicht das Große oder die Größe an sich, das Problem ist der Kontext, der es totalitär werden lässt. Die Frage müsste also lauten: Was verhindert oder schützt uns davor, dass wir totalitär werden, wenn wir dem Ruf des Ganzen folgen und dienen? Dieser Frage muss sich jeder ganzheitliche Ansatz stellen. Die Antwort finden wir auf der Stufe 4: Wir müssen mit dem Herzen verbunden bleiben. Mit anderen Worten: Das Bewusstsein der Stufe 5 muss mit dem der Stufe 4 verbunden bleiben, denn nur in dieser Verbindung entgeht es der Versuchung, sich über die anderen zu stellen und als allgemeingültig zu betrachten. Das Herz gilt nicht von ungefähr als das, was uns menschlich macht. Es ist das mittlere der sieben Zentren, und das nicht nur räumlich: Das Herz ist unsere spirituelle Mitte. Mein Vater war Malermeister. Als die Hebamme unseres Dorfes ein Haus baute, hat er auf die Vorderwand des Hauses einen Spruch geschrieben: „Vom Herzen kommt, zum Herzen geht das Leben." Ich weiß nicht, ob der Spruch von ihm oder von der Hebamme ausgesucht worden war, ich fand ihn immer kitschig und leicht peinlich. Aber wenn ich ihm jetzt nachspüre, muss ich sagen: Kitschig oder nicht – die Aussage stimmt. Es ist das Herz, das unser Leben lebenswert und menschlich macht. Und es ist das Herz, das uns davor bewahrt, abzuheben und unmenschlich zu werden.

Deshalb muss der Geist immer mit dem Herzen verbunden bleiben, und deshalb ist die Stufe 4 in mancherlei Hinsicht wichtiger als die Fünf. Wenn wir uns in der Vier eingewohnt haben, kommt die Fünf ohnehin von selbst. Wenn wir uns aber zu sehr nach der Fünf, nach ihrer Klarheit und ihrem Wissen, strecken, erliegen wir leicht der Versuchung, die „Vision" oder das Wissen zu missbrauchen, indem wir es uns als etwas Persönliches an den

Hut stecken, uns als Auserwählte begreifen oder feiern lassen. Die Mission auf der Stufe 5 gilt nur mir allein. Sie ruft mich, um im Dienste des Ganzen das zu tun und zu sein, wozu ich hier bin. Was das ist, kann ich nur erfahren, indem ich dem Ganzen folge, es durch mich wirken lasse. Indem ich dies tue, habe ich Teil an der Schöpfung, von der ich ein winziger Aspekt bin.

In dieser Winzigkeit, in meiner persönlichen Nichtigkeit, erfahre ich Größe, weil das Große sich durch mich ausdrückt und manifestiert. Aber „ich" bin nicht groß, sondern „es" oder „das" ist groß. „Ich" gehe vielmehr unter in dieser Erfahrung. Sogar das „Selbst" tritt zurück hinter dem „Das", welches hier die Regie führt. Aber es braucht das kleine Sterben des Ich, das Schmelzen der persönlichen Ambitionen im Herzen, um dies klar zu sehen und sich auf dieses umfassendere Sterben des Ego ganz einzulassen.

Die Bewusstseinsstufen 4 und 5 im Vergleich

Bewusstseinsstufen	Stufe 4	Stufen 5
Welterfahrung	Verbundensein	Dasein
Lebensmodus	Miteinander teilen	Dienen
Lebensausrichtung	Verbindung	Schöpfung
Selbstgefühl	Selbst	Das
Handlungsgrund	Liebe	Berufung
Weltdeutung	Eigene Erfahrung	Vision
Erkenntnismodus	Wahrnehmen, Schauen, Vertrauen	Sehen
Erkenntnistheorie	Phänomenologisch	Kontemplativ
Schlüsselsätze	Ich vertraue	Ich diene

Stufe 6: Das Ganzheitsbewusstsein – Das Alter

Stufenmeditation

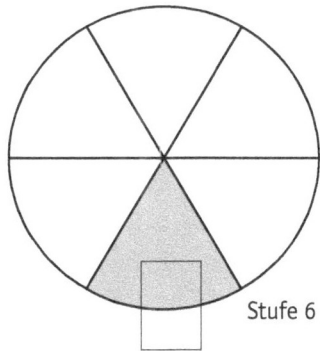

Stufe 6

Ich bin überrascht. Nach der Ausdehnung auf der Fünf komme ich hier wieder in den Raum zurück. Sehe den Tisch mit den Stühlen drum herum, den Sessel daneben, dann kommt der Schreibtisch, ein Stuhl davor, ein Regal, eine Gitarre und ein Notenständer. Fast muss ich lachen, es ist alles so gewöhnlich. Nicht, dass mich die Dinge wirklich interessierten, sie sind halt da, ich nehme sie wahr und denke, dass sie nützlich sind. Ansonsten sind sie mir egal. Ich bin hier und doch nicht hier, es ist ein fast irritierend schlichtes Gefühl. Wie sagen die Zen-Meister? „Wasser holen, Holz machen, Tee trinken." Ja, so fühlt es sich an, das Leben. In einem zweiten Durchgang sehe ich auch die Dinge, die mir auf den anderen Stufen so wichtig waren, den Wandbehang, die Lampen, die Rosen, die schräg nach oben zulaufende Decke mit den Balken, die das Dach tragen, schaue durchs Fenster nach draußen in die spätwinterliche Schneelandschaft. Ich stecke die Hände in die Hosentaschen, fühle mich leicht, als wanderte ich spielerisch umher inmitten all dieser Dinge, und plötzlich wird mir klar: Ich bin nicht Teil des Spiels, ich bin zwar mittendrin, gehöre aber nicht mehr dazu. Ich bin ein Zuschauer.

Lebenstufe 6: Das Alter

Zwischen dem sechzigsten und dem siebzigsten Lebensjahr beginnt der Rückzug aus dem beruflichen Leben. Einige (Selbstständige, Professoren, Führungskräfte, Politiker) arbeiten zwar auf die eine oder andere Weise weiter, aber meistens treten sie zumindest aus der Vollzeitbeschäftigung oder der Verantwortung zurück. Der Körper wird schwächer und braucht mehr Ruhe, und der Geist möchte, auch wenn er noch aktiv ist, nicht mehr eingebunden sein. Der Tod kommt näher, und Körper und Geist beginnen, sich nach und nach darauf einzustellen.

Traditionell wird das Alter mit Weisheit verbunden. Losgelöst von alltäglichen Verpflichtungen kann der Geist sich der Kontemplation hingeben, das eigene Leben überschauen und die größeren Zusammenhänge sehen, die ihm inmitten des Alltagsgeschäftes meist verborgen bleiben. Ob man diese Weisheit tatsächlich erreicht, hängt davon ab, ob man dieser Bewegung des Altwerdens und des sich ankündigenden Hinübergehens in den Tod zustimmt oder nicht.

Doch was ist der Tod? Wir haben kein Bild mehr außer dem eines Sarges mit einem leblosen Körper. Deshalb sehen wir den Tod als Ende, und nichts als das. Und deshalb leben wir auch das Alter als die Zeit vor dem Ende. Dabei gibt es, grob gesprochen, zwei Haltungen: die aktive, bei der man in das Altendasein noch so viel (Erlebnisse) hineinpacken will, wie eben möglich, bevor der

Sensenmann einen packt, und die passive, bei der man sich zurückzieht, mehr oder weniger schrumpft. Das eine ist ein Aufbäumen gegen den Zahn der Zeit – deutlich sichtbar in dem Modekonzept des „Anti-Aging", dessen jugendliche Trotzhaltung sofort deutlich wird, wenn man es auf deutsch übersetzt: „Gegen das Altern" –, das andere ein Resignieren. Meist folgt das zweite dem ersten, wenn der Widerstand gegen das Altern plötzlich zusammenbricht, weil der Körper nicht mehr mitmacht. Beide Haltungen sind nämlich mit dem Körperlichen identifiziert – entweder versucht man, den Verfall möglichst lange aufzuhalten oder zu ignorieren, oder man folgt dem Schrumpfen des Körpers auch im Geistigen.

Gibt es eine Alternative? Die christliche Idee des Weiterlebens nach dem Tode ist keine, sie hat keine Kraft mehr. Es ist nichts als eine kleine Hoffnung, an die sich mancher vielleicht noch klammert, aber niemand mehr ernsthaft glaubt, nicht einmal der Priester. Die hinduistisch-buddhistische Idee der Wiedergeburt? Sie scheint rationaler und damit akzeptabler für eine aufgeklärte Gesellschaft. Es gibt in der Psyche zweifelsfrei Spuren und Eindrücke, die sich als Erinnerungen an frühere Leben deuten lassen. Ob es tatsächlich so ist, wissen wir aber nicht, denn man kann all diese – manchmal sehr eindrücklichen – inneren Bilder auch anders deuten. Insbesondere für Angehörige westlicher Kulturen bleibt daher die Wiedergeburtslehre letztlich doch eine Theorie, die man zwar übernehmen kann, die aber keine innere Gewissheit und auch kein stabiles inneres Bild erzeugt.

Was dann? Wenn ich der hier gezeigten Bewegung des Bewusstseins folge, dann ist das Alter keine Schrumpfung, sondern eine Ausdehnung. Indem ich den Blick auf die innere Bewegung des Lebens richte und mich in die *Erfahrung* dieser inneren Bewegung hineinbegebe, kann ich wahrnehmen und fühlen, dass das Leben sich umso weiter ausdehnt, je älter ich werde. Die Einschränkung, das allmähliche Sterben der körperlichen Fähigkeiten gibt uns die Chance, die Identifizierung mit dem Körperlichen zu sehen und zu lösen und der geistigen Bewegung zu folgen. *Der Weltgeist will nicht fesseln uns und engen, / Er will uns Stuf' um Stufe heben, weiten.* Der Tod ist dann zwar das Ende der Körperlichkeit, aber nicht das Ende der Bewegung des Bewusstseins. Ohne zu wissen, wo diese Bewegung hingeht, kann ich ihr folgen, wenn ich verstanden habe, dass sie die eigentliche Lebensbewegung ist. *Es wird vielleicht auch noch die Todesstunde / Uns neuen Räumen jung entgegen senden, / Des Lebens Ruf an uns wird niemals enden … / Wohlan denn, Herz, nimm Abschied und gesunde!*

Bewusstseinsstufe 6: Das Ganzheitsbewusstsein

Auf der sechsten Bewusstseinsstufe schließt sich der Kreis. Das Rad des Lebens hat sechs Speichen und drei Achsen – von der Eins zur Vier, von der Zwei zur Fünf, von der Drei zur Sechs.

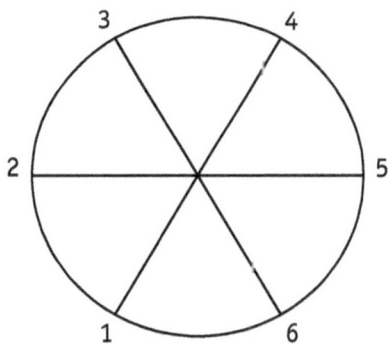

Diese drei Paare sind miteinander verwandt, und zwar so, dass die jeweils höhere Stufe auf einer Achse die Transformation der gegenüberliegenden Stufe ist. Die Vier ist die Transformation der Eins, die Fünf die Transformation der Zwei, die Sechs die Transformation der Drei. In dieser Transformation wird das, was vorher außen war, als Inneres erfahren und erkannt. Mit dieser *Er-inne-rung* erfahren wir uns schrittweise als Teil des universalen Bewusstseins, das heißt, wir erkennen, dass dieses Bewusstsein in uns wirkt und wir nichts anderes sind als Es. Die unbewusste Verschmelzung auf der Eins taucht auf der Vier als bewusste Verbundenheit im Herzen wieder auf; die Erfahrung von äußerer Größe (der Götter oder Gottes) auf der Zwei begegnet uns auf der Fünf als innere Größe, als innere Vision. Das Getrennt- und Alleinsein, die sowohl großartige als auch schmerzliche äußere Freiheit auf der Drei erleben wir auf der Sechs als Leichtigkeit, als Gleichzeitigkeit von In-der-Welt-sein und Zuschauer sein, als wahre, innere Freiheit. Auf der siebten Stufe verlassen wir den Kreis, verlassen wir das Rad. Sie ist das, worum sich alles dreht, was sich selbst aber nicht mitdreht – im Bild: Es ist die Nabe des Rads.

Aber bleiben wir bei der Sechs. Mit ihr wird aus der Leiter ein Kreis, weil das Bewusstsein der Sechs alles einschließt, das Gute, das Böse, die Liebe, den Hass, die Wahrheit, die Lüge, das Leben und das Sterben. Hier darf alles sein, wie es ist, ist alles gleich gültig und damit auch gleichgültig.

Eine Frau soll einem Zen-Meister, so habe ich einmal gehört, gesagt haben, sie erwarte ein Kind von ihm und wünsche, dass er mit ihr zusammenlebe und für sie und das Kind sorge. „Ach so", soll er geantwortet haben und bei ihr geblieben sein. Als das Kind vierzehn war, hat die Frau ihm gestanden, es sei doch nicht sein

Kind, sie habe dies nur gesagt, weil er ihr viel zuverlässiger erschienen sei als der wirkliche Vater. Sie wolle ihm danken und ihn um Verzeihung bitten. „Ach so", soll er gesagt haben und seines Weges gegangen sein.

Die Gleichgültigkeit der Sechs ist nicht stumpf, sondern kommt aus einer vollkommenen Durchlässigkeit für das Leben, einer nicht urteilenden, nicht wertenden Offenheit für alles, was ist. Alles ist ihr gleich viel wert und damit gleich gültig – es ist gültig, weil es ist. Das Bewusstsein der sechsten Stufe ist in Einklang gekommen mit dem Bewusstsein schlechthin, wie es sich in den Erscheinungen – und zwar in allen Erscheinungen – der Welt ausdrückt. Dies ist ein Quantensprung, in dem sich das Ich im Ganzen auflöst. Hermann Hesse hat dies im „Siddharta" sehr schön gedichtet. Mit Hesse habe ich die Beschreibung der Stufen begonnen, und mit ihm möchte ich sie auch abschließen[27]:

Indem Govinda also dachte, und ein Widerstreit in seinem Herzen war, neigte er sich nochmals zu Siddartha, von Liebe gezogen. Tief verneigte er sich vor dem ruhig Sitzenden.

„Siddartha", sprach er, „wir sind alte Männer geworden. Schwerlich wird einer von uns den anderen in dieser Gestalt wieder sehen. Ich sehe, Geliebter, dass du den Frieden gefunden hast. Ich bekenne, ihn nicht gefunden zu haben. Sage mir, Verehrter, noch ein Wort, gib mir etwas, das ich fassen, das ich verstehen kann! Gib mir etwas mit auf meinen Weg. Er ist oft beschwerlich, mein Weg, oft finster, Siddartha."

Siddartha schwieg und blickte ihn mit dem immer gleichen, stillen Lächeln an. Starr blickte ihm Govinda ins Gesicht, mit Angst, mit Sehnsucht, Leid und ewiges Suchen stand in seinem Blick ge-

27. Hermann Hesse, Siddartha. Eine indische Dichtung. Zit. n. der Ausgabe der Büchergilde Gutenberg, Frankfurt 1973, S. 134 f.

schrieben, ewiges Nichtfinden. Siddartha sah es und lächelte.

„Neige dich zu mir!" flüsterte er leise in Govindas Ohr. „Neige dich zu mir her! So, noch näher! Ganz nahe! Küsse mich auf die Stirn, Govinda!"

Während aber Govinda verwundert, und dennoch von großer Liebe und Ahnung gezogen, seinen Worten gehorchte, sich nahe zu ihm neigte und seine Stirn mit den Lippen berührte, geschah ihm etwas Wunderbares. Während seine Gedanken noch bei Siddarthas wunderlichen Worten verweilten, während er sich noch vergeblich und mit Widerstreben bemühte, sich die Zeit hinwegzudenken, sich Nirwana und Sansara als Eines vorzustellen, während sogar eine gewisse Verachtung für die Worte des Freundes in ihm mit einer ungeheuren Liebe und Ehrfurcht stritt, geschah ihm dieses: Er sah seines Freundes Siddartha Gesicht nicht mehr, er sah statt dessen andere Gesichter, viele, eine lange Reihe, einen strömenden Fluss von Gesichtern, von hunderten, von tausenden, welche alle kamen und vergingen, und doch alle zugleich dazusein schienen, welche alle sich beständig veränderten und erneuerten, und welche doch alle Siddartha waren. Er sah das Gesicht eines Fisches, eines Karpfens, mit unendlich schmerzvoll geöffnetem Maule, eines sterbenden Fisches, mit brechenden Augen – er sah das Gesicht eines neugeborenen Kindes, rot und voll Falten, zum Weinen verzogen – er sah das Gesicht eines Mörders, sah ihn ein Messer in den Leib eines Menschen stechen – er sah, zur selben Sekunde, diesen Verbrecher gefesselt knien und sein Haupt vom Henker mit einem Schwertschlag abgeschlagen werden – er sah die Körper von Männern und Frauen nackt in Stellungen und Kämpfen rasender Liebe – er sah Leichen ausgestreckt, still, kalt, leer – er sah Tierköpfe, von Ebern, von Krokodilen, von Elefanten, von Stieren, von Vögeln – er sah Götter, sah Krishna, sah Agni – er sah all diese Gesichter und Gestalten in tausend Beziehungen zueinander, jede der anderen helfend, sie hassend, sie vernichtend, sie neu gebärend, jede war ein Sterbenwollen, ein leidenschaftlich schmerzliches Bekenntnis der Vergänglichkeit, und keine starb doch, jede verwandelte sich nur, wurde stets neu geboren, bekam stets ein neues Gesicht, ohne dass doch zwischen einem und dem anderen Gesicht Zeit gelegen wäre – und all diese Gesichter und Gestalten ruhten, flossen, erzeugten sich, schwammen dahin und strömten ineinander, und über alle war beständig etwas Dünnes, Wesenloses, dennoch Seiendes, wie ein dünnes Glas oder Eis gezogen, wie eine durchsichtige Haut, eine Schale oder Form oder Maske von Wasser, und diese Maske lächelte, und diese Maske war Siddarthas lächelndes Gesicht, das er, Govinda, in eben diesem selben Augenblick mit den Lippen berührte. Und, so sah Govinda, dies Lächeln der Maske, dies Lächeln der Einheit über den strömenden Gestaltungen, dies Lächeln der Gleichzeitigkeit über den tausend Geburten und Toten, dies Lächeln Siddarthas war genau dasselbe, war genau das gleiche, stille, feine, undurchdringliche, vielleicht gütige, vielleicht spöttische, weise, tausendfältige Lächeln Gotamas, des Buddha, wie er selbst es hundertmal mit Ehrfurcht gesehen hatte. So, das wusste Govinda, lächelten die Vollendeten.

Die Bewusstseinsstufen 5 und 6 im Vergleich

Bewusstseinsstufen	Stufen 5	Stufe 6
Welterfahrung	Dasein	Zeuge sein
Lebensmodus	Dienen	Sein
Lebensausrichtung	Schöpfung	Einfachheit
Selbstgefühl	Das	Nicht-Selbst
Handlungsgrund	Berufung	Stille, Spontan
Weltdeutung	Vision	Transzendente Mystik
Erkenntnismodus	Sehen	Zeuge sein
Erkenntnistheorie	Kontemplativ	Meditativ
Schlüsselsätze	Ich diene	Ich bin

Stufe 7: Das Allbewusstsein – Der Tod

Stufenmeditation

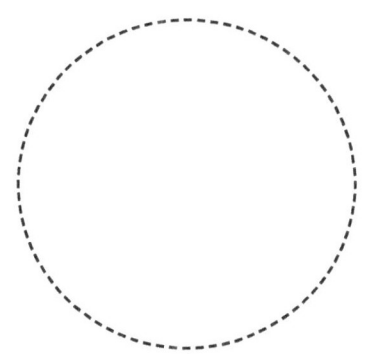

Ich stelle mich in den Mittelpunkt des Kreises und empfinde – nichts. Langsam dreht sich mein Körper nach rechts, die Bewegung führt mich an der sechsten Stufe vorbei aus dem Kreis hinaus. Ich blicke nach draußen, ich bin draußen.

„Sechs Tage lang hat Gott gearbeitet, am siebten ruhte er sich aus. An sechs Chakren musst du arbeiten, das siebte Chakra ist der Zustand großer Ruhe, äußerster Ruhe, absoluter Entspannung – du bist ‚nach Hause gekommen'. Mit dem siebten Chakra verschwindest du als Teil der Dualität. Alle Polaritäten verschwinden, alle Unterscheidungen verschwinden. Die Nacht ist nicht mehr die Nacht, und der Tag ist nicht mehr der Tag. Sommer ist nicht mehr Sommer, und Winter ist nicht mehr Winter. Materie ist nicht mehr Materie, und Geist ist nicht mehr Geist – du bist darüber hinausgegangen. Das ist der transzendentale Bereich, den Buddha Nirwana nennt."[28]

28. Osho, *Tantrische Vision, Köln 2006, S. 191 f.*

Teil 2

FAMILIENSTELLEN
ALS SPIRITUELLE THERAPIE

BEWUSSTSEIN UND THERAPIE

DIE PROBLEME DES MODERNEN BEWUSSTSEINS HABEN EINEN BERUF hervorgebracht, den es vor hundert Jahren noch nicht und vor fünfzig Jahren nur sehr selten gab: den Psychotherapeuten. Wie sehr die Seele heute leidet und wie sehr sie nach Hilfe ruft, kann man an der Zahl derer sehen, die professionelle oder halbprofessionelle Hilfe suchen. Die meisten Kassenpraxen für Psychotherapie sind überlaufen; in ländlichen Gebieten, wo noch vor 25 Jahren niemand einen Psychotherapeuten aufgesucht hätte, ist eine Therapiestunde nur nach langer Wartezeit zu bekommen; Allgemeinmediziner in Hausarztpraxen klagen, dass sie eigentlich mit vielen Patienten nur reden müssten, wozu sie aber keine Zeit haben; entweder werden die Patienten mit einem „Das ist psychisch, Sie müssen sich mehr entspannen" vertröstet oder mit Medikamenten beruhigt. Depression und Stress sind allgegenwärtig. Verhaltensauffällige Kinder werden in großer Zahl mit der Psychodroge Ritalin ruhig gestellt. Weil das alles nicht reicht oder nicht hilft oder mit massiven Nebenwirkungen verbunden ist, suchen noch mehr Menschen Hilfe außerhalb der offiziellen medizinisch-psychotherapeutischen Versorgung, auf dem freien – teils professionellen, teils halbprofessionellen, teils laienhaften – Markt der neuen Therapieangebote. Hier müssen sie zwar selbst bezahlen, aber der Leidensdruck lässt ihnen keine Wahl, und offensichtlich schätzen sie auch das Angebot.

Die meisten dieser Hilfesuchenden leiden nicht unter einer klassischen psychischen Krankheit. Sie kommen einfach alleine nicht mehr mit ihrem Leben zurecht. Sie empfinden Druck und Überlastung, haben Krankheitssymptome, für die der Arzt keine Erklärung oder keine Therapie hat, kommen in ihren Beziehungen oder auf ihrer Arbeit nicht mehr klar, sehen keinen Sinn mehr in ihrem Leben, fühlen sich als Mütter überfordert, und so weiter. Wenn man näher hinschaut, fehlt in den meisten Fällen vor allem eines: eine Orientierung, an der man sein Leben ausrichten kann. Denn objektiv ist das Leben heute nicht schwerer als in den Nachkriegs- oder den Vorkriegsjahren, von den Kriegsjahren selbst ganz zu schweigen. Objektiv leben wir in der besten aller Welten. Subjektiv ist aber offensichtlich das Gegenteil der Fall. Die beste aller Welten ist für die Seele ziemlich leer und ziemlich tot. Vielen – vor allem denen, die auf dem freien Therapiemarkt Hilfe nachfragen – ist dies auch bewusst; sie kommen nicht mit konkreten Symptomen, sondern suchen bewusst nach etwas, was ihnen eine innere Orientierung für ihr Leben geben kann. Die Therapie (oder „Lebensberatung")[29] soll ihnen dabei helfen, einen inneren Ort zu finden, der Ruhe und Ausrichtung gibt.

Um dies leisten zu können, muss die Therapie (und auch der einzelne Therapeut) selbst mit einem inneren Ort der Ruhe und Ausrichtung verbunden sein. Die Frage ist, wo dieser Ort sein kann und wie eine Therapie beschaffen sein sollte, die in der Lage ist, den Klienten einen Weg aus der Wüste der Sinnlosigkeit zu zeigen. Wenn man auf die Bewusstseinsstufen schaut, sollte klar sein, dass dieser Ort nicht vor dem modernen Bewusstsein liegen kann. Die Antwort kann nicht von außen kommen, denn nachdem das Bewusstsein von der unbewussten Einheit mit dem Ganzen über das Wir-Bewusstsein, in dem die Orientierung von

29. *Viele Therapeuten auf dem freien Markt nennen sich „Lebensberater", weil sie keine rechtlich anerkannte Therapieausbildung haben. Sie können aber durchaus hervorragend ausgebildet sein. Ich spreche hier generell von „Therapie" und „Therapeut" für alles, was mit Seelenheilung und Bewusstseinsarbeit im weitesten Sinne zu tun hat. Wenn ich die Therapie im rechtlichen Sinne meine, schreibe ich „Psychotherapie" oder „Psychotherapeut".*

außen, von Gott, der Religion und der Familie, vorgegeben war, zum Ich gekommen ist, das allein in der metaphysisch leeren Welt steht, gibt es kein Außen mehr, das einen Sinn stiften könnte. Wenn das Bewusstsein aber nicht stehen bleibt, sondern diesen Weg fortsetzt, kommt es automatisch nach innen – es geht in das Ich hinein und durch es hindurch oder darüber hinaus. Hierbei kann die Therapie, wenn sie sich mit der größeren Bewegung des Bewusstseins verbindet, eine starke Hilfe sein – nicht, indem sie eine Antwort auf die Sinnfrage gibt, sondern indem sie den Weg nach innen unterstützt, wo der Einzelne seine Antworten selbst zu finden hat.

Die moderne Psychotherapie ist dazu allerdings nur sehr begrenzt in der Lage, denn sie ist eng mit der Bewusstseinsstufe 3, dem Ich-Bewusstsein, verbunden, wenn nicht gar damit identifiziert. In der Psychotherapie ist die naturwissenschaftliche Erkenntnis, dass der Innenraum ebenso unbegrenzt und unendlich ist wie der Außenraum, noch nicht wirklich angekommen. Hier hält man noch eisern am Ich als letzte innere Instanz fest, während sich in der Physik die Idee einer kleinsten Substanz längst aufgelöst hat und man erkennt, dass der innere Raum, der Mikrokosmos, sich immer weiter öffnet, je weiter man hineingeht. Diese Ich-Fixierung der Psychotherapie gilt nicht für jede einzelne Methode, aber doch für alle Verfahren, die als „wissenschaftlich" anerkannt sind. Dass sich der sogenannte „graue" oder, richtiger gesagt, freie Therapiemarkt, der nach solchen Anerkennungen nicht fragt, sondern sich auf der Basis von Angebot und Nachfrage entwickelt und reguliert, in den letzten drei Jahrzehnten so weit ausgebreitet hat, liegt sicher auch daran, dass die anerkannten Verfahren auf die neuen Probleme keine Antwort haben. Und das hängt wiederum damit zusammen, dass diese Psychotherapie aus demselben Bewusstsein kommt und in ihm verharrt, das die Probleme der

Menschen hervorbringt. Ein kurzer Blick auf die Geschichte der Therapie mag dies verdeutlichen und zeigen, wie die allgemeine Entwicklung des Bewusstseins und die Therapie zusammenhängen.

Entstehung und Entwicklung der Psychotherapie – Im Dienste der Befreiung

Die moderne Therapie, die Psychotherapie, entstand mit dem Übergang zur Stufe 3. Das frühe 20. Jahrhundert in Mitteleuropa war gekennzeichnet von einem intellektuellen Aufbruch in eine neue Zeit, dem die Seele nicht mehr folgen konnte. Die Seele ist langsam, die seelische Bewegung braucht sehr viel Zeit. Ich arbeite seit einigen Jahren regelmäßig im chinesischen Kulturraum, vor allem in Taiwan, aber auch in China selbst und in Malaysia (vorwiegend mit Angehörigen der chinesischen Volksgruppe), und kann dies dort sehr gut beobachten. Hier hat innerhalb von dreißig, vierzig Jahren eine Modernisierung stattgefunden, die in Europa und Amerika zweihundert Jahre und länger gedauert hat. Die Generation der heute Dreißig- bis Vierzigjährigen ist auf einen Schlag in ein ganz anderes Zeitalter hineingeschleudert worden als ihre Eltern, und ihre Großeltern lebten quasi noch im Mittelalter. Das Verhalten, der Lebensstil ist hypermodern, aber die Seele leidet. Sie kann nicht Schritt halten, sie ist zerrissen zwischen dem, was das Heute erfordert und wo der Geist sich schon aufhält, und dem, was gestern noch galt. Die Seele braucht Zeit, um in das Neue hineinzuwachsen, während es den Geist sogar an die Spitze der Entwicklung drängt.

In einer ähnlichen Situation entstand in Europa die Psychotherapie. Intellektuell war man, sprich: das Bildungsbürgertum, schon in der neuen Zeit, Nietzsche hatte Gott für tot erklärt, aber gerade die empfindsamen Seelen, die sich in die neuen Räume vorwagten, drohten daran zu zerbrechen. Ihr Fühlen, ihre inneren Loyalitäten wurzelten noch ganz im Alten, und wenn man sich darüber hinwegsetzte, wurde man krank. Der alte Seel-Sorger, der Priester, konnte nicht mehr helfen, denn seine Welt war für das neue Denken nicht mehr maßgebend. Wer nicht mehr glaubt, dem kann aus dem Glauben heraus nicht geholfen werden. Für das neue seelische Leid brauchte es eine neue Art von Seelsorger: den Psychotherapeuten. Die Therapie gründete nicht mehr im Glauben, sondern suchte ihre Basis in der rationalen, wissenschaftlichen Erforschung der Seele. Damit konnte, so schien es, dem Seelenleiden der Zeit ein ihm gemäßes Heilverfahren an die Seite gestellt werden.

Dessen Aufgabe bestand darin, eine Brücke zu schlagen zwischen dem, wo die allgemeine geistige Entwicklung mit Macht hindrängte und der Geist der Vorhut sich schon befand, und der seelischen und emotionalen Entwicklung, die weit dahinter zurückblieb. Die Seele war, so dachte man, gefangen in alten Vorstellungen und Tabus, die im Unbewussten weiter herrschten, während der bewusste Teil des Bewusstseins sie schon hinter sich gelassen hatte oder dies glaubte. Die Aufgabe der Therapie bestand nun darin, diese unbewussten Verstrickungen aus dem Dunkel ins Licht, ins wache Bewusstsein zu bringen. Das war quasi eine zweite Aufklärung. Die erste hatte das Denken im Lichte der Vernunft erhellt und damit befreit. Die zweite sollte nun auch den verborgenen Teil des Bewusstseins, das dem Denken nicht zugängliche Unbewusste, das sich zum Beispiel in Träumen symbolhaft zeigte, diesem Licht zugänglich machen. Dass es dieses Unbewusste überhaupt gab, war ein Schock für die aufklärerische Idee des von allen Fesseln befreiten Denkens. Bedeutete es doch, dass unser Denken und Handeln zu wesentlichen Teilen nicht frei und selbstbestimmt ist, sondern von unergründlichen Trieben und anderen Kräften gesteuert wird, die immer noch im Dunkeln wesen.

Wenn uns heute manche Hirnforscher erklären, dass alles, was wir denken, entscheiden und tun, im Gehirn bereits entschieden ist, bevor wir es denken und tun, dass folglich der freie Wille eine Illusion ist, dann ist dies eine radikale Erweiterung der Entdeckung des Unbewussten zu Freuds Zeiten. Eine Erweiterung freilich, die die damalige Hoffnung, mithilfe der Psychoanalyse einen bewussten Zugang zu diesem Unbewussten zu finden, das Licht der Vernunft hineinzubringen und damit das Werk der Aufklärung im Seelischen zu vollenden, hinwegfegt. Mehr noch: Die gesamte Idee der freien Vernunft, des freien Willens und des freien Handelns steht damit zur Disposition – und damit übrigens auch die Psychotherapie, sofern sie der Idee der freien Vernunft und des autonomen Handelns anhängt.

Für Freud und seine Nachfolger war die Entdeckung des Unbewussten der Anstoß, im aufklärerischen Sinne das Unbewusste zu erforschen und der Vernunft zugänglich zu machen. Damit würde das Ich sich von den unbewusst wirkenden fremden Mächten befreien und der Einzelne frei und autonom über sein Leben entscheiden können. Das ist, unbeschadet der verschiedenen Methoden und Wege, die zur Umsetzung dieses Zieles eingesetzt werden (und sich zum Teil heftig befehden), die Grundidee der Psychotherapie bis auf den heutigen Tag. Zwar hat bereits Freuds Schüler C. G. Jung mehr als nur den Verdacht gehabt, dass die Tiefenschichten der Seele dem Zugriff der Vernunft nie zugänglich sein werden, aber er blieb damit in der Psychotherapie ein Außenseiter.

Wenn wir die Entstehung und Entwicklung der Therapie in Bezug zu den Bewusstseinsstufen setzen, sehen wir, dass es sich um eine konsequente Umsetzung der Stufe 3 handelt. Es ging um die Ablösung der Seele (des Unbewussten) von den verinnerlichten Strukturen der Stufe 2, des Gruppenbewusstseins, um das Ich zur vollen Autonomie zu führen. Die Psychoanalyse war einerseits bereits ein Ausdruck des neuen Bewusstseins, sie konnte nur entstehen, weil der Geist schon auf der Stufe angekommen war, und zum anderen lieferte sie einen wichtigen Beitrag, um dieses neue Bewusstsein zu verbreitern und zu vertiefen. Während der klassische Seelsorger, der Priester, versuchte, das Bewusstsein, das aus seiner Sicht dabei war, sich zu verlieren, weil es den Kontakt zum Ganzen (zu Gott) verlor, zurückzuholen und es auf diese Weise wieder mit der Seele zu verbinden, löste die Therapie den Konflikt nach vorne auf: Die Aufklärung sollte über das Denken hinaus auch die tieferen Schichten der Seele erreichen, indem sie Licht ins Unbewusste brachte. Damit sollte der Einzelne endlich ganz aus der Verstrickung mit dem Alten und den inneren Mächten, die diesem dienten, erlöst werden.[30]

Damit ging ein heimlicher Paradigmenwechsel einher. Während das alte Denken immer vom Ganzen ausging und das Wohl des Einzelnen gegenüber dem Wohl des Ganzen als nachrangig betrachtete, war es nun umgekehrt. Die Frage war jetzt: Was braucht der Einzelne, um glücklich zu sein? Wie kann er sein Denken, Handeln und Fühlen in Einklang bringen? Diese Frage erschien damals unerhört, und noch einmal hundert Jahre früher war sie noch nicht einmal vorstellbar. Eine Ehe zum Beispiel dien-

---

30. Ich wähle den Begriff „erlöst werden", weil die gesamte Aufklärungsidee der christlichen Erlösungsidee folgt – sie hat sie lediglich umgedreht und als innerweltliches Erlösungsprogramm umgeschrieben. Am deutlichsten wird dies dort, wo Psychoanalyse und Marxismus zusammen gedacht werden als kollektive und individuelle Erlösung.

te nicht dem Wohl und dem Glück des Einzelnen, sondern ausschließlich dem der Familie, der Sippe oder, bei den Mächtigen, dem Fürstentum oder der Nation. Das war (und ist) im Bewusstsein der Stufe 2 völlig selbstverständlich. Bei der Erziehung spielte die Frage, was ein Kind braucht, überhaupt keine Rolle. Es ging allein darum, was die Familie oder die Gesellschaft braucht. Kinder hatten sich nach der Familie auszurichten, Nachkommen nach den Vorfahren, der Einzelne nach der Gruppe, aus der er kam. Das wurde jetzt umgedreht, die neue Frage war: Was braucht der Einzelne? Die Gesellschaft, die Religion, die Familie standen jetzt plötzlich in dem Generalverdacht, die Entwicklung des Individuums zu behindern, wenn nicht gar zu verhindern.

Dem entsprach, dass Störungen (in moderner Sprache: psychische Symptome), abweichendes Verhalten und manchmal auch Krankheiten als Abfall vom Ganzen oder als ungenügende Integration in das größere Ganze (die Familie, die Religion) angesehen und, wenn überhaupt, entsprechend behandelt wurden, also mit dem Ziel der Reintegration in dieses Ganze und seine Werte. Mit der hereinkommenden Stufe 3 und der dieser verbundenen Psychotherapie änderte sich das grundlegend. Jetzt rückte der Einzelne in den Mittelpunkt, jetzt ging es darum, was er braucht, um aus sich heraus gesund und ganz zu werden. Anstatt um Reintegration ging es im Gegenteil nun darum, wie sich der Einzelne aus den alten Traditionen und ihren Zwängen nicht nur äußerlich und im Denken, sondern auch innerlich befreien, wie er „autonom" werden könnte.

Das war nicht nur zeitgemäß, sondern insofern auch angemessen, als es der Bewegung des Bewusstseins folgt, sich seiner selbst bewusst zu werden. In praktischer Hinsicht bedeutet dies, dass die Diskrepanz zwischen einem Denken, dass die alten Begrenzungen als falsch durchschaut hatte, einem Verhalten, das diese Begrenzungen – auch unter dem Druck der Anforderungen der gesellschaftlichen (industriellen) Entwicklung – zunehmend hinter sich ließ, und einem Fühlen, das mit diesen Veränderungen nicht mitkam und zwischen modernen Wünschen und alten inneren Loyalitäten zerrissen war, gelindert werden konnte, indem, plakativ formuliert, der Fortschritt auch ins Gefühl gebracht wurde.

Damit spreche ich allerdings bereits eine zentrale Erweiterung des Freud'schen Ansatzes an. Dieser ging nämlich noch davon aus, dass es genüge, das Unbewusste und Irrationale der Vernunft zugänglich zu machen. Angestoßen durch die Forschungen von Freuds Schüler Wilhelm Reich[31], der entdeckt hatte, dass seelische Verletzungen in der Körperstruktur manifestiert sind und durch Atemübungen, Massagen und Körperübungen emotional erfahren und wieder erlebt und damit – so jedenfalls seine Überzeugung – geheilt werden können, entwickelte sich seit den Sechzigerjahren des 20. Jahrhunderts eine Therapie, die zunehmend das Erleben, die ganzheitliche (körperliche, emotionale und mentale) Erfahrung berücksichtigte. Der Fokus lag dabei eindeutig auf dem Individuum und dessen Befreiung aus den Zwängen seiner Herkunft. Die Vergangenheit war das Krankmachende, das Einschränkende, das zu Überwindende. Dies ging nicht selten so weit, dass die Eltern symbolisch verprügelt oder sogar getötet wurden. Befreiung war Befreiung *von* den Eltern, *von* der Familie, *von* der „schlechten" Kindheit – wobei die Klienten merkwürdigerweise zu ausge-

---

31. *Reich war ebenso wie Freud Jude und musste in den Dreißigerjahren vor den Nazis fliehen. Über Schweden kam er schließlich in die USA, wo er 1956 zu einer Gefängnisstrafe verurteilt wurde, weil er sich nicht an das Verbot der Verbreitung des von ihm entwickelten Orgonakkumulators und seiner entsprechenden Schriften hielt. Seine Arbeiten wurden verbrannt (im freien Amerika im Jahre 1956, 20 Jahre nach den Bücherverbrennungen der Nazis!), und Reich starb 1957 im Gefängnis.*

sprochen kindlichem Verhalten (fälschlicherweise für Spontaneität gehalten) animiert wurden. Ich schreibe dies zwar in der Vergangenheitsform, aber diese Therapien sind auch heute noch recht verbreitet. Wenn wir auf die Bewusstseinsstufen schauen, kann man unschwer erkennen, dass hier das Programm der Jugend – Rebellion gegen das Elternhaus – ausagiert wird. Deshalb wirken diese Therapien vordergründig befreiend – ebenso wie die jugendliche Rebellion etwas Befreiendes hat –, aber sie bleiben in der Auflehnung stecken. Sie führen nicht zu einem erwachsenen Ich, zu einem selbstverantwortlichen Leben.

Das gilt natürlich nicht für alle Therapien der Sechziger- und späterer Jahre. Einige, wie Hypnotherapie, NLP, Skript- und Transaktionsanalyse, sind mehr kognitiv oder symbolisch oder auch systemisch (Familientherapie) orientiert. Hier besteht allerdings, ohne dass ich im Einzelnen darauf eingehen möchte, die Tendenz, das Emotionale zu übergehen oder bestenfalls zu streifen, so dass die eher rationalen oder bildhaft-symbolischen Lösungen bei diesen Verfahren meist nicht ganzheitlich verankert sind. Die Folge ist, dass das Erwachsensein oft aufgesetzt ist und keine wirkliche emotionale Basis hat. Und die Sicht, dass die Familie die Mutter aller Probleme ist, überwiegt auch hier.

Systemische Therapie: Die Vernichtung des Lebendigen

Eine besondere Rolle nimmt die systemische Therapie ein, die vor allem in der Familientherapie sehr stark vertreten ist. Ich erwähne sie hier deshalb besonders, weil das Familienstellen oft als Variante der systemischen Therapie angesehen oder in deren theoretischem und praktischem Kontext angewendet wird. Sie erkennt an, dass der Einzelne immer in einen größeren Zusammenhang (ein System) eingebunden ist und dass sein Denken und Handeln immer in Wechselwirkung mit diesem System steht. Daher geht es ihr nicht um eine Befreiung von dem System, zum Beispiel dem System der Familie, sondern um eine bessere Gestaltung der Beziehungen in dem System. Das ist eindeutig ein Fortschritt gegenüber individualistisch ausgerichteten Ansätzen, weil damit gesehen wird, dass wir immer in etwas Größeres eingebunden sind und sein müssen. Allerdings wird dieses Größere in der systemischen Therapie nur vordergründig anerkannt, nicht wirklich. Ein „System" ist nämlich eine menschliche Erfindung, entweder eine gedankliche Abstraktion oder eine menschliche Konstruktion. Wo das Lebendige theoretisch als System konstruiert und dann praktisch so behandelt wird, entgeht einem genau das, was das Leben ausmacht: das, was uns vorausgeht und à priori übersteigt. Es gibt lebendige Organismen und es gibt Systeme, aber es gibt keine „lebenden Systeme". In dem Moment, wo ich meinen Körper lediglich als ein System betrachte, in dem Strukturen und Funktionen in Wechselwirkung miteinander funktionieren, entziehe ich ihm das Leben. Er ist wie ein Motor oder ein Computer. Das gleiche gilt für die Familie. Die Systemiker betrachten sie als eine Konstruktion, nicht als einen lebenden Organismus, der uns vorausgeht. In der systemischen Sicht konstruiert sich jeder im Kopf seine eigene Familie, und entsprechend dieser Konstruktion handelt er. In der Therapie geht es daher darum, die jeweiligen Konstruktionen miteinander abzugleichen und zu einem Höchstmaß an Übereinstimmung zu bringen, damit das System funktioniert und der Einzelne darin klarkommt.

Wenn das Größere aber eine Konstruktion ist, dann ist es nicht wirklich größer als wir, seine Konstrukteure. Dann ist seine Größe nur etwas Quantitatives, aber nichts Essenzielles. Im systemischkonstruktivistischen Denken ist das Ich immer noch das Größte, weil es alles als seine eigene Konstruktion betrachtet. Natürlich haben diese Konstruktionen – wie ein Motor oder Computer – Eigengesetzlichkeiten, denen man sich, wenn man die Maschine nutzt, unterwerfen muss; aber diese sind veränderbar, wir können sie anders konstruieren. Genauso werden die Familie und das Leben insgesamt betrachtet: als etwas, das zwar gewisse Eigengesetzlichkeiten hat, das man aber anders konstruieren kann. Tatsächlich ist das systemische Denken, obwohl es das Ich scheinbar wieder einem größeren Ganzen zuordnet, der äußerste Exzess des Ich-Bewusstseins: Indem es alles als subjektive Konstruktion betrachtet, hat es sich nämlich alles Größere von vornherein einverleibt.

Manche meinen, systemisches Denken sei eine Art ganzheitlichen Denkens, nur wissenschaftlicher formuliert. Das ist ein großer Irrtum. Das systemische Denken ist die Auslöschung der Ganzheit, die Vernichtung des Lebendigen. Die Ganzheit ist die Weise, wie das Sein ist. Wir sind darin eingelassen, haben Teil daran, sind von derselben Ganzheit, aber können sie nicht machen. Sie ist das A-priori-Große, aus dem und in dem wir sind.

Was hat das mit der Therapie zu tun? Sehr viel, es gibt ihr die Grundausrichtung, und damit beeinflusst es auch die Lebensausrichtung der Klienten. Ob wir davon ausgehen, dass wir unser Leben konstruieren oder ob wir uns als Teil einer Ganzheit verstehen, in die wir eingebettet sind, ist ein gewaltiger Unterschied. Im ersten Fall geht es darum, die Kontrolle zu behalten oder wiederzugewinnen, im zweiten, uns dem Fluss und der Eigengesetzlichkeit des Lebens hinzugeben. Im ersten ist die Frage: Was kann/muss ich tun?, im zweiten: Was kann/muss ich lassen? Wobei dieses Lassen nicht heißt, dass man nicht handelt. Das

Handeln folgt vielmehr dem, was sich aus dem inneren Kontakt mit der Bewegung des Ganzen spontan und natürlich – was auch bedeutet: ohne Anstrengung – ergibt.

Die Aufstellungsarbeit: Der Lebensbewegung folgen

Diese Ausrichtung auf das Ganze und das Eintreten in den Fluss seiner Bewegung ist die Essenz des Familienstellens, wie es von Bert Hellinger entwickelt wurde. Sie äußert sich sowohl in der Methode (vor allem in der fortgeschrittenen Variante der bewegten Aufstellungen) als auch in der Sicht der Verbundenheit der Einzelnen mit dem Ganzen und den Lösungswegen, die sich bei Aufstellungen zeigen. Auf den folgenden Seiten möchte ich darlegen, wie die Aufstellungsarbeit dazu beitragen kann, uns die Einbettung unseres Lebens in ein größeres Ganzes bewusst zu machen und uns an der Bewegung des Bewusstseins teilhaben zu lassen. Dabei ist es mir wichtig, dass diese Bewegung nicht hinter das Ich-Bewusstsein zurückfällt in eine Variante des alten Gruppenbewusstseins, sondern durch das Ich hindurchgeht zu einer neuen, weiteren Weise von Verbundenheit, die – anstatt aus übernommenen Bildern und Werten – aus dem eigenen Herzen kommt. Diese Unterscheidung ist bisher aus meiner Sicht sowohl bei Hellinger selbst als auch in der Aufstellungspraxis nicht deutlich genug erkannt oder zumindest nicht deutlich genug beschrieben und in der Praxis umgesetzt. Ich werde dabei nicht die Aufstellungsarbeit in ihrer ganzen Breite darstellen[32], beschreibe die Elemente, die ich herausgreife, aber so, dass der Text auch für Leser verständlich ist, die sie nicht kennen.

32. *Eine kompakte Einführung und zugleich lebendige Schilderung finden Sie in meinen Büchern „Liebe, die löst" (Heidelberg, Carl Auer Verlag 2001) und „Das Hellinger-Prinzip (Freiburg, Herder Verlag 2003).*

Zuvor scheint mir noch eine kurze Anmerkung notwendig. Irrtümlicherweise wurde und wird das Familienstellen oft als systemische Therapie bezeichnet. Das hat vor allem einen historischen Hintergrund: Im Untertitel (und Text) des ersten Buches über Familienstellen, „Zweierlei Glück", mit dem die Aufstellungsarbeit schlagartig bekannt wurde, hat der Verfasser Gunthard Weber das Familienstellen als „systemische Psychotherapie" bezeichnet. Weber ist selbst systemischer Therapeut und Inhaber des wichtigsten systemischen Fachverlages, in dem auch das Buch erschien. Er ist dabei großzügig darüber hinweggegangen, dass Hellinger mit der Schule der Systemischen Therapie ebenso wie mit der Systemtheorie gar nichts zu tun hatte.[33] Allerdings hat Hellinger auch nicht für die notwendige Klarstellung gesorgt, sondern sich lediglich hier und da einmal durch verbale Spitzen gegen den systemischen Konstruktivismus abgegrenzt.[34] Überhaupt ist es ein großes Manko, dass Hellinger nie eine zusammenhängende Theorie seiner Aufstellungsarbeit formuliert hat. Deshalb versteht, überspitzt formuliert, jeder unter Familienstellen etwas anderes. Man kann die Aufstellungsarbeit durchaus als systemische Arbeit einsetzen, um die Beziehungen in Systemen zu optimieren. In einem praktisch ausgerichteten sozialen System wie einem Unternehmen oder einer Organisation ist dies sicher angemessen. Dies sind aber tatsächlich menschliche Schöpfungen. Dabei geht es nicht um die menschliche Seele, sondern um das Funktionieren eines komplexen Gebildes, das einen bestimmten Zweck erfüllen soll. Wenn wir aber die Seele und

33. *Das hat sehr viel Verwirrung gestiftet und auch zur schließlich feindseligen Haltung der Systemiker Hellinger gegenüber beigetragen. Eine ausführliche Darstellung findet sich in meinem Buch „Die Hellinger-Kontroverse", Freiburg 2005, S. 52–88.*
34. *Zum Beispiel durch folgende Geschichte, die die konstruktivistische Vorstellung karikiert, die Wirklichkeit würde nicht ge-, sondern erfunden: Ein Konstruktivist verirrt sich bei einer Bergwanderung. Als ihn nach drei Tagen ein Suchtrupp findet, sagt er erleichtert: Danke, dass ihr mich endlich erfunden habt.*

ihre Verbindung zum Ganzen auf ähnliche Weise betrachten, dann reduzieren wir den Menschen auf ein Rädchen in einer Maschine. Der Seele wird nur ein ganzheitlicher Ansatz gerecht, der fragt, was sie im Innersten leitet und was der einzelne Mensch braucht, um mit sich selbst und seiner Welt in Einklang zu kommen. Um es etwas deutlicher in Bezug auf die Situation der Moderne zu formulieren: Wie findet das Ich in einer sinnentleerten Welt wieder den Bezug zu etwas Größerem, das ihm eine Ausrichtung gibt, ohne sich dazu wieder in die alte Welt zurückbegeben zu müssen?

DIE AUFSTELLUNGSMETHODE: SPRUNG INS UNBEKANNTE

Aufstellungen als Spiegel der Seele

Bert Hellinger hat mit der Aufstellungsmethode ein ganz neues Verfahren in die Therapie eingeführt. Es gab zwar vorher bereits szenische Verfahren, aber dies waren immer Inszenierungen einer vermuteten Familien- oder Beziehungsdynamik. Es stellte also jemand einen Vater dar (oder wen auch immer), dabei ging man aber davon aus, dass dieser den Vater *spielte*, indem er entweder Elemente darstellte, die man ihm vorgab, oder aufgrund von Informationen, die er über den Vater hatte, selbst den Vater zu spielen versuchte. Es wurden also Gruppenprozesse *konstruiert* oder *simuliert.* Hellinger hingegen entdeckte und behauptete etwas ganz Neues und Unerhörtes: Mithilfe von Stellvertretern lassen sich verborgene Wirklichkeiten abbilden; *Aufstellungen zeigen, wie der Vater wirklich ist,* was er fühlt, was seine Seele und sein Herz bewegt, was ihn im tiefsten Inneren belastet und auch, was er getan hat. Aufstellungen zeigen das, was ist, sie sind ein Spiegel der Seele. Sie zeigen die Verstrickung des Einzelnen und deren Zusammenhänge, und sie zeigen meist auch die Lösung. Doch der Reihe nach.

Die Aufstellungsarbeit ist zunächst eine Gruppenmethode (es gibt inzwischen auch mehrere Verfahren, sie in der Einzelberatung einzusetzen, darauf wird hier jedoch nicht näher eingegangen)[35]. Dabei stehen fremde Personen –„Stellvertreter" oder „Repräsentanten", die aus dem Kreis der Gruppenteilnehmer willkürlich

[35]. *Siehe dazu: Wilfried De Philipp (Hrsg.), Systemaufstellungen im Einzelsetting: Platz lassen, Raum geben, Heidelberg.*

ausgewählt werden – in den Rollen von Familienmitgliedern. Der Klient wählt beispielsweise eine Frau für seine Mutter, einen Mann für seinen Vater und eine ebenfalls fremde Person für sich selbst. Es spielt keine Rolle, wen man dafür auswählt. Diese Personen führt er an einen Platz im Raum – er „stellt" ihn oder sie „auf". Er folgt dabei einem momentanen Gefühl. Man kann auch auf das Aufstellen verzichten und die Stellvertreter auffordern, sich selbst einen Platz im Raum zu suchen. Die Entscheidung, wer aufgestellt wird, trifft im Allgemeinen der Leiter der Aufstellung in Abstimmung mit dem Klienten.

Außer Familien kann im Prinzip jede Art von Gruppe, jedes soziale System und jede Beziehung aufgestellt werden. Und man kann nicht nur Personen, sondern auch soziale Einheiten (Abteilungen in Betrieben, Nationen, Religionen, Regionen, Parteien etc.), Krankheiten und Symptome, Orte (das Gefängnis, das KZ, den Himmel usw.) oder abstrakt-symbolische Elemente (innere Bilder, Glaubenssätze, Ideen, Namen etc.) aufstellen – im Grunde gibt es nichts, was nicht in einer Aufstellung vertreten werden könnte. Damit die Darstellung nicht zu kompliziert wird, beschränke ich mich im Folgenden auf die Repräsentation von Personen.

Die Stellvertreter erhalten keine näheren Informationen über die Person, für die sie stehen. Meistens wissen sie aus dem Vorgespräch in der Gruppe deren Stand in der Familie (z. B. Vater, Mutter, Onkel, Verlobte, außereheliches Kind, Halbbruder), häufig auch bedeutsame Fakten (z. B. ob die Person früh gestorben ist, behindert war, adoptiert, ermordet wurde oder ein Mörder war). Das ist aber keine Bedingung für den Prozess. Es variiert sehr stark von Aufsteller zu Aufsteller, wie viel vorher erfragt wird. Wenn der Aufsteller aus dem Bewusstsein der Stufe 4 heraus (phänomenologisch) arbeitet, braucht er überhaupt nichts zu wissen, und der Stellvertreter auch nicht.[36] Ich selbst beschränke mich in der Regel darauf, den Klienten ganz kurz sagen zu lassen, worum es ihm geht. Wenn er zum Beispiel chronische Kopfschmerzen hat, genügt es mir, dies zu wissen, und ich bitte ihn, je einen Stellvertreter für sich selbst und für das Symptom (die Kopfschmerzen) auszusuchen. Dann weise ich die Stellvertreter an, sich für das zu öffnen, was sie von innen her bewegt, und ihrem Körper zu erlauben, dieser Bewegung zu folgen – egal, wo sie hinführt. Alles weitere ergibt sich für mich aus der Aufstellung, aus den Bewegungen oder Äußerungen der Stellvertreter. Da niemand weiß, wie „Kopfschmerzen" oder „Magersucht" oder „Unfruchtbarkeit" sich fühlen oder bewegen, können die Stellvertreter sich keine Vorstellung davon machen, was sie empfinden oder tun sollen, sondern sind gezwungen, tatsächlich in sich hineinzuspüren und dem Ausdruck zu geben, was sie dort wahrnehmen.

Sofern man vorher Fakten über die Familie erfragt, wird darauf geachtet, dass man den Stellvertretern keine Charaktereigenschaften der repräsentierten Person mitgibt. Dann bleiben sie gewissermaßen „unschuldig" und können sich den Gefühlen und Bewegungen überlassen, von denen sie in der jeweiligen Rolle ergriffen werden. Beim Familien-Stellen werden also keine Rollen gespielt, keine Rollen interpretiert, sondern es geht darum, der jeweiligen inneren Wahrnehmung Ausdruck zu verleihen. Diese Wahrnehmung kann zum Beispiel ein Körpergefühl sein (Hitze,

---

36. *Manchmal gibt der Therapeut auch bewusst keine Informationen, um (bei besonders belasteten Klienten oder brisanten Themen) die Persönlichkeitssphäre des Klienten zu schützen und jede Möglichkeit der Interpretation durch die Stellvertreter auszuschließen. Solche „verdeckten" Aufstellungen sind auch in Firmen oft ein gutes Mittel, um die Klienten zu schützen oder Manipulationen vorzubeugen.*

Kälte, Schwere, Schwäche, Zittern, Schweißausbrüche), ein emotionales Gefühl (Traurigkeit, Zuneigung, Abneigung, Wut, Freude, Angst) oder ein Bewegungsimpuls (mehr Nähe oder Abstand zu einer Person, Hin- oder Abwendung, Weglaufen, Schlagen, Umarmen etc.).

Dann gibt es zwei Verfahrensmöglichkeiten: Entweder fragt der Aufstellungsleiter die Repräsentanten, wie sie sich fühlen, wobei er sie zumeist bittet, auf körperliche Wahrnehmungen und auf Gefühle zu achten, oder er wartet und ermutigt die Stellvertreter, sich zu bewegen, wenn sie einen inneren Impuls dazu verspüren. Bei der zweiten Vorgehensweise wird wenig bis gar nicht gesprochen und man gewinnt die Informationen aus den Bewegungen, bei der ersten ergibt sich durch Befragen der Stellvertreter und nachfolgende Umstellungen (d. h. der Leiter stellt zwei Stellvertreter zum Beispiel einander gegenüber oder nebeneinander oder voneinander abgewandt und fragt jedes Mal, ob es so besser oder schlechter ist und welche Gefühle dabei auftauchen) ein Bild der Dynamik im Familiensystem und seinen Mitgliedern. Aus den Bewegungen oder verbalen Mitteilungen wird dann auch erkennbar, welche Themen und Personen ausgeschlossen sind, nicht gesehen und gemieden werden. Das Hinzustellen dieser ausgeklammerten Elemente bringt dann meist die verborgene Dynamik ans Licht. Beiden Verfahren gemeinsam ist, dass die Stellvertreter ihnen vollkommen fremde Personen repräsentieren, über die sie nichts wissen. Dennoch ergibt sich auf diese Weise ein klares Bild der Familie, der seelischen Verstrickungen der einzelnen Familienmitglieder und auch ein Bild des Lösungsweges für die Betroffenen. Anders als beim Psychodrama oder der Familienskulptur geht es hier also nicht um das Ausprobieren möglicher Szenarien und Rollen, sondern um die tatsächliche Wahrnehmung und Abbildung einer verborgenen Wirklichkeit. Anders gesagt: Die Stellvertreter empfinden wie die wirklichen Personen, für die sie stehen und über die sie nichts wissen.

Selbstverständlich klingt das zunächst einmal unglaublich. Wenn man es erlebt, gewöhnt man sich jedoch recht schnell daran und hält es schon nach kurzer Zeit fast für normal, auch wenn man nicht weiß, wie man es erklären soll. Für Kritiker ist die Methode natürlich ein gefundenes Fressen: „Esoterischer Humbug" und „Hokuspokus" müsse das sein.[37] Ist es aber nicht. Denn abgesehen von den vielen, die es persönlich erfahren haben, hat Peter Schlötter[38] inzwischen auch in einer wissenschaftlichen Studie empirisch nachgewiesen, dass verschiedene Repräsentanten die Grundbefindlichkeiten der Personen, die sie stellvertretend repräsentieren, übereinstimmend widergeben. Schlötter hat die gleiche Systemkonstellation in verschiedenen Räumen mithilfe lebensgroßer Puppen aufgestellt. Dann hat er eine große Zahl verschiedener Repräsentanten auf diese Plätze gestellt, wobei er einmal unterschiedliche Personen an die gleichen Plätze gestellt hat, zum anderen dieselbe Person an verschiedene Plätze. Insgesamt standen 130 Personen in 2700 Aufstellungen. Die Aussagen über ihre Wahrnehmungen wurden auf Video aufgenommen. Das

---

37. *Zur Kritik am Familienstellen und insbesondere an Bert Hellinger siehe mein Buch „Die Hellinger-Kontroverse. Fakten - Hintergründe - Klarstellungen", Freiburg (Herder) 2005.*

38. *Schlötter, Peter, Vertraute Sprache und ihre Entdeckung. Systemaufstellungen sind kein Zufallsprodukt – der empirische Nachweis. Heidelberg (Carl-Auer-Systeme) 2005. Der langjährige Aufstellungskritiker Fritz B. Simon bemerkt dazu: „Er (Schlötter, W.N.) hat die gleiche Konstellation Hunderte Male aufgestellt und an die unterschiedlichen Positionen lebensgroße Puppen gestellt. Dann hat er immer eine große Zahl unterschiedlicher Stellvertreter durch diese Konstellation gejagt, das heißt, er hat unterschiedliche Personen an denselben Platz gestellt und dieselben Personen an unterschiedliche Plätze. ... Ergebnis: Es gibt große Übereinstimmungen des Erlebens abhängig von der Position und unabhängig von der Person. Also, das Phänomen, das ‚repräsentierende Wahrnehmung' genannt wird, ist verifizierbar oder zumindest nicht falsifizierbar." In: Weber, Gunthard, G. Schmidt. G., F. B. Simon, Aufstellungsarbeit revisited ... nach Hellinger? Heidelberg 2005 (Carl-Auer-Systeme), S. 197*

Ergebnis: Die Aussagen der Repräsentanten waren hoch signifikant übereinstimmend, und zwar unabhängig von Geschlecht, Alter und Sozialisation. Wir können also festhalten, dass die Stellvertreter in einer Aufstellung Zugang zu Gefühlen und Ereignissen haben, über die sie keine Information haben und daher eigentlich nichts wissen können. Fritz B. Simon, systemischer Psychotherapeut, prominenter Hellinger- und Aufstellungskritiker und zugleich Peter Schlötters Doktorvater, versucht die Situation dadurch zu retten, dass er die Empfindungen der Stellvertreter als Reaktion auf räumliche Konstellationen (Nähe oder Ausrichtung zu anderen Personen) interpretiert.[39] Sie würden, so meint er, also nichts über die von ihnen vertretenen Personen aussagen, sondern nur etwas über ihr eigenes Gefühl, das sich aus ihrem Platz im Raum und die räumliche Relation zu den anderen Aufgestellten ergibt. Dagegen spricht erstens, dass die Repräsentation auch dann funktioniert, wenn nur eine Person aufgestellt wird, und zweitens, dass die gleiche räumliche Konstellation bei verschiedenen Familiensystemen ganz unterschiedlich erlebt wird.[40]

---

39. *Ebenda*

40. *Klaus Grochowiak bemerkt dazu ganz treffend:* „Diese Annahme (dass die Stellvertreter lediglich eine räumliche Anordnung gleich erleben und interpretieren, W. N.) widerspricht schlicht dem Faktischen. So wird ein Vater im Rücken einmal als Unterstützung und ein anderes Mal als Bedrohung erlebt. So erlebt jemand, der weit von den anderen weg aufgestellt wurde ..., dies einmal als schmerzhafte Ausgrenzung und ein anderes Mal als Erleichterung, da er nicht im Dunstkreis des familiären ‚Wahnsinns‘ steht. Diese Beispiele ließen sich beliebig fortsetzen." *K. Grochowiak, Das Aufstellungsphänomen ... und warum der Konstruktivismus damit Probleme hat, in: Praxis der Systemaufstellung, 1/2006, S. 81.*

Das verborgene Wissen – oder:
Die Gegenwärtigkeit von Vergangenheit und Zukunft

Tatsächlich geschieht hier etwas ganz anderes. Indem wir uns leer machen, also von unseren Vorstellungen und dem, was wir zu wissen glauben, lösen, kommen wir in Kontakt mit einem Feld, das uns als Person übergreift und unser gesamtes Denken, Fühlen und Handeln als Erinnerung gespeichert hat. Albrecht Mahr hat diesen Sachverhalt als erster Aufsteller mit dem Begiff „wissendes Feld" umschrieben. Diese Bezeichnung hat sich unter Familienstellern eingebürgert. Ich finde sie jedoch sprachlich nicht korrekt, weil dies bedeuten würde, dass es Felder (als Subjekte) gibt, die etwas wissen. Tatsächlich geht es jedoch darum, dass das Wissen in Gestalt eines Feldes existiert, wofür mir der Terminus „Wissensfeld" angemessener erscheint.[41] Im Wissensfeld ist jedoch nicht nur die Vergangenheit, sondern auch die Zukunft komplett enthalten.

Das ist nicht so verrückt, wie es auf den ersten Blick vielleicht erscheinen mag. Denn was tut ein Erfinder, ein Wissenschaftler, ein Newton, Einstein, Heisenberg? Was tut ein Künstler, ein Mozart, Beethoven, Michelangelo? Findet er etwas oder erfindet er etwas? Ich denke, es ist klar, dass er etwas findet, etwas entdeckt. Das aber bedeutet, dass es auch vorher schon existiert hat. Jeder Gedanke, den wir denken, existiert bereits, und zwar auch dann, wenn ihn ein Mensch zum ersten Mal denkt. Er kann ihn nur denken, weil er existiert. Jeder Ton, den ein Musiker komponiert oder spielt oder singt, existierte schon immer, und auch jede Melodie. All die großen Komponisten haben sich nie eingebildet, ihre Werke zu erschaffen, sondern haben sie gehört

---

41. *Es handelt sich hierbei auch nicht um eine neue Entdeckung. Im indischen Kulturkreis wird unter dem Begriff „Akasha-Chronik" seit jeher ein Feld postuliert, das alles Wissen und alle (vergangenen wie künftigen) Ereignisse enthält.*

oder auf andere Weise empfangen. Was ein Künstler erschafft, ist lediglich die Vergegenständlichung von etwas, was bereits ist, in einer anderen, uns nicht zugänglichen Dimension. Michelangelo hat gesagt, die Skulptur sei in dem Stein, den er bearbeitet, er könne sie sehen und spüren, bevor die Skulptur fertig sei, und seine Aufgabe bestehe darin, sie möglichst rein und klar hervortreten zu lassen. Sie ist also bereits da, sie wird von ihm gefunden und aus der unsichtbaren Dimension ins Sichtbare gebracht, aber nicht ganz neu erschaffen. Ebenso verhält es sich mit dem Denken, dem Fühlen und allem Wissen. Bevor der erste Mensch es gedacht oder gefühlt hat, hat es bereits in einer anderen Dimension existiert. In diese Dimension sinkt es auch wieder zurück, wenn wir es vergessen.

Ich nehme noch ein Bild. Wir können heute viele Arten von Wellen sichtbar oder hörbar machen. Wir können sehen, was in dieser Sekunde am anderen Ende der Erde passiert, wir können telefonieren etc. Es denkt aber niemand, das, was wir heute im Radio hören und im Fernsehen sehen können, hätte nicht existiert, bevor es diese Geräte und Übertragungen gab. Und es denkt auch niemand, das Fußballspiel würde aufhören, wenn wir den Fernseher mittendrin ausschalten.

Alles, was wir hören und sehen, existiert unabhängig von unserer Wahrnehmung und hat schon immer existiert. Um es wahrzunehmen, müssen wir nur wissen, wie man es in unsere Dimension bringt und dann den Empfänger einschalten. Genau das macht ein Stellvertreter bei einer Familienaufstellung: Er geht auf Empfang. Und wie macht er das? Indem er, ohne etwas zu wissen, nach innen spürt und seinen Empfindungen folgt. Die Bedingung dafür, dass wir etwas Neues erkennen, ist also Nicht-Wissen – ein Paradox, das wir nicht nur in der fernöstlichen

Philosophie und Spiritualität finden, sondern auch in der altgriechischen Philosophie und der christlichen Mystik.

Interessant ist, dass dies auch funktioniert, wenn der Stellvertreter nicht daran glaubt und keine Erfahrung damit hat. Es ist also unabhängig von seinem Bewusstsein. Wenn jemand das zum ersten Mal macht, schaut er oder sie mich oft an mit einem Blick, der fragt: Was soll ich jetzt tun? Ich sage dann: „Du brauchst mich nicht anzuschauen, ich spiele hier nicht mit, ich helfe dir nicht. Spür einfach nach innen und folge dem, was immer sich dort bewegt." Dann merkt er vielleicht, dass er zu frösteln beginnt oder unruhig wird oder müde und schwer oder sein Blick irgendwo hin gezogen wird. Dann unterstütze ich das (bei Anfängern) und sage zum Beispiel: „Überlasse dich ganz diesem Gefühl (oder dieser Bewegung). Du musst nicht wissen, was es bedeutet, folge ihm einfach." Und dann ist er plötzlich in einer Geschichte drin, die nicht die seine ist. Und wenn er erst einmal seinen Grundzweifel überwunden und sich ein wenig an diesen Prozess gewöhnt hat und den Empfindungen richtig folgt, wird er in ganz tiefe Emotionen hineingezogen und durchlebt die gesamte Skala menschlicher Gefühle und Handlungen, als wären es seine eigenen.

Neue Erfahrungs- und Bewusstseinsräume

Damit betreten die meisten einen für sie völlig neuen Erfahrungs- und Bewusstseinsraum. Sie erleben, dass es eine Wissens- und Erfahrungsebene gibt, die über das Persönliche hinausgeht und in diesem Sinne größer ist als sie, und zwar unendlich viel größer. Was man in einer Stellvertreterrolle erlebt, ist weit mehr und oft ganz anders als alles, was man in seinem eigenen Leben je gefühlt, gesehen, gehört oder auch nur gelesen hat. Man macht also die grundsätzlich neue Erfahrung, dass es außerhalb von uns (oder auch tief in uns drin)[42] etwas gibt, was jenseits unserer Persönlichkeit ist, und dass wir mit diesem größeren Raum, in dem alles ist, verbunden sein können. Das ist exakt die Erfahrung der Bewusstseinsstufe 4. Das bedeutet: Indem wir uns – in einem Aufstellungskurs zunächst einmal unter der Leitung und gewissermaßen auch unter dem Schutz des Aufstellungsleiters – in den offenen Raum des Nicht-Wissens begeben, unser Bedürfnis nach Wissen und Kontrolle für eine kurze Zeit abgeben, entdecken und erfahren wir auf ganzheitliche Weise, also nicht nur intellektuell, sondern auch physisch und emotional, dass dieser Raum trägt; dass in diesem Raum die ganze Fülle des Lebens ist; dass wir diese ganze Fülle, vom Schrecklichsten bis zum Erhabensten, in uns haben und erleben können und dass uns dieses Erleben nicht erschlägt, sondern weitet und stärkt. Es gibt eine gewisse Angst, dass jemand Schaden nehmen könnte, wenn er sich auf so etwas einlässt. Wenn sie von Erstteilnehmern kommt, nehme ich sie ernst und sage ihnen, sie sollen sich nur so weit auf die Rolle einlassen, wie es für sie passt. Und es hat natürlich jeder das Recht, selbst zu entscheiden, ob er sich für eine Rolle zur Verfügung stellt oder nicht, und er kann jederzeit, also auch mitten in einer Aufstellung, sagen: „Das ist mir jetzt zu viel" und aussteigen. Das kommt auch vor in meinen Kursen, aber nicht häufig. Ich frage dann: „Wer ist bereit, das zu übernehmen?", und es meldet sich jemand und der Prozess geht weiter. Teilweise wird diese Angst

42. *In Wirklichkeit sind außen und innen identisch, die Unterscheidung ist künstlich. In der Erfahrung, wenn man sich ins Unbekannte begibt und sich führen lässt, kann man außen und innen nicht mehr unterscheiden. Das Äußere ist zugleich das Innere. Ebenso ist es mit oben und unten. Ist Ihnen klar, dass der Himmel genauso unter uns ist wie über uns? Wenn Sie sich einen Menschen vorstellen, der genau am entgegengesetzten Ende des Globus steht, so weist dessen Kopf in die entgegengesetzte Richtung Ihres Kopfes. Trotzdem ist dies für ihn „oben". Seine Füße zeigen indessen in dieselbe Richtung, in die Ihr Kopf zeigt und wo für Sie „oben" ist, aber für den anderen „unten". Darauf verweisen zum Beispiel auch Aussagen im I-Ging wie „Wie oben, so unten".*

aber auch von Therapeuten gestreut, die Aufstellungen selbst nie erfahren haben. Dahinter steckt ein Bewusstsein der Stufe 3, das meint, alles unter Kontrolle haben zu müssen, und das Vertrauen, das uns auf der Stufe 4 leitet, nicht kennt. In diesem Kontroll-bewusstsein traut man auch dem Klienten nicht zu, für sich selbst zu entscheiden und zu handeln. Dieser Therapeut behandelt seine Klienten wie Kinder, über die er wachen muss und die er vor Fremden schützen muss, die ihnen Bonbons anbieten, sie aber in Wirklichkeit verführen wollen.

Es gibt aber auch Aufsteller, die diese Angst haben und auch ihren Klienten vermitteln. Es ist, wie bei anderen Therapeuten auch, grundsätzlich ihre eigene, persönliche Angst, ihr nicht entwickeltes Vertrauen. Sie kleiden diese Angst aber in Fachbegriffe, indem sie zum Beispiel vor der Gefahr einer „Retraumatisierung" warnen. Ich habe dies jedoch in meiner gesamten Aufstellerlaufbahn noch nicht erlebt, und ich gehöre zu den relativ wenigen Vollzeit-aufstellern, das heißt, ich habe seit zwölf Jahren an drei Wochen-enden im Monat einen Kurs. Wenn es diese Gefahr überhaupt gibt, dann deswegen, weil der Aufstellungsleiter dem Prozess nicht vertraut. Oder, mit anderen Worten: weil er im Ich-Bewusstsein verharrt, für das Kontrolle ein Muss ist. Der phänomenologische Prozess einer Aufstellung verlangt aber vom Leiter ein Bewusstsein der Verbundenheit mit dem Ganzen, in dem er sich getragen weiß, weil die Stellvertreter, wenn sie sich ganz dem überlassen, was in einer Aufstellung passiert, ebenfalls mit dem Ganzen verbunden sein müssen. Wenn der Leiter dies nicht ist, sind die Stellvertreter es auch nicht, beziehungsweise sie sind dabei allein gelassen. Um diesen Prozess zu „halten", um den Raum für die Stellvertreter sowohl offen als auch sicher und gefahrlos zu halten, muss der Leiter in einem Bewusstseinsraum des Vertrauens bei gleichzeiti-ger großer Wachheit und Achtsamkeit sein.

Bevor ich das weiterverfolge, möchte ich noch etwas zu dem neuen Erfahrungsraum sagen, den man als Stellvertreter in einer Aufstellung betritt. Darin liegt ein ungeheurer Reichtum. Man macht nämlich Erfahrungen und betritt Dimensionen des Lebens, die weit über das hinausgehen, was man kennt. Ich selbst habe – abgesehen von so vergleichsweise normalen Rollen wie Liebhaber und betrogener Ehemann, „vaterloses" Kind, Alkoholiker und Depressiver, verstorbenes Kind und Vater eines toten Kindes – für den Tod selbst gestanden, für erleuchtete Meister, für Vergewaltiger und Mörder, für ermordete Juden, für gewöhnliche Nazis und für ganz hohe SS-Offiziere, die die Ermordung der Juden organisiert haben. Das ist nur ein kleiner Ausschnitt. Als jemand, der kurz nach dem Krieg als Sohn eines Vaters geboren ist, der mit 18 Jahren an die Ostfront kam, und einer Mutter, die ihre beiden Brüder im Alter von 19 und 20 Jahren im Krieg verloren hat, war es für mich besonders eindrücklich, mich in den Rollen von Soldaten wiederzufinden und deren Empfindungen zu durchleben. Es handelte sich um Gefallene und Überlebende, Deutsche und Russen, einfache Landser und hohe Offiziere bis hin zum Oberbefehlshaber im Ersten Weltkrieg. Dabei haben sich mein Verständnis der Geschichte und meine Sicht der Menschen und ihrer Schicksale grundlegend gewandelt. So kann ich beispielsweise sagen, dass das Buch „Die Wohlgesinnten" von Jonathan Littell[43], das die Geschichte des Zweiten Weltkriegs an der Ost-

---

43. Jonathan Littell, Die Wohlgesinnten, Berlin 2008. Littell ist ein amerikanischer Jude, der überwiegend in Frankreich aufgewachsen ist, in Amerika studiert hat und seit kurzem in Barcelona lebt. Das Buch ist in Französisch geschrieben und umfasst 1383 Seiten. Obwohl ein Roman, hält es sich nicht nur an die historischen Fakten, sondern gilt als die historisch genaueste und umfassendste Darstellung des Krieges im Osten und der dortigen Judenvernichtung. Die Empörung in Deutschland liegt vor allem darin begründet, dass sich der jüdische Autor in einen humanistisch gebildeten, idealistisch gesinnten SS-Mann hineinversetzt und die Geschichte aus dessen Sicht schildert, wobei der Leser nicht umhin kann, trotz der völlig ungeschminkten Darstellung ein gewisses Mitgefühl für diesen Mann zu empfinden.

front und speziell der Judenvernichtung dort aus der Sicht eines beteiligten SS-Offiziers erzählt, ganz meinen Erfahrungen in den Aufstellungen entspricht. Ich erwähne dies, weil das Buch im deutschen Feuilleton überwiegend große Abwehr und Empörung auslöste, während es in Frankreich, wo es zuerst erschien, als literarische und historische Sensation galt.

Dabei erscheint es mir ganz wichtig, dass wir dies in den Stellvertreterrollen ganzheitlich erfahren, also mit allen damit einhergehenden Emotionen und Körperempfindungen bis hin zu spirituellen Wahrnehmungen. Das bedeutet, dass sich diese Erfahrungen, ähnlich wie persönliche Erlebnisse, auch in unserem Körperbewusstsein niederschlagen, womit sich unser persönliches Bewusstsein tendenziell hin zum Bewusstsein des Menschseins ganz allgemein erweitert. Insbesondere die Erfahrungen der Opfer, des Sterbens und des Todes sprengen dabei unsere Vorstellungen. Der Tod beispielsweise verliert seinen Schrecken, aber auch die Faszination, die er auf manche ausübt.

Interessanterweise führt diese enorme Erweiterung des Erlebens aber nicht zu dem Gefühl, besser Bescheid zu wissen, sondern eher zum Gegenteil, nämlich zu der Einsicht des alten Sokrates', der da sagte: „Je mehr ich weiß, umso klarer wird mir, dass ich nichts weiß." Denjenigen, die sich für eine Ausbildung bei mir interessieren, gebe ich daher immer eine Warnung mit: „Die Aufstellungsarbeit ist, wenn man sie ernst nimmt, eine Ideenzertrümmerungsmaschine. Am Ende bleibt von deinen Ideen, von dem, was du jetzt denkst und für sicher hältst, nichts mehr übrig."

Aufstellung und Meditation

Bei aller Tiefe des Erlebens in einer Stellvertreterrolle bleibt einem zugleich aber immer bewusst, dass man sich in einer Rolle bewegt, dass dies nicht das eigene Leben ist. Deshalb wagt man sich auch relativ schnell in diese Prozesse hinein, und deshalb ist es auch ungefährlich. Man weiß, dass man jederzeit aussteigen kann; man weiß: Ich erlebe das zwar gerade mit Haut und Haaren, aber ich bin das nicht. Jeder, der sich einmal etwas tiefer mit Meditation befasst hat, kennt diese Aussage: „Du fühlst das, aber du bist nicht deine Gefühle; du denkst das, aber du bist nicht deine Gedanken." Genau darum geht es in der gegenstandslosen Meditation: die Unterscheidung zwischen dem, was ich erfahre, denke und fühle, und dem, was oder wer ich bin; um die Erkenntnis, dass ich das nicht bin; um das Gewahrsein des Raumes jenseits meiner Identifikation mit meinem Fühlen und Denken. In diesem Sinne ist die Repräsentation in einer Aufstellung eine Einübung in Meditation – die beste, die mir je begegnet ist.

Beim Meditieren – egal, ob es sich um klassische Methoden wie Vipassana oder Zen-Meditation handelt oder um aktive Meditationen wie Oshos Dynamische, Kundalini oder andere – warten alle darauf, dass endlich mal der Groschen fällt. Und er fällt meist jahrelang (oder gar jahrzehntelang) nicht. Oder er fällt mal für kurze Zeit und dann ewig lange nicht mehr. So jedenfalls ist es mir gegangen, und nach allem, was ich gesehen und gehört habe, zähle ich mit dieser Erfahrung nicht zur Minderheit. Man hört vom Meister, dass man nicht seine Gedanken und Gefühle ist, und wenn man gerade meint, man hätte es jetzt, man würde gerade sein Denken ganz unbeteiligt beobachten, merkt man, dass dies nur ein anderer Gedanke ist. Wenn man dies bemerkt, ist das schon ein gutes Zeichen, man ist sich immerhin dessen gewahr, dass man nicht wirklich gewahr ist. Aber das kann ganz schön frustrierend sein. Nicht, dass ich den Sinn dieser Übung bestreite. Wahrscheinlich hat mich dies sehr gut vorbereitet für meine therapeutische Arbeit und für das Sehen und Verstehen der Prozesse in Aufstellungen. Aber es ist schon mühsam, und ich glaube, dass die Rollenübernahme in Aufstellungen einen leichter in eine meditative Haltung bringen kann.

Hier, beim Hineinschlüpfen in eine fremde Rolle, geschieht die Erfahrung eines intensiven Erlebens bei gleichzeitigem Gewahrsein der Nicht-Identität, also dem Bewusstsein, dass mir dies alles zwar gerade geschieht, ich das aber nicht bin, ganz natürlich und anstrengungslos. Es funktioniert natürlich nur deshalb so leicht, weil es sich nicht um meine eigenen Rollen handelt, aber im Grundsatz ist es der Prozess, auf den alle Meditation abzielt. Der einzige – allerdings wichtige – Unterschied ist, dass es beim Meditieren um das Gewahrwerden meiner Identifizierung mit den Rollen und Gedanken und Gefühlen geht, die ich für meine eigenen halte. Aber die Erfahrung der Nicht-Identität bei gleichzeitiger großer Gefühlsintensität in einer Fremdrolle zu machen, scheint mir ein wichtiger Schritt zu sein, der den Körper und die Sinne dafür öffnet, dass dies auch mit den eigenen Rollen geschehen kann.

Bezogen auf die Bewusstseinsstufen heißt das, dass wir hier an dem alltäglichen Bewusstsein der Stufe 6 schnuppern. In diesem erwachten Bewusstsein stehen wir nämlich nicht, wie manche meinen, über allem, sondern wir sind in allem drin, ohne damit identifiziert zu sein. Wir leben ein normales Leben und halten dies – im Unterschied zu allen vorangegangenen Stufen – für vollkommen normal. Wir tun, was zu tun ist, und machen uns keine Gedanken um etwas anderes. Genau dies – und nicht irgendwelche Sitzübungen – bezeichnet Osho als Meditation: „Sie ist nichts weiter als das tägliche Leben, total gelebt."

Das „Größere": Führung und Geführt-Werden im Nicht-Wissen

In der Struktur der Aufstellungsarbeit gibt es ein Element, das andere Verfahren nicht haben: den systematischen, strukturell eingebauten Bezug zu etwas Größerem. Das wird vor allem deutlich, wenn man die Stellvertreter auffordert, ihren inneren Bewegungen zu folgen und Ausdruck zu verleihen, also der Form, die Hellinger „Bewegungen der Seele" genannt hat. Es ist höchst aufschlussreich, dass sich die Aufstellerszene in zwei Richtungen zu bewegen begann, als Hellinger im Jahre 2000 diese neue Vorgehensweise vorstellte und nachhaltig propagierte. Viele wollten diesen Schritt nicht mitmachen. Dabei spielte es sicher eine Rolle, dass Hellinger nicht in der Lage war, dies kommunikativ zu vermitteln[44], aber das ist nicht alles. Hier wurde etwas überdeutlich, das auch vorher schon sichtbar war, wenn man es denn sehen wollte: Das Aufgeben der Kontrolle des therapeutischen Prozesses durch den Therapeuten, das Abgeben der Führung in einer Aufstellung an etwas Größeres.

Das weckt natürlich Ängste, ganz besonders in Deutschland, und vor allem dann, wenn niemand weiß und niemand einem erklären kann, was sich hinter diesem Größeren verbirgt. Hellinger nannte es „die Seele", aber das war vielen zu nebulös, zumal er mal von

44. *Er neigt von seiner Persönlichkeit her dazu, etwas vorzugeben, ohne es zu erklären oder in einen Dialog einzutreten. Entweder man folgt ihm oder man lässt es. Siehe dazu auch meinen Artikel „Klassisches Familienstellen, Bewegungen der Seele, Bewegungen des Geistes – Wohin bewegt sich die Aufstellungsarbeit", in: Praxis der Systemaufstellung, 1/2007.*

„Familienseele", mal von „großer Seele" und mal einfach von „der Seele" sprach.[45] Aber eines trat jetzt ganz deutlich zutage: Wenn der Stellvertreter – und manchmal sogar der Therapeut – nichts über die Person weiß, die er vertritt, und, wie es ab diesem Zeitpunkt häufig der Fall war, vielleicht ganz allein aufgestellt wird, und wenn sich dann aus seinen Bewegungen zum Beispiel zeigt, dass er sich erhängt hat oder dass eine Mutter ein Kind abgetrieben hat, dann ist er unzweifelhaft mit mehr als seinem eigenen Wissen und seiner eigenen Vorstellungskraft verbunden, dann wirkt da etwas Größeres hinein. Und man kann das, was geschieht, auch nicht mehr aus dem Spannungsfeld einer Gruppe erklären, die aufgestellt wird, denn der Stellvertreter steht ja allein da.

Das war, wie gesagt, auch vorher schon kaum zu übersehen. Wenn zum Beispiel jemand auf Befragen sagt: „Neben mir (oder hinter mir oder dort drüben) fehlt jemand", und es stellte sich heraus, dass es eine vergessene Person in der Familie gab, zum Beispiel ein tot geborenes oder früh verstorbenes Kind oder ein verschwiegenes Kind aus einer Nebenbeziehung, dann konnte das nicht dem Wissen des Stellvertreters entspringen. Aber so lange der Klient sein inneres Familienbild rituell aufstellte und der Therapeut die Aufstellung durch aktives Handeln, durch Befragen und Umstellungen und formelhafte Sätze leitete, konnte man noch in der Vorstellung bleiben, Klient und Therapeut würden hier gemeinsam etwas *machen*, wobei sie aus einem unbekannten Raum Namens „Familienseele" wundersamerweise unterstützt würden.[46]

45. *Zur Sprache Hellingers, die eine Bildsprache ist, siehe meine Ausführungen in: „Das Hellinger-Prinzip. Informationen und Klärungen", Freiburg (Herder) 2003, S. 149 ff.*

46. *Die alte, relativ statische und rituelle Form des Familienstellens ist – abgesehen von dem Hellinger-Klassiker „Zweierlei Glück" (hrsg. von Gunthard Weber) – am besten beschrieben von Berthold Ulsamer, „Ohne Wurzeln keine Flügel", München 1999. Ulsamer gehört allerdings zu denjenigen, die gegen die hier beschriebene Vertiefung der Aufstellungsarbeit große Vorbehalte haben.*

Mit den „Bewegungen der Seele" war dies vorbei, jetzt war nicht mehr zu übersehen, dass der Prozess weder in der Hand des Klienten noch des Therapeuten liegt.

Ein neues Paradigma

Vielmehr wurde deutlich, dass das Familienstellen einem anderen, neuen Paradigma folgt.[47] Das alte therapeutische Paradigma erkennt – entsprechend der Stufe 3 – keine dem Ich übergeordnete, größere Instanz an.[48] Daher folgt und dient der Therapeut grundsätzlich dem Ich des Klienten – er stellt ihm seine fachlichen Fähigkeiten zur Verfügung, damit dieses Ich sich besser in der Welt zurechtfindet. Da ist eine Menge zu tun, denn es gibt viele Verletzungen und nicht verheilte Wunden, die das Ich oder die Persönlichkeit nur unzureichend haben reifen lassen und die in schwierigen Lebensphasen aufbrechen und massive Probleme und psychosomatische Symptome hervorrufen können. Insofern erfüllt diese Therapie eine wichtige Funktion, und wenn ich sie „alt" nenne, meine ich damit nicht, dass sie heute unnütz wäre. Im Sinne dieses Paradigmas kann das Familienstellen als eine Erweiterung der Problemsicht und eine Verbesserung der Lösungsmöglichkeiten angesehen werden. Die Erweiterung besteht darin, dass man nun sieht, dass die Ursachen für psychische Probleme nicht nur in der eigenen Person und deren Geschichte, sondern auch in der Geschichte der Familie liegen, dass wir, stark vereinfacht gesagt, unsere psychische Struktur, unsere Gefühle, unsere

47. *Wenn der Begriff „Neues Familienstellen", den Hellinger seit 2006 exclusiv für sich reklamiert, einen Sinn macht, dann an dieser Stelle, wo er die „Bewegungen der Seele" einführte. Damals dachte er aber noch nicht daran, sich eine Art Copyright zu sichern (siehe Anm. 51 und 58).*

48. *In einigen Schulen der „humanistischen Therapie" wird zwar von einem das Ich transzendierenden „Selbst" oder auch höheren Selbst gesprochen, aber dies ist bei genauerer Betrachtung eine Art Super-Ich.*

Einstellungen und damit auch unsere Probleme und Symptome erben – sogar dann, wenn wir nicht in unserer Familie aufwachsen. Deshalb hat Gunthard Weber diese Arbeit auch „systemisch" genannt, weil die Probleme wie auch die Lösungen überwiegend im Gesamtsystem der Familie gesehen werden.

Das ist natürlich eine enorme Erweiterung, aber sie lässt sich durchaus noch mit dem alten Paradigma und dem Bewusstsein der Stufe 3 vereinbaren.[49] Die Methode des (statischen) Aufstellens wurde als äußere Darstellung eines inneren Familienbildes durch den Klienten angesehen, sozusagen eine in den Raum gestellte Fotografie, die aufgrund der Stellung der Personen zueinander Hypothesen über Spannungen und fehlende Personen ermöglichte. Befragungen des Klienten nach Ereignissen in der Familie, die eventuell auch noch durch telefonische Nachfragen bei Eltern und Verwandten ergänzt wurden, waren eine weitere Hilfe. In bestimmten, ritualisierten Schritten wurde dann eine Lösung erarbeitet, und am Schluss konnte der Klient das neue Bild in sich aufnehmen und das alte dadurch ersetzen. Diese Beschreibung der frühen Aufstellungsarbeit ist eine sehr komprimierte Darstellung. Wer sich näher dafür interessiert, dem seien die erwähnten Bücher von Weber und Ulsamer empfohlen. Sie zeigt, dass in den Neunzigerjahren eine recht mechanische Sicht der Aufstellungsarbeit vorherrschte. Ihr Vorteil besteht darin, dass sie sich mit nur kleinen Verdrängungen recht problemlos ins alte Paradigma einfügen lässt und daher vom Therapeuten keinen

---

49. *Daher legen die Vertreter dieser Richtung sehr großen Wert auf die Feststellung, dass Bert Hellinger das Familienstellen nicht begründet, sondern nur weiterentwickelt habe. Sie verweisen auf Virginia Satir oder Ivan Boszormeny-Nagy, die bereits vor Hellinger aufgestellt oder die Mehrgenerationen-Theorie entwickelt haben. Damit geben sie zu erkennen, dass für sie die Mehrgenerationen-Theorie und die schlichte Abbildung einer Familienszenerie den Kern des Familienstellens ausmachen. Wäre es so, hätten sie recht damit, dass Hellinger nicht der Begründer ist, aber das Familienstellen ist viel mehr als das.*

großen Wachstumsschritt verlangt. Daher wird mit diesem Ansatz auch heute noch in vielen therapeutischen Praxen ebenso wie in den verschiedensten Einrichtungen der Erwachsenenbildung gearbeitet – sogar ausgewiesene Hellinger-Kritiker im Umkreis der systemischen „Heidelberger Schule" und andere „Systemiker" stellen auf diese Weise auf. Wie gesagt: Das ist sicher in vielen Fällen hilfreich, aber es ist ein sterilisiertes Familienstellen, es nimmt dem, was Hellinger entwickelt hat, die Potenz zum spirituellen Wachstum.

Mit den „Bewegungen der Seele" kommt diese Potenz voll zum Ausdruck. Nun ist ganz klar, dass in den Aufstellungen eine größere Kraft wirkt, der sich nicht nur der Klient, sondern auch der Therapeut zu unterwerfen hat. Die Stellvertreter werden von etwas bewegt, was sie fast wie Marionetten aussehen lässt – allerdings gleichzeitig sehr wach und aufmerksam; alles, was sie tun ist, sich dem widerstandslos zu ergeben. Damit dies wirklich gelingt, muss auch der Therapeut in diesen Fluss steigen. Er muss sich, ebenso wie die Stellvertreter, leer machen, sein (vermeintliches) Wissen, seine Hypothesen, letztendlich auch seine moralischen Vorstellungen beiseitelassen und Platz machen für das Größere, das hier die Führung übernimmt. Das bedeutet: Er muss die Kontrolle aufgeben, er muss den inneren Schritt von der Kontrolle des Prozesses hin zum Vertrauen in etwas Unbekanntes tun, den Schritt zur Hingabe. Mehr noch: Die Hingabe gilt nicht nur für den Prozess, sondern auch für die Inhalte des Prozesses, für das, was dabei als Ergebnis herauskommt. Er darf das nicht mehr an seinen persönlichen Vorstellungen von richtig und falsch, gut und böse, zumutbar und unzumutbar messen. Er muss vielmehr allem zustimmen, so wie es erscheint. Das Einzige, worauf er sich dabei noch verlassen kann, ist sein inneres Gespür für Stimmigkeit und Wahrheit. Das Gleiche gilt für die Kursteilnehmer.

Dass der Aufsteller die Kontrolle aufgibt, bedeutet nicht, dass er nicht führt oder gar die Verantwortung an die Stellvertreter abgibt. Das ist leider ein verbreitetes Missverständnis. Die Führung auf dieser Ebene verlangt viel mehr als zuvor und ist sehr subtil. Der Leiter führt nicht durch sein Wissen und seine Erfahrung, sondern durch seine Wahrnehmung. Sie sagt ihm, was stimmig ist und was nicht, wie weit er gehen kann, wo er eingreift und wo nicht etc. In der Wahrnehmung ist er mit der größeren Intelligenz verbunden, die in der Aufstellung wirkt, aber diese wirkt nicht von allein, sondern braucht den Therapeuten als Übersetzer. Er kann seine Wahrnehmung mitteilen und sich so vergewissern, ob die Stellvertreter und die anderen Kursteilnehmer sie teilen, aber das entbindet ihn nicht von seiner Verantwortung.

Interessanterweise änderten sich mit dieser methodischen Änderung in der Aufstellungsarbeit auch die Lösungen. Sie reichten plötzlich viel weiter und tiefer. Am deutlichsten wurde das bei der Versöhnung von Opfer und Täter. Bis 2000 wurde ein Mörder bei einer Aufstellung aus dem Raum geschickt – er hatte, wie Hellinger es formulierte, sein Recht auf Zugehörigkeit verloren. Das hatte etwas vom Ausschluss aus der menschlichen Gemeinschaft für alle Zeiten, wie eine biblische Strafe. Aus meiner Wahrnehmung als Stellvertreter solcher Täter heraus fühlte sich das gerecht an, wie ein verdienter Ausgleich. Insofern empfand ich es nicht als falsch. Ich habe beispielsweise einmal in einer Aufstellung den geistigen Architekten der Judenvernichtung, Chef des SD und der Sicherheitspolizei und Reichsprotektor für Böhmen und Mähren, Reinhard Heydrich, vertreten. Ich hatte in dieser Rolle zwar nicht das geringste Schuldgefühl, aber es war mir sonnenklar, dass die anderen mich vernichten würden, wenn wir verlieren, und dass sie dazu jedes Recht besaßen. Insofern war der Ausschluss für mich vollkommen in Ordnung. In gewisser Weise schützte er mich sogar, ich (Heydrich) konnte auf diese Weise nämlich bei meiner geistigen Haltung bleiben. Ich hatte die Juden vernichtet, und sie – oder wer immer an ihrer Stelle handelte – vernichteten jetzt mich. Auge um Auge, Zahn um Zahn. Punkt. Ende. Innerlich wurde mir nichts abverlangt, ich konnte der bleiben, der ich war.

Bei den Bewegungen der Seele geschah dann etwas ganz Unerwartetes: Die Opfer gingen auf die Täter zu. Die Folge war, dass die Täter nicht mehr in ihrer geistigen Haltung bleiben konnten. Wenn die Opfer sie berührten, sie anschauten und ihnen die Hand reichten, wurden sie im Innersten erschüttert. Erst jetzt wurde ihnen das ganze Ausmaß ihres Handelns bewusst – und zwar genau dadurch, dass sie nicht mehr angeklagt, nicht mehr verurteilt, sondern wieder in die menschliche Gemeinschaft hereingenommen wurden. Jetzt erst begannen sie, die Opfer zu sehen und sich selbst als Täter zu sehen. Das war also nicht eine äußere Versöhnung, sondern der Anstoß zu einer Seelenbewegung, die die Erstarrung, zu der die Tat geführt hatte, auf beiden Seiten löste. Damit erst, mit der Auflösung dieser seelischen Erstarrung, konnte das Leben weitergehen – und zwar sowohl für die Nachkommen der Opfer (sie selbst waren natürlich physisch tot, aber seelisch wurden auch die Toten aus der Erstarrung erlöst) als auch der Täter. Im Falle kollektiver Verbrechen galt und gilt dies auch für die beteiligten kollektiven Gruppen und deren Nachkommen. Gerade hier ist ganz klar, dass die Strafe und der Ausschluss, so notwendig sie aus gesellschaftlicher Sicht für eine gewisse Zeit lang sein mögen, im Seelischen – und auf Dauer auch im Gesellschaftlichen – keine Lösung darstellen, denn damit blieben die Fronten für alle Zeiten starr und verhärtet.[50]

Von nun an änderten sich auch die Lösungen in Aufstellungen ganz allgemein, also über das Täter-Opfer-Thema hinaus. Waren es vorher weitgehend statische Lösungsbilder, in denen die feste Zugehörigkeit zur Familie manifestiert wurde, so geht die Tendenz seither eher dahin, Erstarrtes zu lösen und den Fluss der Lebensbewegung zu verdeutlichen. Man kann auch sagen: Das Familienstellen war in den Anfängen sehr stark an bestimmten Elementen der Stufe 2 orientiert und begann nun, sich zur Stufe 4 hin zu bewegen. Diese neue Bewegung in der Aufstellungsarbeit wurde ermöglicht durch einen Verzicht Bert Hellingers. Als er merkte, dass in einer Opfer-Täter-Aufstellung etwas ablief, was seinen bisherigen Vorstellungen zuwiderlief, aber zugleich sehr kraftvoll und authentisch war, zog er sich innerlich zurück, um diesem Vorgang nicht im Wege zu stehen. Seine Führung des Aufstellungsprozesses bestand von nun an darin, dafür zu sorgen, dass sich diese größere Kraft möglichst ungehindert entfalten konnte. Dazu muss der Leiter erkennen und anerkennen, dass das Wissen nicht aus ihm heraus kommt, sondern aus einem größeren Feld, und er muss bereit und in der Lage sein, sich diesem größeren Feld anzuvertrauen.

Dies scheint für viele Therapeuten, auch für manche Familienaufsteller, eine Grenze zu sein, die sie nicht überschreiten wollen oder können. Die neuen Lösungen zur Versöhnung von vorher scheinbar Unversöhnlichem wurden zwar gerne aufgenommen – tatsächlich gibt es seither (oder gab es zumindest für eine gewisse

50. *Die Schwarzen in Südafrika sind, ausgehend von einer alten Zulu-Tradition, bei der Aufarbeitung der Verbrechen der Apartheid einen Weg gegangen, zu dem das christliche Abendland nicht fähig war und auch, wie der Internationale Gerichtshof in Den Haag zeigt, noch immer nicht fähig ist: Die Täter mussten sich den Opfern stellen und ihre Schuld bekennen, aber sie wurden weder getötet noch für den Rest ihres Lebens ins Gefängnis gesteckt noch für immer ausgegrenzt (wie die Nazitäter in Deutschland), sondern wurden wieder in die Gemeinschaft des Volkes aufgenommen.*

Zeit) eine regelrechte Versöhnungswelle unter den Aufstellern –, aber der Weg dorthin wird von vielen nicht oder nur halbherzig akzeptiert. Denn wenn jetzt Versöhnung als Ziel einer Therapie oder Aufstellung verfolgt wird, dann ist dies bereits wieder eine Strategie, bei der der Therapeut das Heft in der Hand hält und sich nicht wirklich der Bewegung des größeren Feldes unterwirft – denn das würde heißen, ich folge dieser Bewegung, wo immer sie hinführt. Das Aufgeben der Kontrolle und die Hingabe an eine unbekannte Kraft treffen das professionelle Selbstverständnis der Psychotherapie ins Herz, denn dieses ist von seiner Geschichte her aufs Engste mit der Bewusstseinsstufe 3 verbunden (wenn nicht identifiziert), die so etwas nicht zulässt. Denn „das Größere" könnte, so die Befürchtung, nur eine verschleiernde Metapher für die Herrschaftsansprüche des alten 2er-Bewusstseins sein, zu dessen vollständiger Überwindung die Psychotherapie doch angetreten ist. Dies umso mehr, als Hellinger durchaus den einen oder anderen Anlass gibt, ihn als Vertreter dieses rückständigen Bewusstseins anzusehen, auch wenn dieser Vorwurf bei genauem Hinsehen für seine gesamte Arbeit und besonders für seinen methodischen Ansatz nicht aufrechterhalten werden kann.

Spirituelle Aufstellungsarbeit

Halten wir fest: Im methodischen Ansatz des Familienstellens wirkt von vornherein eine Kraft, die auf ein Wissen und eine Intelligenz verweist, die sowohl über das Wissen des Klienten als auch über das des Therapeuten hinausweist. Dies wird besonders deutlich, wenn man die statische Aufstellungsarbeit, wie sie in den Neunzigern praktiziert wurde, verlässt und zu bewegten Aufstellungen übergeht. In der Arbeit mit Stellvertretern liegt ein methodischer Anschluss an diese größere, uns alle umfassende

Wissensquelle, das Wissensfeld. Damit führt uns die Methode direkt in dieses Wissensfeld hinein. Konsequenterweise sollte sich neben den Stellvertretern auch der Therapeut diesem Feld anvertrauen, denn jeder Versuch von ihm, den Prozess entsprechend seinem erworbenen Wissen zu steuern, reduziert die Wirkung dieser größeren Intelligenz. Dieser Schritt verlangt vom Therapeuten das Gleiche, was er im Sinne der Aufstellungsmethode von den Stellvertretern in einer Aufstellung verlangt: dass er die Kontrolle aufgibt und sich vom Feld führen lässt. Dies entspricht exakt dem Schritt von der Bewusstseinsstufe 3 zur Stufe 4 – oder darüber hinaus. Deshalb ist die Fähigkeit, mit den Bewegungen der Seele zu arbeiten, in erster Linie nicht eine Frage der fachlichen Kompetenz, sondern des Bewusstseins.

Das macht die Sache sehr schwierig: Bewusstsein kann man nicht trainieren, nicht lernen im üblichen Sinne und auch nicht prüfen. Man kann noch nicht einmal selbst willentlich diesen Schritt machen, genauso wenig, wie ein Jugendlicher willentlich erwachsen werden kann. Was also tun? Mir fällt ein Satz von Erich Kästner ein, der in den Siebzigern als Sponti-Spruch populär wurde: „Es gibt nichts Gutes, außer man tut es." In der Tat: Man muss es einfach tun, man muss es wagen. Man wagt den Schritt ins Unbekannte, auch wenn man ihn mit schlotternden Knien macht. Hellingers Aussage, man müsse ohne Furcht sein, halte ich nicht für sehr hilfreich. Furcht und Angst kann man nicht beseitigen, und man sollte sie auch nicht ignorieren. Wenn sie da sind, ist es besser, ihnen zuzustimmen. Aber man muss sich davon nicht beherrschen lassen, muss ihnen nicht die Führung überlassen. Ich kann Angst haben und trotzdem in den Keller gehen. Wenn ich die Angst nicht verscheuche, wird sie mir – wie alles, was man nicht verdrängt oder bekämpft – sogar nützen, sie wird mich achtsam und wach halten.

Genau das brauchen wir als Therapeuten, die sich dem Größeren anvertrauen: Achtsamkeit, Mut und Vertrauen. Für den ersten Schritt braucht es vor allem den Mut und ein gewisses Maß an Vertrauen. Die Furcht darf ruhig dabei sein. Es ist ähnlich wie beim Stellvertreter: Er lässt sich von einer ihm unbekannten Kraft bewegen und führen, und indem er dies tut, wächst in ihm allmählich das Vertrauen und das Wissen, dass es funktioniert. Der einzige – allerdings gravierende – Unterschied ist: Hinter dem Stellvertreter steht ein Gruppenleiter, der den Prozess beobachtet, gelegentlich eingreift und, wovon auch immer geleitet, führt und verantwortet. Hinter dem Therapeuten, der sich vom „Größeren" führen lässt, steht jedoch niemand mehr, denn das Größere ist eine unbekannte Größe, und seine Führung kommt nur in dem Maße zum Zuge, in dem sich der Therapeut ihm anvertraut.

Das ist ein Wachstumsprozess. Das Wachstum geschieht, indem ich mich in die Situation hineinbegebe und vertraue. Vertrauen lernt man, indem man vertraut. Einen anderen Weg gibt es nicht. Das Bewusstsein der Stufe 4 wächst in einem, indem man sich, auch wenn man dort noch nicht ganz heimisch ist, immer wieder dorthin begibt. Die (neue)[51] Aufstellungsarbeit ist in diesem Sinne zunächst ein Eingewöhnungs- und Übungsfeld und später, vor allem wenn man selbst als Aufsteller arbeitet, ein sehr starkes Wachstumsfeld.

---

51. *Damit meine ich nicht das „Neue Familienstellen", von dem Bert und Sophie Hellinger seit 2006 sprechen und das sie exklusiv für ihre Schule reklamieren, die eigens zu diesem Zweck gegründet wurde („Hellinger Scienzia"; da die meisten alten „Hellinger-Institute" sich der Hellinger Scienzia nicht angeschlossen haben, scheint man dieses Projekt inzwischen wieder aufgegeben zu haben). Ihre Vereinnahmung dieses Begriffs, die ich übrigens als Rückfall in die Stufe 2 ansehe, macht es schwierig, ganz normal über Neuerungen zu sprechen. Sofern ich explizit das „Neue Familienstellen" der Hellingers meine, werde ich den Begriff immer in Anführungszeichen setzen, damit klar ist, worum es geht.*

Ich habe oben gesagt, die Fähigkeit, sich in einer Rolle in den Raum des Nicht-Wissens zu begeben und sich dort von innen her führen zu lassen, ist unabhängig vom Bewusstsein der Kursteilnehmer. Es ist aber nicht unabhängig vom Bewusstsein des Kursleiters. Meine Erfahrung ist: Eine Gruppe als Ganzes wie auch die Teilnehmer als Einzelne können nur so weit gehen, wie es das Bewusstsein des Gruppenleiters zulässt. Das erklärt auch, wieso es sehr große Unterschiede in den Erfahrungen, in der Tiefe des Erlebens und auch in den Ergebnissen einer Aufstellung gibt. Dabei spielen zwar auch Aspekte eine Rolle, die mit dem Bewusstsein des Klienten zu tun haben. Mindestens ebenso wichtig ist jedoch, dass der Therapeut mit seinem Bewusstsein den Raum öffnet (und begrenzt), in den die Aufstellung hineinführt, und damit öffnet und begrenzt er auch den Raum für die Prozesse, Ereignisse und Lösungen, die sich in einer Aufstellung zeigen dürfen.

Dabei geht es zunächst nicht um das Alltagsbewusstsein des Therapeuten, also die Stufe, auf der er normalerweise zu Hause ist. Ich gehe davon aus, dass die große Mehrheit der Aufsteller sich innerlich auf derselben Bewusstseinsstufe bewegen wie die meisten ihrer Klienten, nämlich auf der Stufe 3. Vielleicht innerhalb der Stufe 3 etwas weiter fortgeschritten, aber nicht wirklich auf der Stufe 4. Denn Stufe 4 würde heißen, dem Leben zu vertrauen, wie es ist (und nicht nur dann, wenn es gut läuft), in seinem Herzen offen und berührbar zu bleiben, auch wenn man abgelehnt wird, Enttäuschungen wirklich als *Ent*-täuschungen zu nehmen und dafür dankbar zu sein, auch wenn es weh tut, sich entspannt und gelassen auf das Kommende einzulassen, anstatt sich zu sorgen und so weiter. So lange das nicht meine ganz alltägliche Haltung ist, bin ich nicht auf der Stufe 4 zu Hause. Das heißt aber nicht, dass man diese Stufe nicht in der therapeutischen Arbeit betreten und von dort aus handeln könnte.

Partiell sind uns die meisten Stufen zugänglich. Ebenso wie wir, wenn wir uns verlieben oder wenn uns eine geliebte Person verlässt oder enttäuscht, vorübergehend wieder zum Kind werden können, oder wenn wir in eine Situation kommen, wo es ums nackte Überleben geht, ins Bewusstsein der Stufe 1 gehen, können wir zeitweise auch Erfahrungen der höheren Stufen machen, ohne dass wir wirklich dort zu Hause sind. Wer Kurse für Selbsterfahrung und inneres Wachstum besucht oder längere Zeit meditiert hat, kennt dies sehr gut: Man betritt einen inneren Raum, in dem alles hell und klar ist oder in dem man sich mit jedem und allem tief verbunden fühlt oder wo man Stille und tiefen Frieden empfindet – und dann geht man nach Hause und der Ehemann meckert über das Essen, und aller Friede und alle Stille und alle Herzenswärme sind dahin. Manchmal reicht es auch, dass man dem Partner oder einer Freundin von seinen tiefen Erfahrungen berichten will, er oder sie aber nicht wirklich interessiert sind oder einem gar sagen, dass sie das für Blödsinn halten, um einen tief enttäuscht und innerlich oft wütend über die „schlimme Welt da draußen" zurückzulassen. Schon ist man wieder in der inneren Isolation (Stufe 3) oder man sehnt sich zurück nach der Gruppe, in der man die schöne Erfahrung gemacht hat – das ist dann die kindliche Regression ins Gruppenbewusstsein. Das bedeutet nicht, dass die Erfahrung eines erweiterten Bewusstseins nicht wichtig und wirklich wäre, sondern nur, dass man mit einer punktuellen Erfahrung noch nicht auf dieser Stufe zu Hause ist. Es braucht viele Erfahrungen dieser Art und eine lange Zeit, bis der Schritt auf die nächste Stufe vollzogen ist.

Aus meiner Sicht setzt eine spirituelle Aufstellungsarbeit – wie eine spirituelle Therapie generell – beim Therapeuten zumindest die Bereitschaft und die Fähigkeit voraus, sich in der Arbeit im Bewusstsein der Stufe 4 zu bewegen. Er kann aber nicht unbegrenzt Leben und Arbeiten trennen. Das tut man auf der Stufe 3, hier wird alles parzelliert. Damit kann man zwar neutral sein, aber Neutralität ist etwas anderes als Offenheit. Neutralität ist eine äußere, antrainierte Haltung. Damit lassen sich jedoch keine inneren Räume öffnen, dazu muss man in die Liebe gehen. Im Übergang zur Stufe 4 verlässt man seine Parzellen und bewegt sich wieder in die Ganzheit hinein; dazu muss man in sich selbst auch wieder ganz werden und bereit sein, das, was man bei der Arbeit erfährt, auch in sein übriges Leben fließen zu lassen. Das Vertrauen in die Führung durch das Ganze sollte Teil des ganz normalen Lebens werden. Mich begleitet seit 25 Jahren eine Aussage, die Osho in einem Interview, das ich mit ihm geführt habe, gemacht hat. Rückblickend ist mir manchmal so, als ob ich damals nur wegen dieser wenigen Sätze nach Oregon geflogen wäre. Er sagte: „Ich bin kein Mensch, der plant. Ich weiß, dass die Existenz mir bis zu diesem Augenblick geholfen hat, und ich habe nie etwas aus mir heraus getan. Für den nächsten Augenblick wird ebenso gesorgt sein. (…) Ich sorge mich grundsätzlich nicht darum, ob der Fluss nach Norden oder nach Süden fließt. Wo immer er hinfließt, wo immer er ankommt – das ist mein Heim! Das ist genau der Ort, an dem ich immer schon sein wollte – ich war mir dessen nur nicht bewusst."[52]

Dieses „Muss" oder „Sollte" ist nicht als moralische Aufforderung (zu spirituellem Wachstum) zu verstehen. Es ergibt sich vielmehr aus der Sache selbst. In den Feldern, mit denen wir bei der Aufstellungsarbeit in Kontakt sind und deren Wissen wir nutzen, sind, wie jede Aufstellung zeigt, die tiefsten Gefühle, die geheimen Gedanken nicht nur der unmittelbar Beteiligten vorhanden, sondern auch derjenigen, mit denen diese verbunden sind. Wenn

52. Wilfried Nelles, Das rote Tuch. Bhagwan-Kommunen in Deutschland, München (Heyne) 1985, S. 248 und 253.

man das ernst nimmt – und als Aufsteller muss man das –, dann enthält das Feld selbstverständlich auch das, was der Aufstellungsleiter denkt und empfindet. Wenn ich also denke: „Das ist ein armes Schwein" oder „Das ist ein fieses Schwein", „Welch ein grässliches Schicksal", dann fließen all diese Gedanken in die Aufstellung ein. Meine moralischen Vorstellungen, meine Urteile, mein Geschmack, meine Liebe und meine Abneigung sind Teil des Prozesses. Es hilft überhaupt nichts, sie zurückzuhalten. Wenn sie schon da sind, ist es sogar besser, sie auszusprechen, dann beeinflussen sie den Prozess nicht heimlich. So berichtete eine Kursteilnehmerin einmal von einem Symptom, das exakt einem Problem entsprach, das ich damals hatte. Ich antwortete: „Ich weiß nicht, ob ich mit dir arbeiten kann, denn ich habe genau dasselbe Problem. Wahrscheinlich habe ich da einen blinden Fleck, und es könnte sein, dass der mich auch daran hindert, bei dir klar hinzuschauen." Während ich das aussprach, kam mir ein Einfall: Ich stelle jemanden für meinen blinden Fleck mit auf. Ich habe das dann gemacht, ich habe die Frau und ihr Symptom und dazu eine Person für mein eigenes Problem, meinen möglichen blinden Fleck, aufgestellt. Damit war der blinde Fleck neutralisiert, mein eigenes Problem stand als etwas, was zu mir gehört, in der Aufstellung und beeinträchtigte damit nicht den Prozess der Klientin. Als Nebeneffekt löste sich mein Symptom übrigens auf.

Aussprechen hilft also. Das gilt auch, wenn man in sich eine Bewertung spürt. Besser, man sagt es offen, dann steuert es den Prozess nicht aus der Deckung heraus. Manchmal sehe ich, wie Therapeuten, sobald sie zu arbeiten beginnen, in die Rolle eine Allesverstehers und Allesakzeptierers schlüpfen, der sie gar nicht sind. Sie sind soo lieb und soo verständnisvoll, dass es mir fast die Schuhe auszieht. Es ist wie ein Kleiderwechsel – das hier ist das Therapeutengewand und dort hängt der Alltagskittel. Dann schon lieber im Alltagskittel arbeiten! Dann schon lieber sagen: „Was du gemacht hast, finde ich Scheiße." Das versteht der Klient, da fühlt er sich gesehen und angenommen, wenn ich es nicht von oben herab sage. Ich muss ihm dabei aber in die Augen schauen, muss mich ihm auf gleicher Ebene stellen, nicht als Richter, nicht als Lehrer, nicht als Moralist, nicht als Elternvertreter, sondern einfach als Mensch. Von Mensch zu Mensch ist das okay – ich sage, was ich denke. Dann kann ich als Nächstes sagen: „Gut, ich hab dir meine Meinung gesagt, jetzt schauen wir, was die Aufstellung zeigt. Vielleicht belehrt sie mich ja eines Besseren." Damit bleibe ich offen, und ein offenes Sch…-Wort ist besser als ein heimliches Naserümpfen.

Besser ist es allerdings, man geht in seiner inneren Entwicklung über diese Urteile und Bewertungen hinaus. Das ist kein Tun, sondern ein Geschehenlassen. Es geschieht, wenn man sich den Prozessen in den Aufstellungen genauso aussetzt, wie dies die Klienten tun oder wie wir es ihnen nahelegen. Wenn ich Aufstellungen nicht nur als probates Werkzeug für meine Arbeit, sondern auch als Schleifwerkstatt für mein eigenes Denken, Fühlen und Handeln nehme, dann werden meine Urteile und Überzeugungen geschliffen. Im Raum des Herzens treten sie in den Hintergrund. Sie sind nicht verschwunden, sie existieren weiter als persönliche Richtschnüre, als etwas, was einem besser oder schlechter oder gar nicht gefällt, was man auch tun oder überhaupt nicht tun würde, aber sie sind keine Urteile über andere mehr. Und – dies ist ein gutes Kriterium, an dem man seine eigene Verstrickung oder Gelöstheit sehen kann – sie regen einen nicht mehr auf. Ich sehe, was geschieht, ich verschließe mein Herz nicht, auch wenn es mir nicht gefällt, und ich lasse es geschehen. Wenn ich handle, handle ich spontan aus der Verbindung mit mir selbst heraus und mit dem, was gerade in der Situation gefordert ist. Je offener ein Therapeut in diesem Sinne innerlich ist, umso weiter und tiefer ist der Raum, in den eine Aufstellung führen kann, und umso mehr kann sich die Seele eines Klienten zeigen.

Das ist aber, ich sage es noch einmal, keine Bedingung für die Arbeit als Aufsteller. Ich erlebe mich selbst mal als sehr offen, mal als weniger offen, manchmal fühle ich mich völlig leicht, manchmal müde und belastet. Jeder hat seine Tagesform. In der Ausrichtung auf die Arbeit treten diese Befindlichkeiten zwar in den Hintergrund, aber dass sie keinen Einfluss hätten, kann ich nicht sagen. Ich kümmere mich aber nicht darum, und je weniger ich mich kümmere, umso offener bin ich für das, was gerade geschieht. Abgesehen von seiner jeweiligen Verfassung bestimmt aber das Bewusstsein des Therapeuten die Grenzen, innerhalb derer sich Lösungen zeigen können.

Das, was der Therapeut glaubt, für möglich oder für moralisch vertretbar hält, definiert den Raum. Vielleicht ist sein Raum auch so weit, dass es keine Brücke zwischen ihm und dem Klienten gibt. Ein Erleuchteter zum Beispiel ist in der Regel kein guter Therapeut. Für ihn ist alles gleich, Leben oder Tod spielen keine Rolle. Daher kann er, wenn er sich nicht auf die Stufe des Klienten einlassen kann, ihm in einem konkreten Problem meist nicht helfen. Osho zum Beispiel sagte oft, es sei Unsinn, beim Tod eines Geliebten oder Freundes zu trauern, man solle sich über die Zeit freuen, die er da gewesen sei und seinen Tod tanzend und singend feiern. Aus seiner Sicht erscheint das vollkommen richtig, und wenn man ihn darüber sprechen sieht, kann man dies sehen und spüren. Aber für die Mutter, deren Kind stirbt, ist das keine gute Lösung. Ihr Schmerz und ihre Trauer sind Fakten, und wenn sie tanzt und singt, ohne gleichzeitig zu weinen und zu schreien, würde sie zerbrechen oder ihre wahren Gefühle ersticken.

Ähnlich ergeht es mir, wenn ich Aufstellungen des „neuen, geistigen Familienstellens" von Hellinger sehe. Manchmal erscheint er dabei der Welt des Klienten ziemlich weit entrückt, und es scheint ihn nicht zu interessieren, ob diese etwas verstehen oder nicht oder ob das, was auf der Bühne geschieht, einen Bezug zu ihnen und ihrem Anliegen hat oder nicht. Die Aufstellung, so scheint es, ist dann mehr für ihn als für den Klienten. Manchmal habe ich ihn so von seiner Mission bewegt gesehen, dass der Klient vergessen schien.[53] Die Aufstellungen mögen dann beeindruckend für die Zuschauer sein – ein Bewusstsein, das das Ich nicht gut integriert hat, ist besonders anfällig dafür –, aber ich bezweifle, dass sie dem Klienten sehr helfen. Kurz gesagt: Es scheint mir wichtig, dass die Lücke zwischen dem Bewusstsein des Klienten und dem des Therapeuten nicht zu groß ist und beide in einer lebendigen Verbindung sind. Da die Stufe 4 die Stufe des Verbundenseins ist, ist sie für diese Arbeit prädestiniert.

53. *Das geschah auch vor dem „Neuen Familienstellen" manchmal, zum Beispiel bei einer Aufstellung aus dem Jahr 2000 in Berlin, die unter dem Titel „Der Krieg" als Video veröffentlicht ist (Serie: Movements of the Soul).*

INHALTE UND ERKENNTNISSE DES FAMILIENSTELLENS

AUCH IN INHALTLICHER HINSICHT WEIST DAS FAMILIENSTELLEN eine neue Richtung, wenn auch hier noch am ehesten Arbeiten auszumachen sind, die bereits Teile der Hellinger'schen Sicht enthielten und von Hellinger lediglich aufgenommen und weiterentwickelt wurden.[54] Ich will mich mit den Hintergründen Hellingers und der Frage, wo er was aufgenommen hat, hier aber nicht weiter befassen, da es mir nicht um Hellinger und auch nicht um Familientherapie geht, sondern um die spirituelle Perspektive, die im Familienstellen steckt.

Ich sehe drei Erkenntnisse bei Hellinger, die über das bis dahin Bekannte hinausgehen und es entweder wesentlich vertiefen oder in einen ganz neuen Kontext stellen:

1. Die Erkenntnis, dass und wie wir in die Geschichte unserer Familie und in die Schicksale unserer Vorfahren eingebunden sind und wie sich dies auswirkt.
2. Die (Wieder-)Entdeckung, dass in unserem Unbewussten Gesetzmäßigkeiten wirken, denen wir uns nicht entziehen können.
3. Der Weg, den Hellinger zur Lösung einschlägt.

---

54. Die wichtigsten habe ich bereits genannt: die Familienskulptur von Satir und die Mehrgenerationentheorie von Boszormenyi-Nagy.

Drei Geschichten

Am Anfang stand eine recht alltägliche Geschichte: Eine Frau verspürt eine große Wut auf ihren Mann, für die sie keine wirklichen Gründe hat. Auch in der Therapie mit dem Paar ließ sich nichts finden, was die Wut hätte erklären können. So weit, so normal. Also sucht man in der Vorgeschichte: Hat die Frau früher mit einem anderen Mann schlechte Erfahrungen gemacht? Oder als Jugendliche? Hat ihre Mutter schlecht über Männer geredet? War ihr Vater vielleicht aggressiv? Ist sonst etwas in der Kindheit passiert? Antwort: Nein, da ist nichts, was ihre Haltung erklären könnte. Erst bei den Großeltern wird Hellinger fündig, aber es ist nichts, was die Frau als Kind erlebt hätte. Alles, was sie weiß ist, dass die Großeltern eine Kneipe hatten, dass der Großvater gerne mit einigen Kumpanen getrunken hat und sich dann einen Spaß daraus gemacht hat, seine Frau vor den Saufkumpanen zu demütigen, indem er sie zum Beispiel an den Haaren durch die Kneipe zog. Als das herauskam – die Klientin erinnerte sich wohl schwach daran, davon gehört zu haben –, war klar, woher die Wut stammte: Es war die Wut der Oma, die diese nie auszudrücken gewagt hatte. Jetzt erledigte die Enkelin das für sie – gegenüber ihrem unschuldigen Mann, den sie liebte.

Eine ähnliche Geschichte, dreißig Jahre später. Eine Mutter ist verzweifelt, weil ihr neunjähriger Sohn immer wieder gewalttätig gegenüber anderen Kindern wird, auch gegenüber Mädchen. In der Schule gibt es deshalb große Probleme. Der Junge selbst sagt: „Ich werde schnell wütend und raste dann aus, ich muss dann zuschlagen." Die Therapeutin, eine Mitarbeiterin von mir, lässt ihn seine Familie im Beisein der Mutter spielerisch mit Stofftieren aufstellen. Als er zum Opa kommt (für den er einen Löwen nimmt), erzählt er, dass er den sehr gut findet. Er sei viel um die

Welt gereist. Die Therapeutin erfährt von der Mutter, dass seine Frau ein Kind bekommen hat, das aber nicht von ihm war. Das erfuhr er aber erst Jahre später und hat sich dann scheiden lassen, musste aber Unterhalt für das Kind zahlen. Der Junge stellt das Kind dazu und meint, damit sei die Familie komplett. Die Therapeutin stellt allerdings noch eine Figur für den richtigen Vater des „Kuckuckskindes" hinzu. „Wer ist das denn, was tut der hier?", fragt der Junge: „Der richtige Vater des kleinen Mädchens." Darauf der Junge: „Ich dachte, der Opa … – dann haben die den aber verarscht!" Er wird ganz nachdenklich. Darauf die Therapeutin: „Kannst du dir vorstellen, wie wütend er war?" Der Junge: „Ja, genau wie ich. Dann habe ich die Wut vom Opa geerbt!" – Seit dieser Aufstellung hat sich sein Verhalten in der Schule grundlegend verändert.[55]

Wir sehen hier zwei Vorgänge: Erstens wird ein unterdrücktes oder nicht überwundenes Gefühl übernommen, das vor zwei Generationen entstanden ist, und auf andere, unbeteiligte Personen übertragen; zweitens geschieht diese Übertragung, ohne dass – so ist es zumindest im zweiten Fall – die Nachkommen etwas über die Geschichte ihrer Ahnen wissen. Zu Letzterem noch eine Therapiegeschichte, die dies vielleicht noch etwas deutlicher zeigt: Bei der Aufstellung einer Frau, die immer wieder mit Magersucht zu kämpfen hat, sagen die Stellvertreter beider Eltern, sie fühlten sich nicht wie die Eltern des Kindes. Der Therapeut bittet die Klientin, bei ihren Eltern nachzufragen. Diese Nachfrage ergibt, dass die Eltern ihr Folgendes erzählen: „Wir sind in der Tat nicht deine leiblichen Eltern. Deine Mutter war eine junge Jüdin, die aus Deutschland hierhin (nach Holland) geflohen ist. Du bist hier geboren, da kamen die Deutschen, und

55. Ich danke Angela Winkler für diese Geschichte.

deine Mutter musste weiter fliehen. Sie wollte mit einem Schiff nach England und hat uns gebeten, dich so lange zu behalten, bis sie wieder zurückkommen könnte. Wir haben nie mehr etwas von ihr gehört und dich dann als unser Kind angenommen." Die Klientin hat dann nach ihrer wirklichen Familie geforscht und Folgendes herausgefunden: Das Schiff mit der Mutter ist nie in England angekommen, sie ist ertrunken. Die Eltern der Mutter sind nach Auschwitz gekommen, wo die Mutter der Mutter verhungert ist. Damit war klar, was hinter der Magersucht steckte: die innere Verbundenheit mit der Großmutter, die verhungert ist.[56]

Ich belasse es hier bei diesen exemplarischen Geschichten, sie ließen sich mit den vielfältigsten Varianten endlos ergänzen. Ebenso ist vielfach belegt, dass allein die Aufdeckung solcher Vorgänge beim Klienten einen nachhaltigen Heilungsprozess in Gang setzen kann.[57] Was früher ganz vereinzelt vermutet worden war, wurde mit dem Familienstellen zur Gewissheit: Die Schicksale der Ahnen setzen sich in den Familien über Generationen fort. Es gibt so etwas wie eine seelische Vererbung. Das Verblüffendste aber war – neben der Tatsache natürlich, dass die Stellvertreter das in der Aufstellung wahrnehmen –, dass diese „Vererbung" ganz im Geheimen vonstatten geht, dass sie ganz unabhängig davon ist, was in der Familie erzählt wird, ob die Nachkommen die Geschichte kennen, ja sogar unabhängig davon, ob sie überhaupt etwas von der Existenz der Personen wissen, mit denen sie seelisch verbunden sind. Hier begegnen wir wieder dem Phänomen des Wissensfeldes, in dem Dinge übertragen und

---

56. Diese Geschichte verdanke ich Heinrich Breuer.
57. Die frühen Bücher Hellingers bestehen überwiegend aus Dokumentationen von Fallgeschichten. Auch Jakob Schneider präsentiert in „Das Familienstellen: Grundlagen und Vorgehensweisen", Heidelberg 2006, viele beeindruckende Klientengeschichten.

im Unterbewusstsein, in der Seele, im Körper „gewusst" werden, über die nie gesprochen wurde. Im letzten Beispiel „wussten" die Seele und der Leib der Frau, dass ihre Großmutter verhungert war, obwohl die Frau noch nicht einmal von der Existenz dieser Oma gehört hatte. Auf die gleiche Weise wusste die Seele des Jungen vom Betrug an seinem Großvater, obwohl er die Geschichte nicht kannte.

Das bedeutet, dass unser Bild von dem, was uns prägt, unser Verhalten und unsere Gesundheit beeinflusst, radikal erweitert werden muss. Viele Krankheiten – nicht nur psychosomatische, sondern auch schwere organische Erkrankungen – und Störungen sind mit Ereignissen verbunden, die mehrere Generationen zurückliegen und meist verschwiegen wurden. Es bedeutet auch, dass die Rolle der Erziehung und des Verhaltens der Eltern den Kindern gegenüber völlig überschätzt wird. Es könnte viele Eltern entlasten, wenn dies gesehen wird. Die Eltern im zweiten Beispiel waren der Wut des Jungen gegenüber ganz hilflos, und zwar nicht, weil sie schlechte Erzieher sind, sondern weil diese Wut von etwas getragen ist, das stärker ist als alle Erziehung.

Die Familienmatrix

Ich habe dazu eine einfache Erklärung, die aber weitreichende Folgen hat. Alles, was ungelöst ist, hat Energie, denn im Ungelösten herrscht eine Spannung, die nach Auflösung drängt. Diese Spannung, diese Energie bleibt so lange erhalten, bis sie sich lösen kann, bis sie freigesetzt wird. Die Energie, die in einem Ereignis gebunden ist, wird dann freigesetzt, wenn dieses Ereignis ganz gesehen wird. Dadurch wird es in die Freiheit entlassen und kann sich damit für immer im Ganzen auflösen.

Wenn nun etwas passiert, was die Beteiligten nicht ganz sehen wollen oder nicht ganz nehmen können, bleibt die Spannung, oder ein Teil davon, erhalten. Zum Beispiel: Ein Kind stirbt, und die Eltern können dies nicht ganz nehmen, das heißt, sie können dem Tod des Kindes innerlich nicht zustimmen. Ihr Wunsch, das Kind möge am Leben geblieben sein, bleibt als Energie, als ungelöste Spannung, quasi in der Luft, er bleibt im (allen unbewussten) Wissensfeld der Familie: Dieses Kind sollte eigentlich noch da sein. Ein anderes Kind, das später geboren wird, kommt nackt und offen in dieses Feld hinein. Es nimmt die gesamte dort herrschende Energie auf und liefert einen unbewussten Beitrag zur Lösung der Spannung: Es versucht, den Eltern das verlorene Kind zu ersetzen. Dazu müssen die Eltern kein Wort mit ihm reden, dazu braucht es nicht zu wissen, dass vor ihm schon ein Kind existierte, das gestorben ist. Die Energiematrix des Feldes, in das es hineingeboren wird, sorgt dafür, dass das Kind einen Beitrag zur Spannungslösung leistet.

Der aggressive Junge im obigen Beispiel drückte eine Energie aus, die in der Familie noch immer auf Erlösung wartete. Die Wut des Großvaters war, wie man so schön sagt, noch nicht wirklich verraucht. Sie steckte noch im System. Die Freisetzung dieser Energie wird verhindert, wenn man das Kind verhaltenstherapeutisch behandelt. Was man allenfalls damit erreicht ist, dass der Junge in seiner Wut nicht noch mehr Schaden anrichtet. Dies gilt erst recht, wenn man das Kind – wie es mit den vielen Kindern geschieht, die als hyperaktiv oder aufmerksamkeitsgestört diagnostiziert werden – mit Medikamenten ruhig stellt. Damit wird, wie im alten Rom, der Überbringer der „schlechten" Nachricht bestraft. Die Freisetzung geschieht nur, wenn man das Symptom des Kindes zum Anlass nimmt, in die Familie zu schauen und/oder dem Kind sagt, dass man sein Verhalten als Ausdruck der Liebe und Verbundenheit sieht. Dann kann es davon lassen, und damit wäre nicht nur dem Kind geholfen, sondern auch die Matrix der Familie geändert.

Die Matrix besteht natürlich nicht nur aus einem ungelösten Thema, sondern einer Vielzahl. Einige ergänzen und verstärken sich, andere widersprechen sich. Es könnte beispielsweise sein, dass die Mutter, die ein Kind verliert, auch bereits ein Geschwister verloren hat, dass sie also eine Geschichte ihrer Mutter wiederholt. Dann ist das Muster wahrscheinlich noch tiefer. Es könnte aber auch sein, dass ihre Mutter (oder sie selbst) ein Kind abgetrieben hat, und dass der Verlust des eigenen Kindes ein unbewusster Ausgleich für die Abtreibung ist. Es gibt also unendlich viele Verknüpfungen in dieser Matrix. Einiges ist energetisch stärker geladen, anderes weniger; einiges drängt sich mehr in der Vordergrund, anderes bleibt eher im Hintergrund; einiges verstärkt sich, anderes widerspricht sich und führt daher zu widersprüchlichen Energien, deren Lösung widersprüchliche Anforderungen stellt. Letzteres kann in extremen Fällen zu großer Verwirrung und Unruhe führen, denn was für die eine Seite die Lösung wäre, erscheint für die andere als Verstärkung der Spannung; hierin sehe ich den Hintergrund für Psychosen und Schizophrenie.

Dazu ein Beispiel. Eine Frau berichtete über zwei Probleme: Zum einen verstand sie sich überhaupt nicht mit ihrer Zwillingsschwester, die beiden hatten kaum Kontakt miteinander, zum anderen hatte sie Probleme mit ihrer Mutter, die schizophren war. Die Aufstellung zeigte, dass es in der Familie der Mutter einen tiefen Konflikt gab, bei dem die Mutter zwischen den beiden Seiten hin- und hergerissen war. Worum es sich genau handelte, habe ich vergessen. Die Schizophrenie jedenfalls war der Ausdruck dieser Zerrissenheit. Die Klientin machte jedoch einen psychisch sehr gesunden Eindruck. Ich habe sie gefragt, wie es denn ihrer Schwester gehe, ob die psychisch krank sei. „Nein", sagte sie, „die ist auch ganz normal." Da wurde mir klar, warum die Zwillinge getrennte Wege gehen: Jede der beiden war jeweils mit der anderen Seite des Konfliktes verbunden. Der Widerspruch, der die Mutter innerlich spaltete und sich bei ihr als Schizophrenie ausdrückte, war hier zwischen den Zwillingen. Die eine der beiden war jeweils der anderen Rettung.

Mein Grundgedanke ist, dass jeder Mensch offen und nackt, wie ein weißes Blatt Papier, das alles aufsaugt, in eine solche Energiematrix hineingeboren wird. Die Matrix besteht aus allen Gedanken, Überzeugungen und Gefühlen, die in einer Familie existieren. Als erste Schicht sehe ich das, was zeitlich am nächsten ist, was gerade aktuell ist; als zweite das, was aus dem früheren Leben der Eltern, also aus früheren Beziehungen, aus der Jugend oder Kindheit, kommt; als weitere Schichten das, was die Eltern ihrerseits bei ihrem Eintritt ins Leben aufgenommen haben. Wobei ich mich nicht ganz korrekt ausgedrückt habe, als ich „hineingeboren" schrieb: Das Ganze beginnt bereits viel früher, mit Sicherheit im Mutterleib, wahrscheinlich aber schon mit der Befruchtung. Die Stimmungen der Mutter bekommt das Kind als Teil des mütterlichen Organismus mit. Es ist ihnen allerdings nicht ganz ausgeliefert – zumindest weisen einige Erfahrungen aus Aufstellungen darauf hin, dass die Fruchtblase und das Fruchtwasser den Einfluss dämpfen. Das macht auch Sinn, denn ansonsten wäre die Prägung durch die neun Monate im mütterlichen Organismus so stark, dass wir alle genau wie unsere Mutter empfinden würden. Aber auch die Samenzelle des Vaters enthält bereits – ebenso wie die mütterliche Eizelle – dessen gesamtes Programm. Sie ist nämlich nicht nur ein Klümpchen Eiweiß mit einer DNS und all dem chemischen Drum und Dran, sondern ein Holon, eine

Ganzheit, in der der ganze Vater mitsamt seinem Denken und Fühlen, seinen Verletzungen, Ängsten und Hoffnungen enthalten ist. Denn alles, was wir sind, ist auch in jeder Zelle unseres Körpers ganz enthalten.

Das würde auch erklären, wieso ein Kind sich zu einem Vater hingezogen fühlt, den es nie gekannt und von dem es vielleicht sogar nie gehört hat. Im Familienstellen sehen wir das, was im Beispiel der magersüchtigen Frau sichtbar war, nämlich immer wieder: dass ein Klient einen anderen Vater (in sehr seltenen Fällen auch eine andere Mutter) hat, als angenommen. Die Stellvertreter spüren das, und die Kinder fühlen sich meist sofort zum richtigen Vater hingezogen, sobald dafür jemand aufgestellt wird. Es ist dabei noch nicht einmal nötig, dass man sagt: „Ich stelle jetzt jemanden für den richtigen Vater hin." Ich sage das nie – wenn ich den Verdacht habe, dass eine Vaterschaft vorgeschoben ist, stelle ich einfach eine zusätzliche männliche Person hin, ohne zu sagen, wen sie repräsentiert. Das genügt, um zu sehen, wie es wirklich ist. Das Kind kennt den wirklichen Vater, weil es mit dessen Energiefeld in Resonanz ist, weil dessen Matrix auch Teil seiner eigenen Matrix ist.

Wir werden also bereits mit der Zeugung – und dann verstärkt noch einmal nach der Geburt – von dem Energiefeld unserer Eltern geprägt. Das ist unausweichlich. Wir haben keine Wahl, dem zu entgehen. Daher macht es auch überhaupt keinen Sinn, eine solche Matrix – oder weniger abstrakt gesagt: die Personen, unseren Vater und unsere Mutter und unsere gesamte Familie – als gut oder schlecht oder als richtig oder falsch zu bewerten. In diesem Sinne gibt es, da gebe ich Hellinger hundertprozentig Recht, keine schlechten Eltern. Es gibt aber auch, und damit widerspreche ich ihm, keine guten. Es gibt nur diese Eltern, nur diese Familie, und beides ist jenseits von gut und schlecht. Es *ist*, das ist alles.

Da die Matrix sehr vielschichtig, diffus und in sich oft auch widersprüchlich ist (wofür allein schon die Tatsache sorgt, dass es sich um ein zusammengesetztes energetisches Muster aus den Familien des Vaters und der Mutter handelt), werden wir zwar ganz von ihr geprägt, haben aber zugleich unendlich viele Möglichkeiten, die einzelnen Elemente zu kombinieren. Darin liegt unsere Freiheit. Diese Vielschichtigkeit lässt auch die alte Vorstellung Hellingers, an die er sich indessen schon lange nicht mehr hält und, wie mir scheint, auch nie wirklich gehalten hat, ohne sie jedoch offen zu revidieren, man müsse – oder dürfe gar – nur *eine* Aufstellung seiner Herkunftsfamilie machen, dann sei alles Notwendige geregelt, obsolet erscheinen. Denn die Matrix besteht nicht nur aus einem Thema. Hinter einem Hauptthema gibt es noch viele andere, die gesehen werden wollen. Auch die Idee, dass man mit einer bestimmten Person aus der Familiengeschichte „identifiziert" sei, scheint mir fraglich. Die Identifizierung besteht mit der gesamten Matrix, aus der ein Thema (oder manchmal auch eine Reihe von miteinander verknüpften Themen) für den Einzelnen herausragt und ihn in einer bestimmten Lebensphase stark umtreibt.

Die Matrix selbst ist uns jedoch zwingend vorgegeben, es gibt auch nur diese eine – als Gesamtheit der Gedanken und Gefühle oder, neutraler formuliert, der Energien, die auf das Kind einwirken. Wenn wir aber notwendigerweise in die Matrix hineingeboren werden oder die Matrix in uns hinein gezeugt wird, gibt es keine richtige oder falsche Matrix für uns. Das bedeutet aber auch, dass es keine Verstrickung gibt. Denn im Begriff der Verstrickung ist mit gedacht, dass an der Sache etwas nicht stimmt und es anders sein könnte.

„Die Gans ist raus" – oder:
In der Wirklichkeit gibt es keine Verstrickungen

Damit stelle ich ein zentrales Konzept des Familienstellens (und darüber hinaus der gesamten Psychotherapie) infrage. Denn wir gehen bisher davon aus, dass die Klienten in das Schicksal ihrer Familie „verstrickt" sind und mit Hilfe von Aufstellungen daraus befreit werden können.[58] Also ist die Verstrickung etwas Negatives, etwas, was uns behindert und wovon wir erlöst werden müssen. Entsprechend kommen viele zu einem Aufstellungskurs, um ihre „Verstrickungen zu lösen". Im Falle eines Menschen, dessen Bruder kurz nach der Geburt gestorben ist und der im Sinne der Matrix diesen teilweise für die Eltern ersetzt, würde man sagen, er sei mit dem toten Bruder verstrickt und diese Verstrickung müsse gelöst werden, damit er ganz zu seinem eigenen Leben komme. Um diese Lösung zu bewirken, arbeiten viele Aufsteller mit Rückgaberitualen, indem sie den Klienten zum Beispiel zum Toten sagen lassen: „Ich habe dein Schicksal mitgetragen, jetzt gebe ich es dir zurück." Manchmal wird dazu noch ein Gegenstand benutzt, den man symbolisch zurückgibt.

Das geht an der Wirklichkeit vorbei. „Verstrickung" ist ein Konzept, das vom Aufsteller an die Wirklichkeit herangetragen – und dann gelöst – wird. Die Matrix ist einfach gegeben, und sie ist aus dem einfachen Grunde immer richtig, weil sie alternativlos ist. Die „Verstrickung" besteht einzig und allein darin, dass wir dies nicht sehen (wollen). Wenn ich sehe, dass ich meinen toten Bruder mit vertrete, wenn ich dies nur anschaue und es ohne jede Bewertung und ohne es ändern zu wollen sehe (und damit erkenne), bin ich frei. Dann ist alles gut!

58. *Das erklärt, zusammen mit der Begeisterung, etwas Neues gefunden zu haben, auch das Missionarische, das der Aufstellungsarbeit besonders in den neunziger Jahren anhaftete.*

Das Gleiche gilt für alle anderen „Verstrickungen": Wenn ich sie sehe, wenn ich, ohne den Wunsch, irgendetwas ändern zu wollen, sehe, dass dies meine Matrix ist und dass es keine andere geben kann und geben soll, bin ich im Einklang mit mir und meinen Lebensbedingungen – und damit bin ich frei.

Es gibt eine schöne Zen-Geschichte, die dazu passt. Vielleicht finden Sie sie auch unpassend, vielleicht auch völlig absurd, denn es handelt sich um ein Koan. „Koan" wird oft mit „Rätsel" übersetzt, aber es handelt sich nicht um ein Rätsel, weil es nicht mit dem Verstand gelöst werden kann. Ein Koan umschreibt ein Mysterium, in das man eintreten muss, um es plötzlich von innen heraus zu verstehen. Ich selbst habe die Geschichte von der Gans anfangs überhaupt nicht verstanden. Es hat gut zwanzig Jahre gedauert, bis es plötzlich klick machte und ich mich wieder an sie erinnerte. Sie geht so:

Der Beamte Riko bat einmal den Meister Nansen, ihm das alte Problem mit der Gans in der Flasche zu erklären.
„Wenn man ein Gänseküken in eine Flasche steckt", sagte Riko, „und es füttert, bis es ausgewachsen ist, wie kann man dann die Gans herausholen, ohne sie zu töten oder die Flasche zu zerbrechen?"
Nansen klatschte kräftig in die Hände und rief: „Riko!"
„Ja, Meister?", schreckte der Beamte hoch.
„Siehst du", sagte Nansen, „die Gans ist draußen."

Wenn ich den Teilnehmern in meinen Kursen sage, dass ich ihnen nicht dabei helfe, ihre Verstrickungen zu lösen, sind manche zunächst verwundert. Wenn ich dann erkläre, dass eine Menschheit ohne Verstrickungen ziemlich langweilig wäre, tauen sie schon etwas auf. Und wenn ich dann ein paar prominente Namen nenne, die der Welt viel Schönes geschenkt haben, gerade weil sie so verstrickt waren, werden sie nachdenklich. Jetzt fällt mir einer der Prominentesten überhaupt ein, und ich wundere mich, wieso weder ich selbst noch jemand anderer bisher darauf gekommen ist, über dessen Verstrickung einmal nachzudenken. Sein Name ist Jesus.

Nach den Maßstäben des Familienstellens (und jeder anderen Therapie natürlich auch) war Jesus fürchterlich verstrickt. Er hatte keinen richtigen Vater, sein Vater war noch nicht einmal ein Mensch; er war also der einzige Mensch, der je existiert hat, der keinen menschlichen Vater hatte – ein übermenschliches Schicksal. Zweitens, ich nehme nur die beiden schlimmsten Verstrickungen, ließ Herodes seinetwegen zehntausend neugeborene Kinder töten. Zehntausend! Welch monströse Schuld! Natürlich keine persönliche Schuld, aber eine schuldhafte Verstrickung, die ihresgleichen nicht findet. Man kann das gesamte Leben von Jesus systemisch aus diesen beiden Verstrickungen heraus erklären: als ewige Suche nach dem Vater und dessen Anerkennung und als Versuch, die Schuld an diesen Kindern durch Sühne und Tod auszugleichen. Aber: War es ein falsches Leben? Gut, der arme Kerl ist mit 33 gekreuzigt worden, aber wäre es anders besser gewesen?

Was ich damit sagen will, ist Folgendes: Mit dem Konzept der Verstrickung bringen wir eine Bewertung ins Spiel. Wir tragen dieses Konzept von außen an das Leben heran. Darin versteckt sich die heimliche Idee, dass es anders besser wäre. Die Idee ist, dass wir von unserer Matrix gelöst sein, von ihr befreit werden müssten. Das führt uns jedoch in eine noch tiefere Verstrickung, es bringt uns nämlich in einen Konflikt mit dem Leben selbst. Das Leben existiert nämlich nur in dieser Matrix. Die Idee des Verstricktseins und dessen Lösung ist eine Idee des Ich-Bewusstseins.

Sie kommt aus der Vorstellung, dass das Ganze – wie es in der alten Stufe 2 vergegenständlicht war – uns gefangen hält und wir von allem gelöst werden oder uns selbst lösen müssen, um frei zu sein. Dann muss man entweder die Flasche zerbrechen oder die Gans töten. Das ist die Vorstellung, die die Stufe 3 von Freiheit hat. Sollte uns dies gelingen, wären wir am Ende ganz allein, genauer: ganz isoliert.

DER LÖSUNGSWEG DES FAMILIENSTELLENS

Hellingers „Dreifaltigkeit"

Das Familienstellen hat die Idee der Verstrickung von anderen Therapien übernommen, wenn es auch den Begriff der Verstrickung erst populär gemacht hat. Wenn ich es recht sehe, redet Hellinger schon seit Jahren nicht mehr davon, aber anfänglich hat er wohl übersehen, dass er mit diesem Wort auch eine ganze Weltsicht übernimmt. Seine eigene Sicht war nämlich von vornherein eine andere. Er hat die Lösung immer darin gesehen, dass man seinen Platz im Ganzen einnimmt und den Dingen so zustimmt, wie sie sind. In dem populären Buchtitel „Anerkennen, was ist" kommt dies treffend zum Ausdruck. Nicht so klar ist bei Hellinger allerdings, worin „das Ganze" besteht. In der Sprache meiner Stufentheorie formuliert: Meint er die alte Ganzheit der Stufe 2 oder die neue der Stufen 4 und folgende? Meint er, jeder muss den Platz in der Familie und vielleicht auch in der Gesellschaft einnehmen, der ihm vorgegeben ist – durch sein Schicksal, vielleicht sogar seine Herkunft –, oder ist das nur ein Zwischenschritt, um zum ganz Eigenen und darüber zu einem neuen Ganzen zu kommen? Mich interessiert dabei nicht so sehr Hellingers persönliche Auffassung, vielmehr beziehe ich mich auf ihn als den Begründer des Familienstellens, von dem fast alle wichtigen theoretischen Impulse ausgegangen sind. Die Klärung dieser Frage erscheint mir wichtig für die weitere theoretische Fundierung der Aufstellungsarbeit, ob sie nun als Aufstellungsarbeit „nach Hellinger" oder „nicht nach Hellinger" firmiert.[59]

---

59. *In den Neunzigerjahren benannten viele Aufsteller ihre Arbeit als „Familienstellen nach Hellinger", um ihre Zugehörigkeit zu Hellinger zu verdeutlichen und damit auch an seiner Bekanntheit zu partizipieren, aber auch als Referenz an ihn. Hellinger selbst fand dies*

Die erste Aussage Hellingers lautet: Wir müssen dem zustimmen, woher wir kommen. Wir müssen unserem Vater und unserer Mutter zustimmen. Wir müssen zustimmen, dass sie unsere Eltern sind und auch, das sie so sind, wie sie sind – wie gesagt: „Müssen" nicht als Moral, sondern als etwas, was notwendig ist, um heil zu werden. Zustimmen, dass sie unsere Eltern sind bedeutet, sie sind die einzig richtigen Eltern.

In diesem Zusammenhang hat Hellinger drei „heilige" (das ist eine Bezeichnung von mir, nicht von Hellinger) Worte benannt: Ja, bitte und danke.

„Ja" bedeutet:
Ich stimme zu, dass ihr meine Eltern seid und ich euer Kind bin.
„Bitte" bedeutet:
Bitte stimmt auch ihr zu, dass ich euer Kind bin.
„Danke" bedeutet:
Ich nehme das Leben, so wie ich es bekommen habe, in Dankbarkeit.

Diese drei Worte und die damit zusammenhängenden Prozesse machen den Kern der Aufstellungsarbeit zwischen Eltern und

überflüssig, akzeptierte es aber und überließ es jedem, es mit seinem Namen zu halten, wie er wollte. Als Hellinger die Arbeit weiterentwickelte zu den „Bewegungen der Seele" und sich zugleich die öffentliche Meinung massiver gegen ihn wendete, begannen einige, sich zu distanzieren und sich explizit als Aufsteller „nicht nach Hellinger" zu bezeichnen. Etwa ab 2006 trennte sich dann Hellinger selbst unter dem starken Einfluss seiner zweiten Ehefrau Sophie, die er 2003 geheiratet hat, von den meisten seiner früheren Weggefährten, oder diese trennten sich von ihm, weil er jetzt, völlig im Gegensatz zu früher, das alleinige Sagen über die Aufstellungsarbeit haben wollte und verlangte, dass jeder, der mit ihm verbunden sein wollte, seine Arbeit „nach Hellinger" nennen müsse. In diesem Zusammenhang verkündete er dann auch das „Neue Familienstellen", um sich von der übrigen Aufstellungsszene abzugrenzen. Entwicklungstheoretisch entspricht „nach Hellinger" der Stufe 2 und „nicht nach Hellinger" der Stufe 3. Beides ist nicht erwachsen. Eine erwachsene Aufstellungsarbeit (Stufe 4) achtet das, was Hellinger geleistet hat, und folgt im Übrigen der eigenen Einsicht, ohne in Gefolgschaft oder Gegnerschaft stecken zu bleiben.

Kindern aus. Fast alle Lösungen münden, mehr oder weniger deutlich ausgesprochen, in eines dieser drei Worte oder in alle zusammen. Die berühmte Verneigung vor den Eltern – berühmt deshalb, weil Hellingers Praxis, die Klienten dazu anzuhalten, sich vor ihren Eltern zu verneigen, unter Psychotherapeuten und externen Beobachtern auf heftige Kritik bis Empörung stieß, weil dies eine Unterwerfungsgeste sei – drückt den Gehalt dieser drei Worte in einer einzigen wortlosen Geste aus. Überhaupt ist Hellinger ein Meister der Verdichtung, der den Gehalt von zehn Therapiestunden oft in einem einzigen Satz oder gar Wort ausdrücken kann. Um das zu verstehen, muss man aber bereit sein, dieses Wort oder diese Geste auf sich wirken zu lassen, ohne gleich ein Urteil zu fällen. Dies aber nur am Rande.

Dieser Heilungsweg steht im krassen Gegensatz zu jenen verbreiteten Therapien, in denen die Klienten angehalten und nicht selten sogar massiv dazu gedrängt werden, ihren Eltern ihre Wut entgegenzuschleudern, auf sie einzuschlagen (zum Beispiel, indem man ihnen einen Teppichklopfer oder ein verknotetes Handtuch in die Hand drückt und sie damit auf ein Kissen oder eine Matratze schlagen lässt, die den Vater symbolisieren) oder sie symbolisch zu töten.[60] Und dass er auch denen gegen den Strich geht, die nicht zu so rabiaten Mitteln greifen, zeigt die kollektive Aufregung über die Verneigung. Die darin zum Ausdruck gebrachte Achtung vor und Zustimmung zu den Eltern kann das moderne Bewusstsein offenbar schwer ertragen, es fühlt sich damit quasi verraten und um die Früchte seiner Bemühungen gebracht.[61] Dieses Gefühl, das einen Großteil der Kritik an

---

60. *Zum Beispiel hat eine Frau aus meinem Bekanntenkreis, die einen schweren Konflikt mit ihrem Vater wegen eines lange zurückliegenden Ereignisses hatte, auf Anraten ihrer Therapeuten den Vater symbolisch in einem See versenkt. Eine kurze Zeit später hat sie sich umgebracht.*

Hellinger antreibt, ist nicht ganz unberechtigt. Bevor ich darauf näher eingehe, möchte ich jedoch zunächst einmal darlegen, worin die positive Bedeutung, ja Notwendigkeit des Hellinger'-schen Ansatzes liegt.

Das moderne Bewusstsein hat bei seinem Bestreben, sich aus allen Fesseln zu befreien, das Kind mit dem Bade ausgeschüttet. Es hat vollkommen übersehen, dass das, woher wir kommen, unser Boden, unsere innere Nahrung ist; die Erde, die uns trägt, in der wir wurzeln und die uns nährt. Es tut so, als könne es unabhängig von dieser Erde existieren. Dabei mutet es wie ein Witz an, dass ausgerechnet diejenigen, die sich am umfassendsten von ihrer Herkunft losgerissen haben, am lautesten für die „Rettung der Erde" eintreten. Sie tun dies aber nicht als Kinder der Erde, die auf die Erde hören, sondern als Eltern, die über die Erde wachen und sie beschützen und retten wollen, als wäre sie ihr Kind.[62]

Unsere „Erde", der Boden, aus dem wir kommen und aus dem wir zusammengesetzt sind, sind unsere Eltern. Und, weiter zurück, deren Eltern und wiederum deren Eltern. Sich davon loszusagen bedeutet, in der Luft zu hängen, haltlos, wurzellos, wie Treibgut. Genau so wird der moderne Mensch, wenn er seine Wurzeln und seine Erde vergisst. Beim Familienstellen kann man sehen, dass er das im Grunde nicht kann und auch nicht will. Dazu bedarf es nur einer kleinen Aufforderung, die für viele aber

---

61. *In der ersten größeren kritischen Auseinandersetzung mit dem damals neuen Familienstellen schrieb Ursula Nuber 1995 (Juni) in Psychologie Heute: „Es scheint als seien die Kämpfer für Freiheit, Autonomie und Unabhängigkeit, für Selbstverwirklichung und Selbstbehauptung auf ihrem langen Weg müde geworden und ruhten sich nun erschöpft an der Schulter eines ‚Über-Vaters' aus.".*
62. *Sehr gut analysiert hat dies Wolfgang Giegerich in seinem großartigen Buch „Die Atombombe als seelische Wirklichkeit. Versuch über den Geist des christlichen Abendlandes, Basel 1988.*

eine ungeheure Anstrengung bedeutet: Man muss die Eltern anschauen, der Therapeut muss den Klienten dazu bringen, dass er den Vater und die Mutter wirklich sieht. Dann erledigt sich fast alles von selbst. Wenn jemand, der seine Mutter ablehnt, ihr in die Augen schaut und sagt: „Du bist nicht meine Mutter", dauert es nicht lange, bis er den Kopf schüttelt und sagt: „Nein, das ist ja Unsinn, sie ist ja meine Mutter." Dann sage ich: „Okay, dann schau sie wieder an und sage: ‚Du bist meine Mutter.'" Da gibt es dann oft ungeheure innere Kämpfe, denn er spürt, dass dieser Satz weitreichende Konsequenzen hat.

Mehr als diesen Satz braucht es eigentlich nicht. Man kann den moralischen Touch, der Hellingers Aussagen und Sätzen aus den Neunzigern manchmal anhaftet, vollkommen weglassen, ohne die Kraft seiner Aussagen und der Aufstellungsarbeit zu verringern. Aus meiner Sicht brauche ich beispielsweise nicht darauf hinzuarbeiten, dass jemand seine Eltern anerkennt oder würdigt. Er braucht sie nur zu *sehen*. Aber er muss sie richtig sehen, nicht nur halb. *Er muss sie sehen, wie sie sind.* Praktisch heißt das: Ich halte ihn dazu an, die Eltern – oder jede andere Person, um die es in einer Aufstellung geht, also auch den Lebenspartner oder das eigene Kind – anzuschauen. Im Sehen der Mutter sehe ich, dass ich ihr Kind bin, und dass dies unausweichlich ist. Und in genau diesem Sehen geschieht eine innere Bewegung. In dem Moment, in dem ich mein Kindsein gegenüber der Mutter wirklich sehe, geschieht die Anerkennung, geschieht die Verneigung, geschieht das Ja zur Mutter ganz von selbst. Was ich dann sehe, ist nämlich die Wirklichkeit, und wenn ich die Wirklichkeit sehe, wirkt sie in mir.

Tatsächlich können wir die Ablehnung unserer Eltern nur mit geschlossenen Augen durchhalten. In den erwähnten Therapien, in denen jemand seine Wut gegenüber den Eltern ausdrücken soll, schaut der Klient die Eltern nicht an. Er sieht nur sich selbst, und wenn er etwas von den Eltern sieht, dann das Bild, das er sich von ihnen gemacht hat. Wenn er in einer Aufstellung dem Vater gegenübersteht und ihn wirklich sieht, bricht das alles in sich zusammen. Auch Sätze wie „Ich will dich nicht", „Ich lehne dich ab", „Ich bin nicht mehr dein Kind" entpuppen sich als lächerlich, sobald man die Eltern dabei offen anschaut. Dann sieht man nämlich sofort, dass es überhaupt keine Rolle spielt, ob man den Vater will oder nicht, er bleibt trotzdem der Vater. Anders ist es mit einem Satz wie „Ich hasse dich". Das ist ein Satz, der Kraft hat. Wenn man dem Vater dabei aber in die Augen schaut, geschieht etwas Merkwürdiges: Man sieht nämlich, dass man ihn hasst, weil man ihn liebt.

„Ja" zum Nein – oder: Hellingers blinder Fleck

Nun geschieht aber im Leben nichts ohne Sinn, und in der Bewegung des Ganzen hat alles seinen Platz. Nicht nur die Eltern müssen gesehen und gewürdigt werden, sondern auch die Rebellion der Jugend; nicht nur das, wo wir herkommen, sondern auch das, wohin uns das Leben ruft und zieht; nicht nur die Gruppe, zu der ich gehöre, sondern auch die Tatsache, dass ich nicht der Gruppe gehöre, nicht ihr Eigentum (und auch nicht das Eigentum meiner Eltern) bin; und nicht nur das Ja, sondern auch das Nein. Genau das ist der Fort-Schritt der Stufe 3, das Fort-schreiten aus dem Wir-Bewusstsein zum Ich-Bewusstsein: die Erkenntnis und deren Umsetzung, das wir nicht der Gruppe gehören, aus der wir stammen. Dass daraus die Idee erwächst, wir würden nur uns selbst gehören, wir seien „autonom", ist zwar ein Irrtum, ebenso wie es falsch ist, deswegen die Herkunft ganz abzulehnen oder ihre Bedeutung zu ignorieren. Aber der Konflikt und die jugendliche Selbstüberhebung sind ein Bestandteil des Ablösungsprozesses. Die Anerkennung dieser Phase und die liebevolle Unterstützung beim Übergang zum vollen Nein kommen mir bisher in der Aufstellungsarbeit zu kurz, und bei Hellingers „heiligen" Worten fehlt mir eben dieses Nein. Ein Ja ist nur dann etwas wert, wenn man auch nein sagen kann, und ein Nein kann ein Ja beinhalten, zum Beispiel ein Ja zu mir selbst. In der Aufstellungsarbeit hat das Nein aber bisher keinen klaren Platz, die Kraft und Bedeutung der Negation wird weitgehend übersehen und zum Teil auch abgewertet.

Hellinger geht sofort vom Kind zum Erwachsenen, von der Bewusstseinsstufe 2 zur Stufe 4. Auch in der praktischen Arbeit wird entweder mit dem kindlichen Bewusstsein gearbeitet oder mit dem erwachsenen. Die alte Aufstellungsarbeit vor 2000 beschäftigte sich überwiegend mit dem kindlichen Bewusstsein (Werbeslogan: „Wie finde ich meinen Platz in der Familie?"), die neuere orientiert sich mehr am erwachsenen Bewusstsein. Die Jugend wird übersprungen, sie kommt im Familienstellen entweder nicht vor oder wird – bei Hellinger – mit ein paar wegwerfenden Worten versehen. Natürlich ist die Arroganz der Jugend, ihr Besserwissen, mit nichts begründet, und das Gleiche gilt für die Arroganz des modernen Bewusstseins, das sich allem überlegen dünkt, obwohl es in Wirklichkeit nichts weiß und außer Konsum nichts zu bieten hat. Das bedeutet aber nicht, dass es unbedeutend wäre. Wird es ausgeklammert oder abgewertet, rächt sich dies vielmehr genauso, als wenn man die Eltern oder Teile der Kindheit ausklammert. Betrachten wir die Aufstellungsarbeit aus der Perspektive der Bewusstseinsstufen, wird klar, dass auch diese Stufe einen Platz bekommen muss und bekommen kann. Erst dann wird auch die Gesellschaft, die sich auf der Bewusstseinsstufe

3 bewegt, sie akzeptieren, und erst dann werden die Institutionen dieser Gesellschaft, die im Geiste der Stufe 3 funktionieren, sich für die Aufstellungsarbeit öffnen.

Wenn wir auf das Familienstellen der Neunzigerjahre schauen, das auch heute noch weithin als Standardmethode praktiziert wird, dann endete eine Aufstellung idealerweise in einem so genannten Lösungsbild. Dabei stehen (in der Grundvariante) die Eltern nebeneinander und die Kinder ihnen gegenüber, und zwar im Uhrzeigersinn in der Reihefolge ihres Alters. Dieses Bild gibt die natürliche Grundordnung und Ausrichtung in der Familie wider, und deshalb fühlen sich alle wohl in dieser Konstellation, sofern die dahinter liegenden „Verstrickungen" gelöst sind. Mit diesem Bild wird sozusagen das Kinderbild, das der – üblicherweise erwachsene – Klient in seiner Seele hat, korrigiert, so dass er wieder einen guten und sicheren Platz in seiner Familie bekommt. Das ist ein heilsamer Vorgang, um alte innere Wunden zu schließen.

Das Bild dokumentiert und festigt im Innern die dauerhafte und in der Seele unauflösliche Zugehörigkeit zur Familie. Es ist eine Lösung insofern, als es deutlich macht, was fehlt oder – genauer gesagt – was der Klient nicht oder nicht deutlich genug gesehen hat: dass er, egal was gewesen ist, zur Familie gehört. Mit dem Bild wird quasi ein innerer Irrtum („Ich gehöre nicht dazu") korrigiert. Denn tatsächlich hat er immer dazu gehört! Selbst wenn mir jemand die Zugehörigkeit absprechen sollte, ändert das nichts an deren Faktizität. Mein Vater kann sich auf den Kopf stellen, ich bleibe trotzdem sein Sohn – und umgekehrt gilt das Gleiche. Das Aufstellungsbild macht also etwas sichtbar, was ist, und ist damit in der Lage, ein falsches inneres Bild zurechtzurücken. Damit kann eine Lücke im Bewusstsein geschlossen werden, und das ist innerlich stabilisierend und damit heilsam. In diesem Sinne kann man von Lösung sprechen. Es ist aber nur ein Zwischenschritt, besser gesagt, ein nachgeholter Blick auf eine nicht gesehene Wirklichkeit, die längst vorbei ist.

Ich möchte an dieser Stelle kurz etwas einfügen. Ich habe den Eindruck, dass manche Aufsteller es für wahr nehmen, wenn ein Klient sagt: „Ich habe keinen Platz in meiner Familie", und dann meinen, ihm mit einer Aufstellung zu einem (oder dem richtigen) Platz zu verhelfen. Damit befinden sich beide, der Klient wie der Therapeut, in einer Illusion. Wenn jemand wirklich keinen Platz hätte, wäre ich als Therapeut völlig machtlos. Wie könnte ich Frau XY einen Platz in der Familie Y verschaffen? Unmöglich. Alles, was ich kann, ist, ihr zu helfen, etwas zu sehen, was bereits existiert. Wenn jemand meint, er hätte keinen Platz im Leben, sage ich daher als erstes: „Das stimmt nicht. Wenn es wahr wäre, würdest du jetzt nicht hier sein." Das bedeutet natürlich nicht, dass ich sein Gefühl, dass er keinen Platz hat, nicht ernst nehme. Aber dieses Gefühl beruht auf einem Irrtum, auf einem Nicht-Sehen.

Zurück zum alten „Schlussbild" einer Aufstellung. Es ist ein Kinderbild, eine Vervollständigung für die Kinderseele. Was dieses Bild nicht deutlich macht ist, dass wir die Familie verlassen müssen. Und zwar müssen wir sie nicht nur physisch verlassen, sondern auch seelisch. Solange wir seelisch in diesem Bild bleiben, sind wir nicht erwachsen. Wir müssen die Familie genauso verlassen, müssen aus ihr ganz heraustreten, wie wir den Mutterleib verlassen haben. Das geht manchmal leicht, manchmal ist es schwierig, und manchmal ist es ein Kampf auf Leben und Tod. Aber wie dem auch sei: Das Leben will es so. Es will, dass wir die nährende und schützende Hülle der Mutter verlassen, und genauso will es auch, dass wir die nächste nährende und schützende

Hülle, die Familie, verlassen. Und wie wir nicht nur körperlich, sondern auch seelisch nicht wachsen können, wenn wir emotional im Mutterleib bleiben, so wachsen wir auch nicht, wenn wir emotional in der Familie bleiben. Und wie es bei der Geburt manchmal hart hergeht, so braucht es auch beim Verlassen der Familie manchmal den Konflikt. Mit anderen Worten: Die Rebellion der Jugend, so beschränkt sie sein mag, ist eine wichtige Etappe zum Erwachsenwerden.

Hellinger hat richtig erkannt, dass wir nicht von der Familie wegkommen, so lange wir sie ablehnen oder noch Ansprüche an sie haben. Denn Ablehnung, Zwist und Ansprüche binden. Deshalb ist es – gerade im Sinne des Weitergehens und der Lösung von der Familie – ganz wichtig, zur Zustimmung zu unserer Familie zu kommen. Erst die Zustimmung, genauer gesagt: die Liebe, gibt uns die innere Freiheit, ganz zu gehen.[63] Zu dieser Zustimmung gehören aber auch die Zustimmung zum Konflikt und zur Abgrenzung und die Zustimmung zum Weggehen. In den bewegten Aufstellungen kann man dies deutlich sehen. Hier haben wir, wenn der Aufsteller nicht gezielt darauf hin arbeitet, meist nicht mehr das kindliche Familienbild als „Schlussbild", sondern eine wie auch immer geartete Bewegung ins eigene Leben hinein, auf die eigene Zukunft zu. Der Protagonist steht dabei allein.

Das Schaubild auf der nächsten Seite zeigt noch einmal die sukzessive Herauslösung aus den schützenden Hüllen, in denen wir aufwachsen, und den Weg ins eigene Leben, der uns in immer weiter gefasste Hüllen führt.

---

63. Siehe dazu auch mein Buch „Liebe, die löst. Einsichten aus dem Familien-Stellen, Heidelberg (Carl-Auer) 2002.

Der Weg ins Leben

Hülle 1: Mutterleib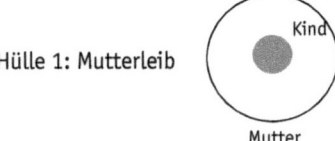

Hülle 2: Familie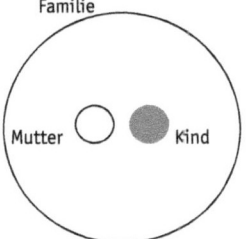

Hülle 3: Peergroup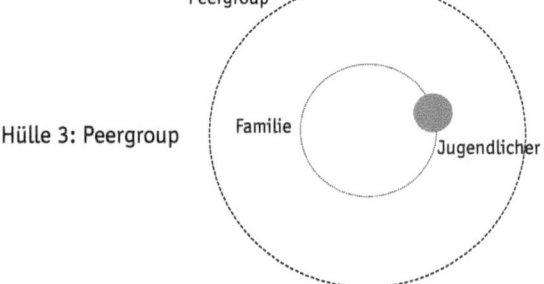

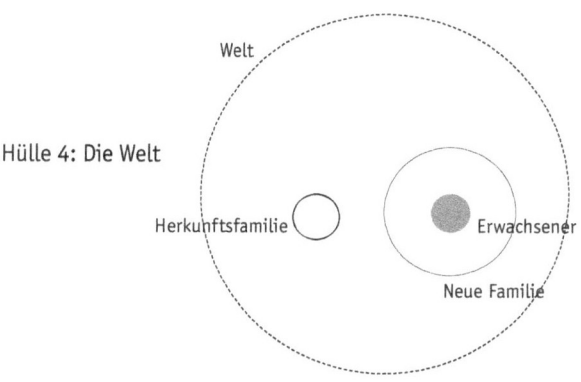

Hülle 4: Die Welt

Zunächst sind wir im Mutterleib. Wenn diese Hülle für uns zu eng wird, müssen wir sie verlassen und kommen in eine weitere Hülle, die Familie. Das zweite Bild entspricht dem Schlussbild einer „klassischen" Familienaufstellung. Diese Hülle wird aber auch eines Tages zu eng, und wir müssen weiterziehen. Die nächste eigenständige Stufe wäre das Alleinsein in der Welt. Dazwischen steht aber die Jugend, und das bedeutet: Wir schauen (orientieren uns) bereits aus der Familie hinaus, stecken aber zugleich noch drin, weil wir sie noch brauchen. Der Jugendliche traut sich nicht, wirklich allein zu stehen. Deshalb sucht sich das jugendliche Bewusstsein, das die alten Gruppen und Traditionen verlassen hat, eigene, von ihm selbst geschaffene Gruppen und größere Zusammenhänge: alle Ideologien der Moderne und die aus diesen hervorgegangenen Bewegungen sind solche jugendlichen Ersatzgruppen. Das moderne Bewusstsein will das alte Wir-Bewusstsein durch ein selbst geschaffenes neues Wir ersetzen, es traut sich nicht, allein in der Welt zu stehen. Es spürt, dass es etwas Großes braucht, etwas, dass über die eigene Existenz hinausgeht, diese einbindet und seiner Existenz damit Sinn verleiht, aber alles

Große, das es kennt, ist das Alte, von dem es weg muss. Daher versucht es, aus sich heraus etwas Großes zu erschaffen: ein Weltbild, eine Philosophie, eine Ideologie, an der es sich orientieren kann. Das kann aber nicht funktionieren, weil das Geschaffene nicht größer sein kann als sein Erzeuger. Jedes Größere, das der Mensch sich selbst erschafft oder erdenkt, ist notwendigerweise so klein wie er selbst. Daher kann es am Ende nur mit Zwang durchgesetzt werden. Auf das Große muss man sich einlassen, ohne es zu erkennen, man muss den Schritt vom Alten weggehen im bloßen Vertrauen darauf, dass die Welt einen trägt.

Ebenso will der Jugendliche den Eltern sein Weltbild aufzwingen. Wenn sie ihm folgen, würde dies ihm ersparen, sich ganz von ihnen zu trennen. Damit bleibt die Bewegung aber auf der Stufe 3 stecken, und der Jugendliche bleibt im Kampf und wird nicht erwachsen. Er muss den Mut aufbringen, ganz aus der Familie herauszugehen. Dann tritt er in eine neue, unglaublich weite Hülle ein, die sowohl ihn selbst als auch die Familie, aus der er kommt, umfasst: die Welt. Das ist unsere nächste Heimat, die Heimat des erwachsenen Menschen.

Nun ist es nicht so, dass Hellinger die Notwendigkeit dieser Bewegung nicht sehen würde. Was bei ihm aber keinen Platz hat, ist das Nein, das dafür oft notwendig ist, und besonders die dem klaren Nein vorausgehende Auflehnung der Jugend. Das „Familienstellen nach Hellinger" wendet sich entweder dem inneren Kind zu (indem es dieses wieder an einen „guten Platz" in der Familie führt) oder dem Erwachsenen – der Jugendliche steht im Regen. Anstatt dass der innere Konflikt zwischen dem, was das Eigene von einem fordert, und dem, was die Eltern (die Tradition) von einem fordern, gesehen und anerkannt wird, auch wenn er keine wirkliche Lösung bringt, wird die jugendliche

Rebellion verurteilt. Wenn ich das auf die größere Ebene der Bewegung des Bewusstseins übertrage, dann fehlt dem Familienstellen die gesamte Stufe 3. Es widmet sich intensiv der Würdigung der Stufe 2 und unterstützt die Bewegung zur Stufe 4, aber die Stufe 3 bleibt weitgehend ausgeklammert. Deswegen ist es kein Wunder, dass ihm von den Protagonisten des modernen Bewusstseins – der links-liberalen Intelligenz, den Medien, der Psychotherapie – der Wind entgegen weht. Hier meldet sich eine Ebene des Bewusstseins zu Wort, die in der Theorie und der Praxis des Familienstellens kaum vorkommt. Aber ganz abgesehen von dieser Reaktion: die Ausklammerung/Missachtung des Ich-Bewusstseins schwächt das Wachstumspotenzial der Aufstellungsarbeit erheblich, ja es kann es unter Umständen so unterhöhlen, dass es ins Gruppenbewusstsein zurückfällt. Ich möchte dies an einigen Beispielen verdeutlichen.

Beispiel 1: Sexueller Missbrauch (Vater-Tochter-Inzest)

Hellinger hat für seine Behandlung des Themas „sexueller Missbrauch"/Inzest viel Kritik auf sich gezogen, die größtenteils an der Sache vorbeigeht. Ich beziehe mich im Folgenden auf den häufigsten Fall des sexuellen Missbrauchs einer Tochter durch den Vater. Hellinger hat dies nie, wie ihm oft unterstellt wird, gerechtfertigt; er hat immer gesagt, dass es falsch ist und der Vater die Schuld zu tragen hat. Aber er hat ein Tabu gebrochen, indem er gezeigt hat, dass im Inzest seitens des Kindes eine tiefe Liebe zum Vater wie zur Mutter im Spiel ist und dass die Mutter meist heimlich mit beteiligt ist (als Mitwisserin). Tatsächlich haben die Aufstellungen das gezeigt, und Hellinger hat den Mut gehabt, es auszusprechen beziehungsweise die Stellvertreter (und manchmal auch die Klienten selbst) sagen zu lassen: „Papa, ich habe es gern für dich getan." Oder: „Mama, ich habe es für dich getan", wobei mit dem letzten Satz gemeint ist, dass das Kind sich dem Vater zur Verfügung stellt, weil die Mutter keine Lust mehr auf Sex mit ihrem Mann hat. Das ist eine seelische Wirklichkeit, die sich in den Aufstellungen zeigt. Dass Hellinger so mutig war, dies offen auszusprechen, ist eine große Leistung. Und es war und ist sehr hilfreich für viele Betroffene, dies zu sehen und aussprechen zu dürfen. Denn in diesem Satz kommen sie in Kontakt mit einer Liebe, für die sie sich nicht schämen müssen. Das gibt ihnen ein Stück Würde zurück. Tatsächlich ist die kindliche Liebe bereit, für die Eltern alles zu opfern. Indem jemand dies ausspricht, spürt er diese Liebe und ist wieder im Einklang mit der kindlichen Seele.

Es gibt da aber noch etwas anderes. Das Kind spürt, dass das, was der Vater von ihm will oder verlangt, nicht in Ordnung ist. Und es wagt nicht „Nein!" zu sagen, weil es der Vater ist; ist es ein Onkel, ist es ähnlich, auch hier hat das Kind das Gefühl, es darf nicht nein sagen, weil es damit die Familie zerstört. Daraus resultieren die Beschämung und das Gefühl der Schuld beim Inzestopfer: Es hat nicht nein gesagt – hat den Vater nicht verraten – und ist damit seinem Gefühl, seiner inneren Wahrnehmung, untreu geworden. Andererseits: Hätte es nein gesagt, hätte es sich ebenfalls schuldig gefühlt, weil es seine Liebe zum Vater verraten hätte. Aus diesem Dilemma weiß das Kind meist keinen Ausweg. Es ist ja auf die Eltern angewiesen. Ein klares Nein wäre ein Ja zu sich selbst, aber dazu ist das Kind noch nicht in der Lage, denn es würde die seelische Trennung vom Vater (und vielleicht auch von der Mutter) bedeuten. Das wäre sein innerer Tod als Kind. Insofern gibt Hellingers Vorgehen dem Opfer wieder seine kindliche Seele und seine kindliche Würde zurück, indem es das tiefe Bedürfnis des Kindes anerkennt, als Kind in der Familie zu bleiben und Vater und Mutter als Eltern zu behalten. Hierbei handelt es sich also um eine Arbeit mit dem inneren Kind, die der kindlichen Seele wieder zu einem Platz in der Familie verhilft, die das Kind faktisch durch den Inzest verloren hat. Damit wird aber das Nein, das das Kind in den meisten Fällen ebenfalls spürt, übergangen. Nur mit diesem Nein kommt es zu seiner Würde als Frau. Mit dem Nein trennt das Kind sich von den Eltern und besteht darauf, eine Person für sich zu sein, die zwar von den Eltern kommt und zu ihnen gehört, aber nicht ihr Eigentum ist. Im Nein dokumentiert es auch ein eigenes Wollen, einen Eigen-Sinn. Das ist der Prozess, der üblicherweise die Jugend ausmacht. Er ist notwendig, um zu einer selbstbewussten Persönlichkeit zu werden. Bei Inzestopfern ist dieser Prozess meist stark gestört, sie können nicht unterscheiden, wann sie ja und wann sie nein sagen sollen.

Wenn das übergangene Nein nicht gesehen und anerkannt und dann wenigstens nachträglich, beispielsweise in der Therapie, ausgesprochen wird, bleibt diese Verwirrung. Die Frau lässt sich entweder fortwährend auf Situationen beziehungsweise auf Männer ein, die sie eigentlich nicht will, weil sie nicht nein sagen kann. Sie kann aber auch nicht wirklich ja sagen, wenn sie die Kraft zum Nein nicht hat, denn jedes Ja würde für sie bedeuten, sich innerlich zu verlieren, nicht sie selbst zu sein. Das ist das einzige Ja, das sie kennt. So dreht sie sich in einem Kreis, in dem sie sich selbst nicht spürt. Das war damals die Lösung des Kindes: Mitzumachen und sich selbst, sein Nein, nicht zu spüren. Dies hatte zur Folge, dass es meist auch sein Ja, seine Liebe zum Vater, nicht mehr spüren konnte, so dass es begonnen hat, ihn ganz abzulehnen – anstatt nur seinen Übergriff zurückzuweisen.[64]

---

64. *Unter der heute herrschenden Moral wird dieses Dilemma des Kindes dahingehend verschärft, dass es den Vater nicht mehr lieben darf, dass es ihn verurteilen muss. Damit werden Inzestopfer nicht geheilt, sondern nur noch tiefer gespalten.*

Auch das jugendliche Bewusstsein steckt noch in diesem Dilemma: Die Jugendliche fühlt deutlicher als ein Kind, was falsch ist, wann sie nicht mitmachen will, sie hat aber nicht die Kraft, einfach nein zu sagen. Auch sie will noch dazugehören, kann noch nicht allein sein. Stattdessen kämpft sie. Die Ablehnung des Vaters ist ein Kampf darum, dass der Vater anders sein soll, als er ist. In Wirklichkeit will sie ihn – ihr Bild des wahren Vaters – behalten, indem sie den realen Vater bekämpft.

Eine Zwischenbemerkung: Dieses Dilemma zwischen Ja und Nein empfinden viele Menschen, es entsteht nicht nur durch sexuellen Missbrauch. Ich erwähne dies, damit nicht, was leider sehr häufig geschieht, aus einem allgemeinen Symptom auf eine bestimmte Ursache – hier den Missbrauch – geschlossen wird.

Bei Hellinger fehlt mir die Anerkennung des Kampfes um das Eigene oder, allgemeiner formuliert: die Würdigung der Jugend. Auch wenn dieser Kampf aussichtslos ist, auch wenn er nicht die Lösung ist, so ist er dennoch nicht falsch. Er achtet nämlich das Nein und damit das eigene Gefühl, die innere Wahrnehmung, dass hier etwas falsch läuft. Deshalb ist in der Therapie ein zweiter Schritt notwendig: das klare Nein zum Übergriff des Vaters. Es ist die Voraussetzung zum Erwachsenwerden. Aber es ist noch nicht Erwachsenwerden, sondern ein Zwischenschritt. Ganz erwachsen werde ich, wenn ich beides sehen und beides anerkennen kann: dass der Vater der Vater ist und bleibt und ich ihn liebe und dass er etwas von mir will – gewollt und mit mir getan hat –, was ich nicht will und entschieden zurückweise.

Ich kenne eine Frau, die vom Vater seit frühester Kindheit missbraucht wurde, bis sie sich ihm mit vierzehn Jahren mit einem Messer in der Hand entgegengestellt und gesagt hat: „Ich steche dich ab, wenn du mich noch einmal anfasst." Danach hat er sie in Ruhe gelassen. Das ist ein Nein, das die eigene Würde wahrt. Es wahrt übrigens auch die Würde des Vaters, selbst wenn sie zugestochen hätte. Indem die Tochter ihn zurückweist, nimmt sie nicht nur sich selbst, sondern auch ihn ernst. Es ist eine ganz andere Sache, dass sie dann viele Jahre später in einer Aufstellung entdeckt hat, dass sie den Vater immer geliebt hat und dieser Liebe dann zustimmen konnte. Sie muss aber auch ihrem Widerstand zustimmen dürfen, sonst bleibt sie in der Scham und in der Selbstverleugnung.

Das Zerstörerische beim Vater-Kind-Inzest ist nicht die sexuelle Handlung – ich spreche hier nicht von Fällen mit physischer Gewaltanwendung –, das Zerstörerische ist die seelische Verwirrung, in die das Kind gestürzt wird. Daher ist übrigens der (nicht sexuelle) emotionale Missbrauch zwischen Mutter und Sohn, bei dem die Mutter das Kind zur Befriedigung ihrer emotionalen Bedürfnisse – nach Liebe, Zärtlichkeit, Vertrauen, Verständnis – benutzt, genauso zerstörerisch. Dieser Missbrauch wird wegen der sexuellen Fixierung unserer Kultur wenig gesehen, ist aber mindestens so häufig. Das Kind fühlt, dass es sich eigentlich verweigern, nein sagen müsste, und dazu ist es – ganz abgesehen davon, dass die Eltern es zwingen können – seelisch nicht in der Lage, denn dann wäre die Kindheit vorbei. Faktisch ist dies so, denn wenn das Mädchen zur Sexualpartnerin, zur heimlichen Geliebten des Vaters oder der Junge zum Vertrauten der Mutter wird, sind sie den Eltern nicht mehr Kind, sondern Partner. Aber dies anzuerkennen würde, ebenso wie ein klares Nein, den endgültigen Verzicht auf die Kindheit bedeuten. Daher bleibt das Kind dazwischen – es macht mit und erhält sich damit eine Illusion von Kindheit.

Im vollen Hinschauen auf diese Situation (wie es in einer Aufstellung möglich ist) zerbricht diese Illusion. Dann brauchen wir gar keinen Satz mehr, weder ein „Ich habe es gern für dich getan" noch ein „Ich weise dich als Liebhaber zurück". Im wirklichen Sehen der Wirklichkeit erübrigt sich jede Therapie, dann wirkt die Wirklichkeit, weil sie gesehen wird.

Beispiel 2: Vater schlägt Mutter, Sohn schlägt Vater

Der Vater-Tochter-Inzest ist zwar ein Sonderfall, aber er zeigt in besonderer Deutlichkeit etwas Allgemeines: dass das Ja zu den Eltern nicht reibungslos in ein Ja zu sich selbst mündet, sondern dass dazu auch ein Nein zwischengeschaltet werden muss. Dieses Nein richtet sich eigentlich nicht gegen die Eltern, sondern ist ein Ja zu sich selbst, zur eigenen Persönlichkeit, zum eigenen Wollen und zur eigenen Zukunft. Ich verdeutliche dies an einem zweiten Beispiel.

Ein Mann schlägt seine Frau, der Sohn geht dazwischen und verteidigt die Mutter. Vielleicht holt er Hilfe, vielleicht geht er zur Polizei, vielleicht schlägt er den Vater, auch wenn er keine Chance gegen ihn hat, und wenn er alt und stark genug ist, verprügelt er ihn sogar richtig oder bringt ihn um.

Nach Hellingers Ordnungsprinzipien ist dies a) eine unzulässige Einmischung in das elterliche System und b) ein massiver Verstoß gegen die Vater-Sohn-Ordnung, der c) kaum wieder gut zu machen ist. Eine typische Hellinger-Aussage dazu wäre: „Der Sohn hat sein Leben verspielt." Begründung: a) Das System der Eltern geht dem der Kinder voraus und muss von diesen unbedingt geachtet werden. Dies schließt ein, dass die Kinder sich aus allem herauszuhalten haben, was die Beziehung der Eltern betrifft. Tun sie das nicht, werden sie in der Seele schuldig, und ihr eigenes Gewissen drängt nach Sühne, etwa durch Krankheit oder Scheitern in Beziehungen; b) ein Sohn, der den Vater schlägt oder sich auf ähnliche Weise gegen ihn erhebt, schneidet sich damit vom Vater und vom Männlichen ab und wird haltlos. Sein Gewissen reagiert mit Schuld und Sühne (Versagen).

Dies klingt archaisch und hart, aber deshalb ist es nicht falsch. Tatsächlich finden wir genau solche Zusammenhänge. Aber vielleicht hat Hellinger sie auch deshalb gefunden, weil er für anderes nicht offen war. Und sicherlich gibt es auch andere Lösungen als die Unterwerfung unter den Vater. In den meisten Fällen, die mir praktisch begegnen, sehe ich, dass der Vater diese Unterwerfung nicht will, er will vielmehr einen Sohn, der steht und ihm standhält.[65] Ich habe ja bereits ausgeführt, dass sich in einer Aufstellung – wie in jeder anderen therapeutischen Situation auch – nur das zeigen kann, wofür der Therapeut offen ist. Ich sehe hier noch eine andere Ordnung am Werk, die zu vollkommen anderen Ergebnissen führt. Ich sehe, dass die Situation vom Sohn ein Handeln erfordert, das nicht mehr kindlich, sondern erwachsen ist. Dies ist eine Ordnung, die mit dem Leben geht und vom Sohn ein Nein verlangt.

Unabhängig von seinem Alter: In dem Moment, wo er sich gegen den Vater stellt, ist er nicht mehr Kind, in dem Moment ist er Mann. Und als Mann tut er genau das Richtige: Er verteidigt die (physisch schwächere) Frau. Wenn er sich danach wieder zurückzieht und sich nicht in die übrige Beziehung, also zum Beispiel in

---

65. *Was nicht bedeutet, dass es nicht auch Situationen gibt, in den der Sohn sich vor den Vater knien oder gar legen muss, um für sich selbst Frieden zu finden. Wenn der Therapeut für alles offen ist, zeigt sich die heilende Bewegung von selbst aus der Aufstellung.*

die Gründe für den Streit der Eltern, einmischt, ist alles in Ordnung. Vielleicht muss er den Kampf gegen den Vater aber auch eine Zeit lang durchhalten, vielleicht sogar die unwiderrufliche Trennung von ihm. Wenn er dem Nein als einem Schritt in sein eigenes Leben ganz zustimmt, wird ihm dies nicht schaden, sondern ihn stärken.

Das Nein der Jugend – Drei persönliche Episoden

Ich möchte hier etwas von mir erzählen, drei kleine Episoden. Ich fange in der Gegenwart an. Ich habe zwei Söhne, die inzwischen erwachsen sind. Wenn sie zu Hause sind und es eine kleine Unstimmigkeit zwischen mir und meiner Frau gibt, ergreifen sie sofort Partei für ihre Mutter. Das begann, als sie um die sechzehn waren und ist völlig unabhängig von meiner direkten Beziehung zu ihnen. Auch wenn sie selbst oft verbal mit ihrer Mutter streiten – wenn ich das tue, sind sie auf ihrer Seite. Mir gefällt das. Ich möchte es nicht anders haben. Ich sage ihnen dann zwar, sie dürften ihrer Mutter ruhig zutrauen, mit mir fertig zu werden, und das akzeptieren sie dann auch, aber ich fände es alles andere als gut, wenn sie diesen Instinkt, ihrer Mutter beizustehen, nicht hätten. Ich sehe darin etwas Männliches, und ich freue mich darüber. Ich sehe auch überhaupt nicht, dass sie das von mir trennt, sondern im Gegenteil: Ich sehe mich selbst in ihnen. Das heißt natürlich nicht, dass ich mich ihnen füge. Nein, ich stelle mich ihnen, aber es ist gut, dass sie sich mir auch stellen. Es freut mich, dass sie Männer sind und keine Waschlappen, und als Mann und Vater kann ich das nicht nur gut aushalten, sondern empfinde es als richtig, dass sie keine Kinder mehr sind.

Zweite Geschichte: Als ich sechzehn war, wollte mein Vater mich einmal schlagen. Das war damals normal, mein Vater war nicht gewalttätig, ich wurde weniger geschlagen als andere Jungs von ihren Vätern. Aber er konnte richtig zuschlagen, wenn er wütend war, und ich hatte ihn mit irgendetwas wütend gemacht (was es war, weiß ich nicht mehr; ich glaube, ich hatte eine laute Auseinandersetzung mit meiner Mutter, das konnte er am wenigsten ertragen, denn er selbst erlaubte sich nie ein lautes Wort gegen sie). Jedenfalls kam er ziemlich aufgebracht auf mich zu. Da habe ich mich aufgerichtet, abwehrend den Arm gehoben und gesagt: „Wenn du schlägst, schlage ich zurück!" Es war mir ernst. Wir haben einen langen Moment Auge in Auge da gestanden, dann hat er sich umgedreht und sich zurückgezogen. Wortlos. Wir haben nie mehr darüber geredet. Meine Mutter war total erleichtert, sie hatte Angst, wir würden uns umbringen oder ernstlich verletzen. Er hätte mich mühelos verprügeln können, ich hätte nicht die Spur einer Chance gegen ihn gehabt. Heute, mit der Erfahrung mit meinen eigenen Söhnen weiß ich, was damals in ihm vorgegangen ist: Er hat den Mann in mir gesehen, und er hat ihn respektiert. Ich bin sein Sohn geblieben, aber von dem Moment an war ich kein Kind mehr. Und dahin muss jedes Kind, wenn es je erwachsen werden will: Es muss den Eltern als Erwachsene(r) gegenübertreten. Und das verlangt ein Nein, das zugleich ein Ja zu einem selbst ist. Meiner Beziehung zu meinem Vater hat das nicht nur nicht geschadet, sie ist danach viel besser geworden. Ich habe mich immer von ihm respektiert gefühlt und ich habe ihn ebenfalls respektiert. Vielleicht ist mir damals sogar zum ersten Mal gedämmert, dass er mich wirklich liebte.

Dritte Geschichte: Im Gymnasium gab es einen Lehrer, der mich vom ersten Tag an nicht leiden konnte. So schien es mir jedenfalls, ich hatte nur schlechte Noten bei ihm. Er war hauptsächlich Kunstlehrer, unterrichtete bis zur Mittelstufe aber auch Erdkunde und Deutsch. Als kleines Kind hatte ich viel gemalt, aber von ihm bekam ich in Kunst immer eine Vier, so dass ich bald keine Lust mehr zum Malen hatte. Ähnlich war es in Erdkunde: Er hat mir die Liebe zu diesem Fach verleidet. Und als ich einmal ein Jahr lang Deutsch bei ihm hatte, sank meine Note ebenfalls von einer Zwei auf eine Vier – bei ihm habe ich die einzige Fünf meiner gesamten Schulzeit in Deutsch geschrieben. Heute sehe ich: Er war ein pedantischer Mensch, dem die Form über alles ging, und ich war das Gegenteil. Er konnte mit meiner Art nicht umgehen, ich mit seiner nicht. Er hatte die Macht der Noten, ich hatte die Macht, ihn zu ärgern. Wir haben beide davon Gebrauch gemacht. Aber als Schüler fühlte ich mich schon eher als sein Opfer, zumal ich vom ersten Tag an, als ich noch brav war, keine Chance gehabt hatte. Ein halbes Jahr vor dem Abitur ist es dann zum Eklat gekommen. Er wollte mich wegen einer Meinungsverschiedenheit über Kunst vor der Klasse abkanzeln und sagte etwas wie: „Nelles, Sie haben nicht nur keine Ahnung, sondern auch kein Benehmen und sind nur unverschämt und frech", da bin ich aufgestanden, habe mich vor ihn gestellt (er war einen halben Kopf kleiner), ihm in die Augen geschaut und gesagt: „Und Sie sind für mich ein riesengroßes Arschloch!" Damit war die Kunststunde beendet, er verschwand in seinem Kabuff hinter dem Kunstsaal und wir sind in unser Klassenzimmer zurückgegangen. Ich fühlte mich wie von einer großen Last befreit. Irgendwann kam ein Freund auf mich zu und sagte: „Du bist zu weit gegangen, du musst dich entschuldigen, sonst gibt das einen Riesenärger." Ich sah das zunächst überhaupt nicht ein, habe dann aber nachgedacht. Schließlich bin ich nach dem Unterricht – wir hatten noch zwei weitere Stunden – zum Kunstraum gegangen. Der Lehrer schaute mich an, als wollte er fragen: „Was kommt denn jetzt noch?", und ich habe gesagt: „Herr Wolbert, ich möchte mich für meine Wortwahl entschuldigen. Das Arschloch nehme ich zurück." Nach einer Pause habe ich dann gesagt: „Zur Sache stehe ich aber. Ich fühle mich von Ihnen seit neun Jahren ungerecht behandelt. Wie Sie mit mir umgehen, akzeptiere ich nicht mehr." Er war völlig überrascht: „Das hätte ich Ihnen nicht zugetraut, dass Sie sich entschuldigen." Dann hat er mich eingeladen, mich zu setzen, und wir hatten ein gutes Gespräch, in dem er meinte, er sei sich nicht bewusst, mich nicht gut behandelt zu haben. Aber er hat mir auch zugehört, zum ersten Mal. Zum ersten Mal hatte ich das Gefühl, dass er ein Mensch ist. Einige Wochen später gab es das letzte Zeugnis vor dem Abitur – ich bekam eine Zwei in Kunst. Fünfzehn Jahre später habe ich ihn noch einmal getroffen, im Bus. Er hat mich zunächst nicht erkannt, ich habe mich neben ihn gesetzt, wir hatten ein nettes Gespräch, ich mochte ihn. Und wenn ich heute zu ihm hinspüre, merke ich, dass er mir von allen Lehrern am meisten ans Herz gewachsen ist. Ich habe nämlich damals seine Schwäche und damit seine Menschlichkeit gesehen – und das alles begann mit dem „Arschloch"!

Eine neue „Dreifaltigkeit": Ja – Nein – Danke

Fassen wir zusammen: Die Trennung von den Eltern (und anderen Autoritätspersonen wie Lehrer) ist notwendig, um innerlich erwachsen zu werden. Wer diesen Schritt unterlässt, lebt nicht sein eigenes Leben. Manchmal ist diese Trennung relativ einfach und harmonisch, manchmal fordert sie ein klares Nein. Manchmal erfolgt sie zu einer Zeit, wo das Kind das nötige Alter und die nötige Reife hat, manchmal aber auch wesentlich früher, und manchmal geht ihr eine Zeit des Kampfes voraus. Wenn sie früher und/oder im Konflikt erfolgt, bleiben meist Wunden zurück, die einen später belasten und zu deren Heilung es oft notwendig ist, sie noch einmal anzuschauen, sie quasi zu öffnen, um den Schmerz zu fühlen und dann die Trennung auf eine angemessene, erwachsene Weise zu vollziehen. Dazu gehört auch, dass das Kind die Eltern nicht verurteilt und ihren Status als Eltern, und zwar als einzig richtige Eltern, nicht infrage stellt. Es muss sich vielmehr jeden Urteils über die Eltern enthalten. Ansonsten kann es sich ebenfalls nicht von den Eltern lösen, sondern meint dies nur und ist im Innern umso gebundener. Dies ans Licht gebracht zu haben, ist eines der großen Verdienste Bert Hellingers.

Das Nein, von dem hier die Rede ist, ist nicht eine Zurückweisung der Elternschaft, sondern eine Zurückweisung eines Übergriffs der Eltern oder eines Elternteils, eine Zurückweisung des Anspruchs, dass man den Eltern gehört und eine Reklamation des Anspruchs auf das eigene Leben. Diese Unterscheidung findet sich bei Hellinger – und, soweit ich sehe, in der gesamten Literatur zur Aufstellungsarbeit – nicht. Bei ihm wird jedes Nein zu einer Handlung der Eltern wie ein Nein zu ihrer Elternschaft behandelt. In letzter Konsequenz folgt daraus, dass ein Kind von sich aus kein Recht auf Leben hat, kein Recht auf eine eigene Existenz. In diesem Zusammenhang sehe ich auch das dritte „magische" Wort bei Hellinger, „bitte". Das Kind soll darum bitten, dass die Eltern es nehmen. Damit kann ich nichts anfangen, weder als Sohn noch als Vater noch als Therapeut. Das Kind wurde den Eltern gegeben, und daher haben sie es zu nehmen. Ebenso wurden die Eltern dem Kind gegeben, und daher hat es sie zu nehmen. Das heißt, beide müssen ja sagen, das ist alles.

Eine Aufstellungsarbeit, die dem inneren Wachstum dient, hat auch Platz für die Rebellion und das Nein. Darin liegt zugleich auch eine Betonung des Primats der Zukunft gegenüber der Vergangenheit. Den hat Hellinger zwar gesehen, aber nur in der Form, dass er einem neuen System, zum Beispiel einer neuen

Familie, Vorrang gegenüber einem alten zuspricht. Das ist aber nur ein Teil des Ganzen, denn auch dort, wo es (noch) kein neues System gibt, wirkt die Zukunft in die Gegenwart hinein. Im Sinne der Stufe 4 richtet man sein Leben nach dem aus, was auf einen wartet und zukommt, anstatt nach dem, wo man herkommt. Indem man dieser Bewegung ganz folgt, bleibt man nicht beim Nein stehen, sondern geht über zu einer Bejahung des Künftigen. Damit bleibt man in Kontakt zum Ganzen.

Im Moment des Konfliktes ist dies aber meist nicht klar. Hier steht das Nein zunächst einmal für sich, und es geht allein um Abgrenzung und Selbstbehauptung. Das ist vollkommen in Ordnung – womit ich meine: Es folgt der inneren Ordnung des Lebens und der Entwicklung des Bewusstseins. Ohne das Nein fehlt ein entscheidender Schritt, was zur Folge hat, dass das spirituelle Wachstum nicht auf erwachsenen Beinen steht, sondern auf Kinderfüßen. Man kann dies an vielen „spirituellen Bewegungen", vor allem in der gesamten Esoterikszene, sehen, die psychologisch überwiegend kindlich sind. Jede Bewegung, die die innere Struktur einer Familie oder anderen traditionellen Gruppe hat, hat etwas Kindliches, und jede Bewegung, die sich um einen Guru oder Meister schart, ebenfalls. Zwar braucht es ohne Zweifel Lehrer, aber sobald sich zum Lehrer oder Meister eine nicht nur vorübergehend-funktionelle, sondern eine strukturelle Schülerbeziehung entwickelt, ist man in der kindlichen Haltung. Die kritische Frage ist: Bin ich in der Lage, dem Lehrer auf gleicher Augenhöhe gegenüberzutreten und ihn zugleich als Lehrer zu respektieren? Nur dann bin ich erwachsen, und nur dann wird er mein Erwachsensein stärken. Seitens des Lehrers heißt die Frage: Bin ich bereit, dem Schüler von Gleich zu Gleich gegenüberzutreten und mich zum Beispiel von ihm (nicht als Lehrer insgesamt, aber in jeder einzelnen Sachfrage und meinem Verhalten ihm gegenüber) infrage stellen zu lassen, ohne die Beziehung abzubrechen? Nur dann bin ich ein Lehrer, der zugleich im Herzen zu Hause ist und dem Schüler als Erwachsenem begegnet, sonst etabliere ich eine Ordnung, die der Stufe 2 entspricht und damit auch den Schüler im Kindlichen hält. Das ist vor allem dann wichtig, wenn es um Gefühle geht und um eine Öffnung des Herzens. Dann rutschen Schüler wie Lehrer sehr leicht in eine Eltern-Kind-Beziehung, denn eine erwachsene Herzbeziehung auf gleicher Ebene ist, wenn es sich nicht um eine Paarbeziehung handelt, den meisten unbekannt.

Dass das jugendliche Bewusstsein meint, das Leben würde ihm selbst gehören, es wäre frei und autonom, wenn es sich von den Eltern trennt, ist zwar ein Irrtum, aber es ist ein notwendiger Schritt. In dem Moment, wo das Nein klar ausgesprochen ist, merkt man, dass man damit allein nicht weit kommt, dass man, wenn man weitergeht, auch wieder ja sagen muss. Aber dazu muss das Nein erst einmal stehen, sonst bleibt man in der halben Verneinung stecken. Die Therapie kann dabei behilflich sein. Damit sie dies kann, muss sie auch der jugendlichen Auflehnung und Überhebung ihr Herz öffnen. Sie muss sehen, dass das jugendliche Bewusstsein spürt, dass es nein sagen muss, um seiner eigenen Zukunft gerecht zu werden, aber zugleich noch nicht fähig ist, sich ganz von den Eltern, also vom Wir-Bewusstsein, zu trennen, weil es noch auf sie angewiesen ist. Mit dem klaren Nein steht man plötzlich allein – und ist wieder mit etwas Größerem verbunden, mit seinem inneren Weg oder wie immer man das nennen mag.

Dieses Nein kommt aber nicht mehr aus der Auflehnung. Wenn man es ausspricht, ist es ganz ruhig, wie eine schlichte Feststellung: Nein, das tue ich nicht; nein, das stimmt für mich nicht;

nein, dabei folge ich dir nicht. Es ist wichtig, dass man dabei nicht aus der Verbindung herausgeht (die Augen schließt, sich abwendet), dann kann man dieses Nein durchaus mit Liebe sagen. Aber das Nein in Liebe ist das Ende eines Prozesses, an dessen Anfang meist ein Konflikt steht. An diesem Punkt beginnt der eigene Weg, beginnt das Erwachsenwerden. Wenn man weitergeht, wird einen das Leben darauf stoßen, dass man immer in etwas Größeres eingebunden ist und dass man dies auch braucht. Aber es ist ein großer Unterschied, ob man den Schritt in dieses neue Größere (Stufen 4 bis 7) mit einem starken Ich-Bewusstsein tut oder nicht. Bevor das Ego transzendiert werden oder sein Illusionscharakter durchschaut werden kann, muss es zuerst einmal erfahren und gelebt werden. Dazu braucht es die klare Abgrenzung von den Eltern und das klare Ja zum Eigenen.

Was die magischen Worte betrifft, die die Seele heilen und den Weg für weiteres Wachstum bereiten, schlage ich also eine andere „Dreifaltigkeit" vor als Hellinger. Ich ersetze das „Bitte" durch ein „Nein". Also:

1. Ja, ihr seid meine Eltern und ich bin euer Kind: Ich nehme das Leben von euch so, wie ich es bekommen habe, stimme euch zu, wie ihr seid, und mir, wie ich bin.

2. Nein, ich bin nicht euer Besitz und nicht dazu da, eure Bedürfnisse und Erwartungen zu erfüllen. Euer Leben ist euer Leben, und mein Leben ist mein Leben. Ich gehöre weder euch noch mir, sondern folge dem, was ich für mich als richtig wahrnehme.

3. Danke für das Leben und alles andere, was ihr mir gegeben habt. Ich nehme alles und mache das Beste daraus, auf meine Weise.

RUNDORDNUNGEN IN MENSCHLICHEN BEZIEHUNGEN UND IHR WANDEL

MIT DEM NEIN ZUR TRADITION, ZU PFLICHT, EHRE, GEHORSAM UND all den anderen starren Regeln und moralischen Ge- und Verboten hat sich die Vorstellung herausgebildet, es gebe überhaupt nichts mehr, was uns bindet, es gebe, außerhalb der materiellen Notwendigkeiten, keine Gesetze mehr, die unser Leben und unsere Beziehungen bestimmen; wir seien autonom, was wörtlich heißt „eigengesetzlich". Das einzige Gesetz, so die moderne Auffassung, ist das, was ich mir selbst gebe. Dementsprechend verzichtet auch die moderne Therapie weitgehend darauf herauszufinden, was die menschliche Seele jenseits von unseren persönlichen Wünschen leitet und bindet, sondern versucht ihre Klienten dabei zu unterstützen, sich ihre eigene Wirklichkeit zu erschaffen. Sie sieht sich im Dienst „selbstbestimmter Lebensentwürfe".

Hellinger hat eine andere Richtung eingeschlagen: Er fragt, welche überpersönlichen Grundordnungen in menschlichen Beziehungen wirken, sieht Krankheit, seelisches Leiden und Scheitern in Beziehungen als Folge von (meist unbewussten) Verstößen gegen diese Ordnungen und Heilung und Lösung darin, mit den Ordnungen wieder in Einklang zu kommen. Dem „selbstbestimmten Lebensentwurf" hat er seine „Ordnungen der Liebe" und später „Bewegungen der Seele" und „des Geistes" entgegengestellt, denen unser Wollen egal ist. Sie setzen sich hinter unserem Rücken ohne Ansehung der Person durch – wie die berühmte „unsichtbare Hand" im wirtschaftlichen Marktgeschehen.

Allgemein gesprochen erinnert uns dies daran, dass unser Leben immer in etwas Größeres eingebunden ist. Wir können uns nicht nur physisch, sondern auch geistig und seelisch, also als ganze Menschen, nicht selbst erzeugen. Das ist die Illusion der Jugend. Sie braucht diese Illusion, um sich von den Eltern abzusetzen und von Überkommenem zu lösen, aber wenn man erwachsen werden will, kommt man nicht um die Erkenntnis herum, dass einem das Leben selbst Grenzen setzt, die anerkannt sein wollen. Sich – anstatt von den Eltern – vom Leben selbst seinen Weg weisen zu lassen, ist ein großer Fortschritt, aber zu meinen, man könnte dem Leben diktieren, wie es zu sein habe, ist töricht. Ebenso geht es bei der Einsicht in Ordnungen des Lebens nicht darum, irgendwohin zurückzukehren oder etwas Altes zu reanimieren, sondern seinen eigenen Weg zu finden, ohne zu meinen, man könne diesen frei erschaffen. Alles, was der moderne Mensch schafft, lebt nicht. Unsere Konstruktionen mögen großartig sein, aber sie bleiben Konstruktionen und sind tot. Leben finden wir nur außerhalb von unseren Schöpfungen. Es kommt uns immer entgegen, in seiner eigenen Größe, seiner eigenen Macht, seiner eigenen Wahrheit.

Wir werden das Leben auch nicht unter unsere Kontrolle bringen, indem wir mit Hilfe von Familienaufstellungen eifrig „Verstrickungen" lösen oder uns bemühen, alle „Ordnungen" einzuhalten. Die Aufstellungen können aber unseren Sinn dafür schärfen, dass es eine Freiheit von den Ordnungen des Lebens nur um den Preis des seelischen Todes gibt. Leben findet nur innerhalb dieser Ordnungen statt, und Freiheit finden wir, wenn wir damit in Einklang sind.

Da das Leben sich jedoch bewegt, werden auch die Ordnungen selbst bewegt. Sie sind nicht statisch, sondern dynamisch; sie bleiben, indem sie sich verändern, sie wachsen mit dem Bewusstsein und wandeln sich. Sie tun dies nicht, weil wir es wollen – dann ändern sie sich gerade nicht, sondern setzen sich unter der Hand umso nachhaltiger durch –, sondern als natürliche Folge eines erweiterten Bewusstseins. In Hellingers Darstellung wie auch in der ihm folgenden Sekundärliteratur zum Familienstellen erscheinen die Ordnungen jedoch weitgehend als statisch, wie eherne Gesetze jenseits von Zeit und Wandel. In der Formulierung wie in der praktischen Anwendung entsprechen sie weitgehend dem Gruppenbewusstsein der Stufe 2, was nicht unwesentlich dazu beigetragen hat, dass Hellinger vielen als reaktionär gilt. Durch die Fortentwicklung seiner Arbeit in den „Bewegungen der Seele" oder „des Geistes" nimmt Hellinger zwar indirekt den Fluss und den Wandel mit auf, hat aber nie ausgeführt, was das für seine Ordnungstheorie bedeutet. Die frühere Aufstellungsarbeit steht so relativ unverbunden neben der späteren. Um diese Trennung oder gar Spaltung zu überwinden, halte ich es für wichtig, beides auch theoretisch zu verbinden. Dies leistet die Theorie der Bewusstseinsevolution. Im Folgenden beschreibe ich die Ordnungen, die durch das Familienstellen wieder deutlich zutage getreten sind, in einer Weise, die ihren Gestalt- und Bedeutungswandel im Zuge der Entwicklung des Bewusstseins deutlich macht. Ich ergänze dabei die von Hellinger genannten Begriffe durch ihre jeweilige Erweiterung.

Bindung – Verbundenheit
Zugehörigkeit – Ganzheit
Ausgleich – Austausch
Rangfolge – Lebensbewegung

Von der Bindung zur Verbundenheit

Die Bindung ist eigentlich keine eigenständige Ordnung, sie ergibt sich vielmehr aus den anderen Ordnungen, insbesondere aus der Gruppenzugehörigkeit und dem Ausgleich. Ich führe sie dennoch hier mit auf, weil es bei fast allen inneren Konflikten um Bindung und Lösung geht, und es ohne ein wirkliches Verständnis des Bindunggeschehens keine Lösung und keinen Fortschritt gibt. Es gibt kein Leben ohne Bindungen. Wir mögen sie ignorieren, aber entgehen können wir ihnen nicht. Und Bindungen entstehen auch nicht nur dort und dann, wo und wenn wir sie wollen, sondern sind natürliche Folgen bestimmter Handlungen. Leben – genauer: das Sich-Einlassen auf das irdische Leben – bedeutet automatisch Bindung. Deshalb verbieten viele Religionen ihren Priestern, Mönchen und Nonnen den Sex und empfehlen dem spirituellen Sucher generell den Rückzug vom weltlichen Leben hinter die schützenden Mauern eines Klosters. So sollen sie der Bindung an die Welt und die Materie entgehen und damit offener und freier für den Himmel oder die geistige Welt sein. Bindung scheint ein Gesetz der Materie zu sein, wobei sich allerdings die Tiefe und Dauerhaftigkeit von Bindungen unterscheidet. Eine tiefe Bindung entsteht immer dann, wenn eine Beziehung zu einem Menschen unmittelbar mit Leben oder Tod zu tun hat. Wenn also ein Mann und eine Frau ein Kind zeugen, sind sie aneinander (und an das Kind) gebunden. Wenn ein Mensch einen anderen tötet oder ihm das Leben rettet, entsteht ebenfalls eine tiefe Bindung. Bindungen dieser Art entziehen sich unserem Wollen und können nicht gelöscht werden, zum Beispiel, indem man sich scheiden lässt oder ein Kind abtreibt. Die Beziehung kann man beenden, aber die Bindung bleibt – wenn man sie ignoriert oder abwertet, mit fatalen Folgen.

Da die gesamte Familie als Schicksalsgemeinschaft erlebt wird, in der Leben und Tod oder Not der Einzelnen unmittelbar die anderen betreffen, bezieht die Bindung die gesamte Familie mit ein, also neben den Eltern und Großeltern die Geschwister und frühere Partner der Eltern. Hinzu kommen aber auch nicht blutsverwandte Personen, zu denen eine Beziehung auf Leben oder Tod bestand (Lebensretter, Mörder, Ermordete) oder von denen die Familie massiv profitiert hat (Zwangsarbeiter, Sklaven, Enteignete).

Für ein Kind ist die Bindung zu den Eltern und Geschwistern natürlich. Es macht sich keine Gedanken darüber, es ist völlig normal und kann gar nicht anders sein. Vielleicht fühlt es sich nicht geliebt oder nicht genügend gesehen oder fremd, aber an der Bindung wird es trotzdem nicht zweifeln. Sie *ist* einfach, ohne dass es sich dessen bewusst ist.

Für den Jugendlichen ist sie jedoch lästig. Mit dem Hineinwachsen ins Jugendalter beginnt das Kind erst, die Bindung zu bemerken, und zwar genau deshalb, weil es sie als hinderlich empfindet. Wieso? Weil es sich lösen muss, und dabei ist ihm die Bindung scheinbar im Weg. Der Jugendliche beginnt, sie abzuwerten, abzustreiten, versucht, sie zu ignorieren oder bekämpft sie. Er sucht sich andere, selbst konstruierte Bindungen: Freunde, Peergroups, die er für wichtiger hält als die Familie. Er muss dies tun, weil er sich anders nicht lösen kann, nicht zu seiner eigenen Identität finden kann.

Der Erwachsene kann die Bindung wieder anerkennen, weil seine Identität genügend gefestigt ist. Aber nur, wenn die Ablösung weitgehend stattgefunden hat. Die Anerkennung der Bindung ist dann der letzte Schritt zur Lösung. Denn mit ihrer

Leugnung ist sie ja nicht verschwunden, sondern nur ins Unbewusste abgedrängt worden. Mit ihrer Anerkennung kommt die Bindung zu ihrem Recht und erhält zugleich eine neue Bedeutung: Sie wird zur Verbundenheit. Wir stimmen den Eltern/der Familie ganz zu und sind ihnen im Herzen verbunden. Damit verschwindet die Bindung nicht, aber sie verliert ihren Zwangs- und Verpflichtungscharakter und wird leicht und selbstverständlich.

Ich gebe dazu ein kleines Beispiel. Meine Mutter war kürzlich im Krankenhaus. Mit ihr im Zimmer lag eine 87-jährige Frau. Ihr Sohn, etwa in meinem Alter, kam jeden Tag drei Mal, um ihr beim Aufstehen, beim Essen und beim Hinlegen zu helfen. Er konnte dies zeitlich, weil er nach einem Herzinfarkt vor einigen Jahren Frührentner war. Aber das erklärte nicht, dass er gleich drei Mal am Tag kam. Als wir darüber sprachen, sagte er: „Ich tue das gerne. Und ich merke, dass es meinem Herzen gut tut."

Ebenso verhält es sich mit dem Bewusstsein allgemein. Das Gruppenbewusstsein spürt die Bindung an die eigene Gruppe gar nicht, dazu ist sie viel zu selbstverständlich. Erst mit der Entstehung des Ich-Bewusstseins beginnt es, sie mehr und mehr wahrzunehmen. Zugleich empfindet es sie mehr und mehr als Fessel und wehrt sich dagegen. Wenn das Ich schwach und zerbrechlich ist, muss es sich stärker wehren oder es lässt sich wieder in ein Gruppenbewusstsein zurücksinken, das es – wie der Jugendliche seine Peergroup – als neu oder besser und nicht einengend empfindet. Sofern es sich wehrt und kämpft, stärkt dies aber das Ich, und als starkes Ich kann es schließlich seine Bindungen offen anschauen und anerkennen, ohne Angst zu haben, wieder vereinnahmt zu werden.

Ein starkes Ich hat kein Problem, ja zu sagen. Es stellt sich dem, was ist und tut, was zu tun ist, und das führt immer zu einem Ja zu der Situation, wie sie ist. In einer Aufstellung – oder einer anderen Therapie – braucht es daher kaum mehr, als die jeweilige Wirklichkeit sichtbar werden zu lassen. Viel problematischer ist das schwache Ich. Es meidet die Wirklichkeit, weil es Angst hat, daran zu zerbrechen. Deshalb muss dieses Ich erst einmal gestärkt werden – und das bedeutet oft, es muss erst einmal zum Nein ermutigt werden –, bevor es kraftvoll ja sagen kann. Dann öffnet sich plötzlich ein neuer Raum, in dem sich das einsame Ich wieder verbunden fühlt. Im Gegensatz zur Bindung des Gruppenbewusstseins ist dieses Verbundensein aber bewusst und frei. Es enthält die Bindung, sagt ja zu ihr und geht damit zugleich über sie hinaus.

Vom Recht auf Zugehörigkeit zur Ganzheit

Das Leben ist immer ein Ganzes, es unterscheidet nicht zwischen gut und schlecht, gewünscht und unerwünscht, richtig und falsch. Dies tun erst die Menschen. Mit diesen Unterscheidungen und Wertungen entsteht heimlich ein Hervorheben und Ausgrenzen bestimmter Ereignisse und Personen. Das Leben kann aber nur dann ganz in unsere innere Erfahrung eintreten, wenn wir alles dasein lassen, wie es ist. Deshalb ruft sich das, was ausgeklammert oder entwertet wurde, immer wieder in Erinnerung – so lange, bis es gesehen und gewürdigt und damit als Teil des Ganzen angenommen ist.

Für die Gruppen und sozialen Systeme, denen wir angehören, bedeutet dies, dass alles, was jemals in einem System geschehen ist, für immer dazu gehört, und zwar genau so, wie es geschehen ist. Das gilt auch für jedes Familienmitglied. Hellinger und andere Familiensteller sprechen daher vom „Recht auf Zugehörigkeit". Ich halte diesen Begriff aber für zu beengt, denn es geht hier weder um persönliche Rechte noch um das Recht einer Gruppe. Der Terminus „Recht auf Zugehörigkeit" kommt aus dem Gruppenbewusstsein der Stufe 2. Dort empfinden wir das Bedürfnis nach Ganzheit als Bedürfnis nach Zugehörigkeit zu einer Gruppe. Es geht dort immer um das Wir, um die eigene Gruppe, die sich von anderen abgrenzt. Gehöre ich dazu oder nicht? Auf welcher Seite stehst Du? Wir sind Proletarier! Wir sind Amerikaner! Ich bin Katholik! – so und ähnlich lauten die Fragen und Aussagen, um die es auf dieser Stufe geht. Diese Zugehörigkeiten verschwinden zwar nicht, wenn sich das Bewusstsein erweitert, aber sie gehen in einen größeren und weiteren Kontext ein und ihre Bedeutung relativiert sich.

Ich habe das an mir selbst gut beobachten können. Als Jugendlicher hatte ich große Probleme mit der Zugehörigkeit zu dem Dorf, aus dem ich stamme. Als Kind hatte ich voll dazugehört, war fast in jedem Haus gewesen und identifizierte mich ganz damit, wenn wir gegen ein Nachbardorf Fußball spielten. Beim Fußball blieb die Identifikation auch noch in der Jugend, aber sie war schon gebrochen. Mehr und mehr fühlte ich, dass ich anders war als die anderen. Mit Freunden gründete ich mit siebzehn einen Club, den ich „The Strangers Club" nannte, und wir machten die erste Jugenddisco im gesamten Landkreis. Als dort bei einer Polizeikontrolle der Polizist beim Blick in meinen Personalausweis verwundert fragte, ob ich tatsächlich aus diesem Dorf stamme (er meinte, ich sähe nicht so aus und mache insgesamt nicht den Eindruck eines Eifelers), war ich ganz stolz, dass er mich für einen Fremden hielt. Um das, was mich innerlich trieb und bewegte, um die Zukunft, die in mir entstehen wollte, zu schützen und wachsen zu lassen, musste ich Abstand vom Dorf gewinnen. Ich fing an, alles zu hinterfragen und alles zu bekämpfen, was mir nicht gefiel, und da ich kein schlechter Kämpfer war, hatte ich bald viele Feinde. Mein Bedürfnis nach Zugehörigkeit habe ich natürlich verleugnet. Nur beim Fußball erlaubte ich es mir, aber die anderen merkten meine innere Distanz, und ich wurde allmählich aus der Mannschaft gedrängt. Das Studium und der Wegzug nach Bonn beendeten den ersten Teil der Geschichte.

Der zweite begann zwanzig Jahre später. Merkwürdige Umstände führten dazu, dass ich zurück in mein Elternhaus in eben diesem Dorf zog. Meine Kinder gingen dort zur Schule und in den Fußballverein, und ich durfte mir meine eigene Geschichte noch einmal anschauen. Das Leben ist ein wunderbarer Therapeut, man muss es nur machen lassen und ihm folgen. Ich ließ mich ein, rutschte wieder tief in einige alte Geschichten, aber mit wacher Beobachtung, und erkannte plötzlich: Ich gehöre hier dazu, habe immer dazugehört und werde immer dazugehören – und es stört mich überhaupt nicht. Denn zugleich gehöre ich nicht mehr dazu, innerlich bin ich ganz woanders zu Hause. Ich kann – je nachdem, wie die Umstände es wollen – bleiben oder gehen, es spielt keine Rolle. Dieses Anderswo enthält das Dorf und alles, was ich damit zu tun habe, aber es ist viel, viel weiter. Ich gehöre zum Ganzen. Aber es gefällt mir hier, hier sind meine Wurzeln, von hier aus kann ich in die ganze Welt gehen und zugleich geerdet bleiben. Seitdem, es sind inzwischen wieder zwanzig Jahre vergangen, lebe ich hier zugleich mit den anderen und ganz für mich allein, bin, wie ich bin und lasse die anderen, wie sie sind.

Das ist nur ein kleines Beispiel für das Thema Zugehörigkeit, es begegnet uns in vielen Facetten. Wenn das Bewusstsein vom Wir zum Ich geht, unterliegen viele dem Irrtum, die Zugehörigkeit sei nicht mehr wichtig und man könne selbst entscheiden, wohin man gehört und was zu einem gehört. Wie gesagt: als Zwischenschritt ist dies unvermeidlich. Dabei wird jedoch das seelische Bedürfnis nach Zugehörigkeit und Ganzheit ins Unbewusste verdrängt. Es äußert sich dann in vielfältigen Leidenssymptomen. Diese begegnen uns in den Familienaufstellungen, und dabei zeigt sich auch, dass die Seele auf die Zugehörigkeit zu etwas Größerem nicht verzichten kann. Wenn man mit dieser Bewegung mitgeht, dann führt sie einen zur Ganzheit. In dieser Bewegung wird das Thema Zugehörigkeit und damit das gesamte Gruppenbewusstsein transzendiert, also aufgehoben, bewahrt und erweitert.

Die Ganzheit des Lebens hat weder etwas mit Ansprüchen von Gruppen noch von einzelnen zu tun, sie ist eine Gegebenheit, eine Tatsache. Sie ist auch keine menschliche Konstruktion und kein System. Menschen können Systeme konstruieren, aber keine Ganzheiten. Die Ganzheit ist die Weise, wie das Sein ist. Es ist nur als Ganzes. In der Ganzheit kann nichts verloren gehen, nichts verschwinden und daher auch nichts ungeschehen gemacht werden. Deshalb ist die Zugehörigkeit zur Familie oder jeder anderen Gruppe unabhängig davon, was wir uns wünschen, wie lange jemand gelebt hat, wie er gelebt und was er getan hat, oder ob ein Ereignis schön oder schrecklich war. Somit darf und kann – wie Hellinger unter allgemeiner Empörung richtig bemerkt hat – Adolf Hitler weder die Zugehörigkeit zum deutschen Volk noch die Zugehörigkeit zur menschlichen Gemeinschaft abgesprochen werden. Er ist ebenso Teil der Ganzheit und Teil der Schöpfung wie jeder andere. Und zwar nicht ein weichgespülter, entschuldigter oder für verrückt erklärter Hitler, sondern der ganze Mensch, der er war. Ohne seine mörderische Politik zu beschönigen und deren Opfer zu verleugnen, müsste man also sagen: Auch du, Adolf, gehörst zu uns, und du gehörst genau wie wir alle zum gleichen großen Ganzen. Dann ist Frieden.

Die Beobachtung beim Familienstellen ist: Wenn jemand in einer Familie (und das Gleiche gilt auch für andere Gruppen wie zum Beispiel eine Nation) ausgeklammert wird, wird er, meist in einer späteren Generation, von einem Unbeteiligten aus der Familie vertreten. Der Nachkomme ist also in das Schicksal seiner Vorfahren so eingebunden, dass er es in gewisser Weise nachlebt, er fühlt und handelt – ganz unbewusst –, als wäre er dieser Vorfahre. Systemtheoretisch kann man sagen: So versucht das System, seine Vollständigkeit wieder herzustellen. Aber wie gesagt: Hier haben wir es mit mehr als mit Systemen zu tun. Tatsächlich war die Vollständigkeit immer gegeben, nur unser Bewusstsein wollte sie nicht wahrhaben. In spiritueller Sicht ist also das Eingebundensein in die Schicksale unserer Vorfahren nicht etwas Schlimmes, von dem man sich befreien müsste, sondern etwas, was uns hilft, unser Bewusstsein zu erweitern. Daher bedarf es keines korrigierenden Eingriffs durch die Therapie, sondern nur der Wahrnehmung dessen, was ist. Damit erinnert das Leben einfach immer wieder an seine Ganzheit und Unteilbarkeit. Indem wir diese Ganzheit tatsächlich „er-innern", also in unser Inneres hereinnehmen, kommen wir dem Leben innerlich näher und werden selbst ganz.

Ausgleich und Austausch

Das Leben ist ein ständiger Austausch, ein ständiges Geben und Nehmen. Dieser Austausch ist die Essenz sozialer Beziehungen. Dabei streben Geben und Nehmen grundsätzlich nach einem Ausgleich. Zwar kann über den Einsatz von Macht und von

Herrschaftsordnungen über längere Zeit ein einseitiger Austausch erzwungen werden. Früher oder später brechen diese Ordnungen aber zusammen. Wenn man sich zum Beispiel die seelischen Verwerfungen und Verwüstungen in Familien anschaut, die von Sklaverei oder Zwangsarbeit oder ähnlichen Ausbeutungen sehr reich geworden sind, scheint es so, als ob diejenigen, die einseitig profitieren, an anderer Stelle dafür bezahlen. Familienaufstellungen bei (ehemals) sehr reichen und/oder sehr mächtigen Familien sind das – im Wortsinne – Härteste, was mir in meiner Arbeit begegnet ist. Ich habe auch den Eindruck, dass sich bei den riesigen Völkerwanderungen unserer Tage, bei denen Arme aus der Dritten Welt in Europa einwandern, die Sozialsysteme strapazieren und die Kultur verändern, ein Ausgleich für Kolonisation und Ausbeutung vollzieht. Wenn wir auf große Zeiträume schauen und sehen, dass materielle Vor- und Nachteile sich auch seelisch ausgleichen können, werden wir das Gesetz des Ausgleichs vielleicht besser begreifen.

Indem wir jemandem etwas schenken, zeigen wir an, dass wir einen freundschaftlichen Kontakt wünschen, und es ist auch eine gewisse Rückversicherung dafür, dass uns der andere gewogen bleibt. Wer etwas nimmt, ist nämlich dem Gebenden gegenüber in der Schuld. Das kann der Beginn einer intensiven Beziehung sein, in der man abwechselnd gibt und nimmt, es kann aber auch, wenn Geben und Nehmen einseitig sind, zu Abhängigkeit und tiefer Schuld führen, die Geber und Nehmer aneinander binden. Dies gilt im Positiven wie im Negativen, also auch, wenn man jemandem einen Schaden zufügt und ihm etwas wegnimmt. Wenn ich etwas stehle, bin ich auch in der Schuld, und meine Seele weiß das und vergisst es nicht. Und auch die Familienseele vergisst es nicht. Da es Teil meiner energetischen Matrix ist, wird es an meine Nachkommen weitergegeben.

Das Familienstellen zeigt, dass das Gesetz des Ausgleichs über Generationen hinweg wirkt. Wenn also eine schwere Schuld nicht beglichen wurde, dann bleibt das Bedürfnis nach Ausgleich im Familiensystem bestehen. Kinder aus späteren Generationen fühlen sich dann, als seien sie jemandem etwas schuldig, und streben unbewusst nach Ausgleich. Umgekehrt empfinden wir den vollzogenen Ausgleich als Befreiung. Wenn wir etwas Gleichwertiges zurückgegeben haben, sind wir quitt (das Wort kommt vom lateinischen *aequus* = gleichwertig, ausgeglichen) – und damit frei.

Die einfachste Form des Ausgleichs besteht darin, dass Gleiches mit Gleichem vergolten wird, also: Ich gebe dir etwas zu essen, du gibst mir etwas; ich entlause dich, du entlaust mich; ich massiere dich, du massierst mich. Und auch: Ich schlage dich, du schlägst mich; ich töte dich – nun, jetzt kannst du mich nicht mehr töten, deshalb übernimmt dies dein Bruder, also –, dein Bruder tötet mich. Die nächste Form des Ausgleichs sieht so aus, dass du mir etwas anderes gibst als ich dir, etwas, das ich nicht habe oder nicht kann, zum Beispiel: Ich schneide deine Haare, du gibst mir zehn Eier. Hier kommen wir vom einfachen Ausgleich zum Austausch, der den Vorteil hat, dass man so Dinge und Leistungen bekommen kann, die man selbst nicht hat. Damit ist auch die Basis für Spezialisierung und Arbeitsteilung gelegt. Aber auch dieser Austausch hält die Tauschenden noch stark aneinander gebunden und eingeschränkt, weil sie nur das geben und nehmen können, was der andere braucht. Wirklich frei und intensiv wird der Tausch erst auf der nächsten Stufe, auf der das Geld als Tauschmittel hinzukommt. Jetzt kann man alles tauschen, ohne vom anderen abhängig zu werden. Geld ermöglicht den freiesten Austausch. Deshalb wird das Leben in einer Geldwirtschaft freier und flexibler, aber auch unverbindlicher als in einer Naturalwirtschaft. Denn wenn man etwas, das man bekommt, bezahlt, entsteht keine Bindung. Das Gefühl der Bindungslosigkeit in der modernen Gesellschaft hängt auch damit zusammen, dass immer mehr Leistungen direkt (durch Bezahlung) ausgeglichen werden.

Bindungen entstehen, wenn es einen intensiven Austausch gibt, der nicht direkt ausgeglichen wird. In einer Familie und zwischen Mann und Frau erfolgt der Ausgleich grundsätzlich indirekt. Dabei nehme ich etwas und danke dafür, ohne dem Geber etwas zurückzugeben, außer meinem Dank. Stattdessen gebe ich das Empfangene oder etwas anderes an andere weiter, ohne von diesen etwas zurückzuerwarten. Anstelle des Zurückgebens tritt hier das Weitergeben. Damit widerspreche ich Hellinger, der den direkten Ausgleich auch in Paarbeziehungen für wichtig hält. Das wäre aber keine Liebesbeziehung, sondern ein Geschäft. Genauer gesagt handelt es sich hier um die Form der Ehe und Paarbeziehung, die die Stufe 2 kennzeichnet, nämlich ein Vertrag mit gegenseitigen Verpflichtungen. Die Liebe spielt dabei eine Nebenrolle. In einer Liebesbeziehung gibt und nimmt man vollkommen bedingungslos, sonst ist sie tot. Ich habe dies ausführlich in meinem Beziehungsbuch „Männer, Frauen und die Liebe"[66] dargestellt.

Der direkte Ausgleich über Geld entspricht der Stufe 3. Das kommt auch darin zum Ausdruck, dass unter der Herrschaft des modernen Bewusstseins angestrebt wird, häusliche Leistungen zu entlohnen. Das würde auch die familiären Beziehungen fast so unverbindlich machen wie die gesellschaftlichen. Die Liebe hingegen transformiert den Austausch und die Beziehung. Auf diese Weise entsteht eine Kette des Gebens und Empfangens, die eine

66. Wilfried Nelles, *Männer, Frauen und die Liebe, Innenwelt, Köln, 2015*

tiefe Verbundenheit, aber keine gegenseitigen Bindungen erzeugt. Wenn ich ganz aus Liebe gebe und nehme, ist der andere frei und bin ich selbst auch frei. Die Verbundenheit ist eine Verbundenheit mit dem Leben selbst, indem man in die Freude des Gebens wie des Empfangens und Nehmens hineinwächst. Wenn jemand allerdings nur gibt, ohne zu nehmen, oder nur nimmt, ohne (weiter) zu geben, tritt das Gesetz des Ausgleichs in der Seele in Kraft und erzwingt den Ausgleich bei dem Betreffenden oder bei seinen Nachkommen in Gestalt von Schuldgefühlen, Scheitern, Krankheit, Überdruss etc.

Das Grundmodell für den Ausgleich durch Weitergeben ist das Geben und Nehmen des Lebens von den Eltern zu den Kindern. Letztere gleichen die Gabe des Lebens aus, indem sie selbst wieder Kinder bekommen. Bei dem, was sie sonst noch bekommen – zum Beispiel die Fürsorge der Eltern in der Kindheit, eine gute Ausbildung –, kann man ebenfalls sehen, wie sich mit dem Wachstum des Bewusstseins auch das Geben und Nehmen verändert. Auf der Stufe 2 herrschte die Erwartung und war die gängige Praxis, dass die Kinder dies den Eltern direkt (wenn auch teils mit zeitlicher Verzögerung) zurückgeben, indem sie später für die Eltern sorgen, manchmal auch, indem sie arbeiten. Die Zukunft der Kinder ist hier kein eigener Wert, sie ist nur wichtig, um die Familie zu versorgen. Die Vorstellung, dass aus den Kindern – nicht der Familie wegen, sondern ihretwegen – etwas Besseres werden soll, ist relativ neu; und die Vorstellung, dass die Kinder ganz allein entscheiden, was für sie dieses Bessere ist, und dass die Eltern nichts anderes von ihnen wollen, als dass es ihnen gut geht und sie aus ihrem Leben das Beste machen, ist soeben erst entstanden. Aus der Verpflichtung gegenüber den Eltern wird damit eine Verpflichtung gegenüber dem Leben, aus der Orientierung auf die Vergangenheit eine Orientierung auf die Zukunft.

Der Ausgleich durch Weitergeben führt tiefer als die anderen Arten, aber damit sind diese nicht überflüssig oder überholt. Sie behalten alle ihre Gültigkeit und ihren Wert. Insbesondere der Geldtausch und die damit einhergehende Freiheit und der materielle Wohlstand ermöglichen es erst, dass der Ausgleich durch Weitergeben sich mehr ausbreiten kann.

Die Rangfolge und die Lebensbewegung

Die Ordnung der Rangfolge sorgt auch für eine Art Ausgleich, und zwar in der Zeit. Sie besagt, dass innerhalb einer Gruppe diejenigen Vorrang haben, die zuerst da waren. „Vorrang haben" bedeutet nicht, dass jemand wichtiger ist oder besser, sondern dass die zeitliche Reihenfolge anerkannt wird, zum Beispiel durch den Satz: „Du bist der Erste (der Große), ich bin der Zweite (der Kleine), oder: „Du bist ihr erster Mann, ich ihr zweiter". Viele wehren sich gegen solche Sätze, weil sie dahinter eine Über-Unterordnung vermuten.[67] Aber es ist wie an der Bushaltestelle oder an der Kasse im Supermarkt: Man stellt sich hinten an und achtet, dass derjenige, der zuerst da war, auch zuerst drankommt, aber niemand würde deswegen meinen, der Vordermann sei wichtiger. Es ist einfach eine funktionale Ordnung, die das Zusammenleben regelt und erleichtert.

Also haben die Eltern (das Paar) Vorrang vor den Kindern, die älteren Geschwister vor den jüngeren, die erste Frau vor der zweiten usw. Damit wird anerkannt, dass das Frühere für das Spätere die Voraussetzung ist, dass also das Spätere ohne das, was ihm vorausgegangen ist, nicht existieren könnte (oder, bei Geschwistern, nicht diesen Platz einnehmen könnte). Auch für das Bewusstsein ist diese Ordnung wichtig, und es wäre viel gewonnen, wenn dies allgemein gesehen würde: Das moderne Bewusstsein wäre ohne das, was ihm vorausgegangen ist und was es kritisiert, nicht entstanden. Aber auch das entstehende ganzheitliche Bewusstsein wird nur dann wirklich neu und fortschrittlich sein, wenn es das

---

67. *Insbesondere Geschwisterkonflikte beruhen meistens darauf, dass der später Geborene den Vorrang des Früheren nicht anerkennt. Ein Satz wie: „Du bist der (die) Große, ich bin der (die) Kleine" wirkt hier Wunder und löst jahrzehntelange Konflikte.*

Ich-Bewusstsein der Stufe 3 nicht ablehnt, sondern sich als seine Frucht begreift.

Es gäbe jedoch keinen Fortschritt, wenn der Vorrang des Früheren total wäre. Dann bliebe alles stehen. Die Bewegung des Lebens drängt aber vorwärts, das heißt, sie will das Neue. Daher hat Hellinger betont, dass *zwischen* verschiedenen Gruppen und Systemen das neue System Vorrang hat vor den früheren – also die Gegenwartsfamilie vor der Herkunftsfamilie, eine zweite Familie vor der ersten. Ich möchte dies erweitern.

Was Hellinger hier anspricht, ist der generelle Vorrang der Zukunft vor der Vergangenheit, man könnte auch sagen: die Bewegung des Lebens. Auch dies ist eine Entwicklung, die sich erst mit der Erweiterung des Bewusstseins umfassend durchsetzt. Merkwürdigerweise ist jedoch das moderne Bewusstsein einerseits völlig auf die Zukunft fixiert, während es andererseits dabei ist, sie zu verspielen und ihre Grundlagen zu zerstören. Ich sehe dies vor allem darin begründet, dass es die Vergangenheit nicht achtet. Wer seine Vergangenheit, die Erde, aus der er kommt, nicht achtet und würdigt, der kann sich auch keine Zukunft erlauben. Unbewusst zerstört er sie, weil seine Seele sich ihrer nicht würdig weiß.

Der Vorrang des Künftigen kommt also nur dann wirklich zum Tragen, wenn zuvor die Bedeutung des Früheren anerkannt wird. Dann erkennt dieses, dass seine Aufgabe erfüllt ist und es auf andere Weise weitergeht und zieht sich zurück. Ohne die Anerkennung findet dieser Rückzug nicht statt, vielmehr zeigt das Alte seine ganze Macht, und das Neue steht auf schwachen Beinen, weil es seine Wurzeln verleugnet. Und eine Zukunft hat es auch nicht.

SEHEN, WAS IST – ODER: VOM LEBEN LERNEN

BEI DER AUFSTELLUNGSARBEIT GEHT ES UM DAS ANSCHAUEN, UM das Sehen von Wirklichkeiten. Diese Wirklichkeiten hat Hellinger oft in ganz kurzen Sätzen verdichtet. Sie drücken den Kern einer Beziehung oder einer Handlung, einer Identität oder eines Gefühls aus. „Du bist mein Vater", „Du bist meine erste Frau", „Du bist mein Kind" (Beziehung); „Ich bin Deutscher", „Ich bin ein Mann" (Identität); „Ich habe dich getötet", „Du hast mich vergewaltigt" (Handlung); „Ich liebe dich", „Ich hasse dich" (Gefühl) etc. Man kann mit diesen Sätzen auch „spielen", man kann sie paradox einsetzen oder um den Einzelnen erkennen zu lassen, was wirklich stimmt. Man kann zum Beispiel einen Deutschen zu einem Engländer sagen lassen: „Ich bin ein Internationalist (oder ein Kosmopolit oder Europäer)." Dann wird man sehr schnell feststellen, wie lächerlich man sich damit macht und wie schwach das ist. Selbst wenn man sagt: „Ich bin ein Deutscher, aber ich fühle europäisch", hat das nicht halb so viel Kraft, als wenn man sich damit begnügt, ein Deutscher zu sein. Erst dann wird der Engländer mich ernst nehmen, und vor allem wird er mir erst dann trauen. Wichtig ist bei all diesen Sätzen, dass man in Kontakt mit der jeweiligen Wirklichkeit ist, dass man jemanden dabei anschaut. Mit geschlossenen Augen kann man wunderbar in einer illusionären Welt verharren, aber wenn man hinschaut, geht das nicht mehr.

Das Familienstellen unterstützt das Hinschauen. Mit dem Prinzip der Stellvertretung kann man jeden Aspekt der physischen Wirklichkeit sichtbar machen und als Repräsentant hinstellen. Damit wird es möglich, dieser Wirklichkeit ins Auge zu schauen und zu sehen, was stimmt und was nicht stimmt, oder auch, was geht und was nicht geht. Wenn man zum Beispiel jemanden für den Krebs (die Krankheit) hinstellt und – als Arzt oder als Krebskranker – zu ihm sagt: „Ich bekämpfe dich" oder „Ich besiege dich", wird man sehen, wie viel Kraft dies hat und ob man eine Chance hat oder nicht. In diesem Fall wird, nach meinen Erfahrungen, die Antwort fast immer negativ ausfallen. Der Krebs wird mit den Schultern zucken und sagen: „Dann kämpf du mal." Vielleicht kann man dann aber sehen, ob es eine andere Haltung gibt, die mehr Aussicht auf Erfolg hat.

Mit dem Hinschauen kommen wir aus der Wunschwelt in die wirkliche Welt. Damit unterstützt die Aufstellungsarbeit das Erwachsenwerden. Die Wunschwelt ist die Welt des Kindes. Kinder glauben, wenn sie die Augen schließen und sich ganz fest etwas wünschen, wird es wahr. Diese Art von Kinderglaube manifestiert sich übrigens heute, vermischt mit ein bisschen mentaler Technik, im positiven Denken und diversen anderen esoterischen Trends. Er begegnet uns aber auch im traditionellen religiösen Glauben an Gott, wo man nicht selten hört, dass man glauben müsse, weil sonst die Welt aus den Fugen gerate. Damit wird ja gesagt, dass Gott dann existiert, wenn man fest genug an ihn glaubt. Ganz falsch ist dies natürlich nicht: Wenn ich tatsächlich zutiefst von etwas überzeugt bin, dann wird es auch wirklich, weil ich nämlich nach dieser inneren Wirklichkeit handle. Nur: Dann brauche ich auch nicht zu glauben. Im Glauben und noch mehr im „ganz fest daran glauben wollen" steckt schon der Zweifel. Denn ohne einen zumindest leisen Zweifel muss ich nicht glauben.

Das Kind, das die Augen schließt und sich die Mutter als glückliche Frau wünscht, zweifelt noch nicht. Sein Glaube wurzelt noch in der Unschuld und ist keine Anstrengung gegen die anders erfahrene Wirklichkeit.

Der Jugendliche lacht darüber und sagt: Typisch Kind, wie kann man nur so blöd sein. Er ist so weit aufgeklärt, dass er weiß, dass die Welt sich nicht einfach nach seinen Wünschen richtet. Er ist aber nicht so weit aufgeklärt, dass er einsieht, dass er sich der Wirklichkeit zu fügen hat. Er kämpft dagegen. Wie das Kind will er ebenfalls seine Wünsche durchsetzen, er nimmt nur einen anderen Weg, er begehrt auf, rebelliert und versucht, die Welt zu ändern. Genau das ist es, was das Bewusstsein der Stufe 3 von dem der Stufe 2 unterscheidet. Es hat durchschaut, dass die alte Welt unrealistisch ist, eine Wunsch- und Glaubenswelt, die nicht der Wirklichkeit entspricht, und deshalb sagt es nein zu dieser Welt und lehnt sie ab mit allem, was sie repräsentiert. So weit, so gut. Aber es gibt keineswegs das Wünschen selbst auf, sondern nur den Modus der Umsetzung seiner Wünsche. Es setzt sich selbst an die Stelle der Wirklichkeit und versucht, sie zu beherrschen.

Es macht das aber indirekt. Es erklärt, was alles falsch ist. Konsequent durchgeführt, hat vor dem aufgeklärten Denken nichts Bestand. Das würde aber in letzter Konsequenz bedeuten, dass Nichts – *das Nichts* – besteht, und das hieße, dass dieses Nichts als das Letzte, was übrig bleibt, zu sehen und anzuerkennen wäre – bildlich gesprochen, dass man vor dem Nichts als der letzten Wahrheit in die Knie zu gehen hätte. Damit wäre aber dann doch am Ende eine höhere Wirklichkeit anzuerkennen, und das will das jugendliche (moderne) Bewusstsein nicht sehen. Negative Aufklärung, Kritik – darin ist es stark, aber bitte nicht mit letzter Konsequenz, denn dann würde ja auch „ich" nicht mehr existieren.

Das moderne Bewusstsein verneint aber nicht nur die Form, in der sich die Wirklichkeit dem kindlichen Bewusstsein präsentiert hat bzw. die durch das kindliche Bewusstsein geschaffen wurde, sondern es lehnt die Wirklichkeit selbst ab. Genauso verfährt es mit den Eltern und der Familie. Da die alte Welt auch durch die Unantastbarkeit und quasi göttliche Autorität der Eltern, durch das Gehorchen müssen des Kindes repräsentiert wird, wird dies natürlich abgelehnt. Das moderne Bewusstsein meint aber darüber hinaus, es könne die Eltern selbst abschaffen, so wie es Gott abgeschafft hat; es könne sich selbst erschaffen, es brauche keine Eltern oder es könne sich selbst welche wählen. Die Eltern sind jedoch, anders als Gott, keine menschliche Erfindung, sie existieren auch dann noch, wenn man nicht mehr an sie glaubt, und sie werden auch dann noch existieren, wenn man Menschen in Reagenzgläsern züchtet. Und sie existieren nicht nur außerhalb von uns, sondern auch in uns, und dort können wir sie nicht auslöschen, ohne uns selbst auszulöschen.

Ein erwachsenes Bewusstsein ist demgegenüber in der Lage, zwischen Sollen und Sein zu unterscheiden und das, was ist, zu sehen und anzuerkennen. Es sieht, wo wir herkommen und wie diese Herkunft uns geformt hat, und es stimmt dem zu. Es sieht auch, dass die Vergangenheit nicht hinweggewünscht, ungeschehen gemacht, wegtherapiert oder durch eine andere Vergangenheit ersetzt werden kann. Indem es den Wunsch, andere Eltern, eine andere Familie oder eine andere Vergangenheit zu haben, als illusorisch durchschaut, wird ihm klar, dass genau diese Vergangenheit die Richtige ist – egal, wie sie war. Genau dadurch kommt es in Übereinstimmung, in Einklang mit seiner Vergangenheit, und damit kommt man in Einklang mit seinem Leben. Und dann steigt Freude auf, Freude und Dankbarkeit, dass man da ist. Und diese Freude und Dankbarkeit schließt alle ein, die dazu beigetragen haben, dass man da ist.

Das alles ist ein ganz natürlicher Prozess, der sich allein aus dem Hinschauen entwickelt. Ungekehrt beginnt man dann zu verstehen, dass alles Leiden aus dem Wegschauen resultiert, aus der Weigerung, sich dem, was das Leben einem beschert, ganz zu stellen. Natürlich ist diese Bescherung manchmal eine schlimme und schmerzhafte. Ich bin der letzte, der jemandem vorwerfen würde, dass er angesichts eines furchtbaren Schicksals sagt oder gesagt hat: „Das ist mir zu viel" und sich abgewendet hat. Aber damit wird die Sache nicht ungeschehen, sie bleibt in der Welt, ob wir sie anschauen oder nicht. Das heißt: Sie bleibt umso länger in der Welt, je länger wir sie nicht anschauen, und zieht dann immer weitere schreckliche Kreise. Erst wenn sie gesehen und so, wie sie war, genommen wird, kann sie vorbei sein. Denn genau in dem Moment, indem ich dem, was war, voll zustimme, indem ich einverstanden bin, dass es gewesen ist, ist es vorbei. Und wenn ich mir zustimme, wenn ich zustimme, dass ich bin, wie ich bin (und das schließt immer meine Herkunft mit ein), bin ich voll da.

Indem sie dieses Hinschauen in den Mittelpunkt stellt, fördert die Aufstellungsarbeit unser Erwachsenwerden. Und damit steht sie im Dienst des spirituellen Wachstums. Nicht, indem sie uns mit spirituellen Ideen füttert, sondern indem sie uns ins Leben führt und uns an dessen innerer Bewegung teilhaben lässt. Das Erwachsenwerden ist für das in der jugendlichen Rebellion und Selbstüberhebung steckende moderne Bewusstsein der nächste Schritt. Die Aufstellungsarbeit führt uns dies mit ihrer besonderen Methodik der Stellvertretung sehr deutlich vor Augen und kann es uns, indem wir selbst in allen möglichen Lebensrollen stehen, zur eigenen Erfahrung werden lassen. Wenn sie uns zurückführt in unsere Herkunftsfamilie, dann nicht, um uns dort festzuhalten, sondern weil wir etwas vergessen haben: Ja und Danke zu sagen.

Dabei gibt es zwei Möglichkeiten: Man kann den Klienten als Kind quasi an der Hand nehmen und mit ihm noch einmal in seine Kindheit zurückgehen – dies wäre die Arbeit mit dem kindlichen Bewusstsein. Sie ist manchmal unumgänglich, zum Beispiel bei schweren persönlichen Traumata oder psychischen Erkrankungen. Ebenso kann man das Kind oder den Jugendlichen ein fälliges, aber unterdrücktes Nein klar aussprechen lassen, um den Raum für das Ja zu sich selbst und zum Leben zu öffnen. Die eigentliche Aufgabe einer spirituellen Therapie besteht aber darin, den Kontakt mit der inneren Bewegung des Lebens und des Bewusstseins wiederherzustellen und zu stärken. Das ist eine Arbeit mit dem erwachsenen Bewusstsein. Dem erwachsenen Bewusstsein kann und muss man zumuten, das Leben so zu nehmen, wie es ist. Für den therapeutischen Prozess heißt dies: Man unterstützt den Klienten dabei, zu sehen, was ist. Das bedeutet auch, dass ich seine Familie und die Ereignisse, die es dort gab, so lasse, wie sie sind. Bezogen auf die Aufstellungsarbeit ist dies ein Abschied von der alten Arbeit (der neunziger Jahre), in der die Familie in eine neue Ordnung gebracht wurde.

Eine erwachsene, spirituelle Aufstellungsarbeit verzichtet auf jede Veränderung dessen, was war. Das erwachsene Bewusstsein ist nämlich, anders als das kindliche und das jugendliche, in der Lage, sich dem Leben auszusetzen, wie es ist. Genau das macht sein Erwachsensein aus. Es nimmt die Herkunft, wie sie ist, die Kindheit und die Jugend, wie sie waren, und lässt sie mit voller Zustimmung, ohne etwas ändern zu wollen, dort, wo sie hingehören: in der Vergangenheit. Damit werden sie so, wie sie waren, gewürdigt. In dieser Würdigung fühlen sich das Kind, das wir einst waren, die Eltern, die Toten und die anderen schwer vom Schicksal Getroffenen gesehen und anerkannt, wie sie sind. Sie können sich ihrem eigenen Leben zuwenden oder endlich zur Ruhe begeben, und uns geben sie ihren Segen, der uns beschützt und der uns hilft zu leben.

Wilfried Nelles über sich:

Geboren 1948, aufgewachsen und schließlich wieder gelandet in der Eifel, verheiratet und Vater von zwei Söhnen.

Gegen zeitweise heftige Widerstände klassisch-humanistisch gebildet, bin ich nach einem recht kurzweiligen Studium der Politischen Wissenschaft, Soziologie und Psychologie mehr zufällig als gewollt im Wissenschaftsbetrieb gelandet.

Dort bin ich überraschend schnell aufgestiegen zum Leiter einer großen interdisziplinär-sozialwissenschaftlichen Forschungsgruppe. Insgesamt war ich 12 gute Jahre in Forschung und Lehre tätig (an den Universitäten Bonn und Wuppertal), habe in dieser Zeit fünf Bücher und eine stattliche Anzahl wissenschaftlicher Aufsätze veröffentlicht, zwischenzeitlich promoviert, aber dann nicht mehr (zu Ende) habilitiert, weil ich merkte, dass dieser Weg zu Ende war.

Von Anfang der 80er bis Mitte der 90er Jahre spirituelle Wander-, Such- und Lehrjahre bei Osho, umfangreiche Selbsterfahrung und Trainings in diversen Methoden der humanistischen Psychologie, 10-jährige Gruppenerfahrung als Leiter von Selbsterfahrungs- und Meditationsgruppen bis zur Begegnung mit dem Familienstellen (1996).

Seitdem dreht sich mein Berufsleben ausschließlich um die Aufstellungsarbeit, ich halte Kurse und Fortbildungen in Deutschland, vielen Ländern Europas und Asiens und schreibe darüber (siehe Veröffentlichungen). Im Laufe der Zeit hat sich meine Arbeit vom klassischen Aufstellen zu den „Bewegungen der Seele" zu fließenden Aufstellungsformen mit spiritueller Ausrichtung weiter entwickelt und verdichtet.

Workshops, Trainings und Ausbildungskurse mit Wilfried Nelles:

www.nelles-institut.de
Kontakt: wilfriednelles@nellesinstitut.de

Weitere Bücher von Wilfried Nelles

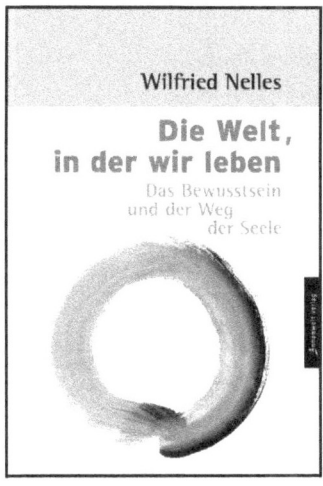

Wilfried Nelles
DIE WELT, IN DER WIR LEBEN

**Das Bewusstsein
und der Weg der Seele**

360 Seiten | Broschur
ISBN 978-3-947508-42-6

Wilfried Nelles skizziert in diesem Buch die Entwicklung der menschlichen Seele und des Bewusstseins vom Embryo bis zum alten Menschen, von der Vertreibung aus dem Paradies bis zur modernen Zivilisation. Er beschreibt die tiefen Prägungen, die der Mensch in den verschiedenen Stufen seines Lebens erfährt, und die Entwicklung, die das Bewusstsein in eine immer weitere und höhere Dimension trägt, wenn man sich ohne Vorbehalte ins Leben fallen lässt. Er entlarvt die Lebenslügen der Moderne, ihren blinden Glauben an die Technik und die narzisstische Anbetung der eigenen Ideen, ihren Welt- und Selbstverbesserungswahn als jugendliche Flucht vor der Wirklichkeit des Lebens und zeigt einen Weg, in diese Wirklichkeit einzutreten.

www.innenwelt-verlag.de

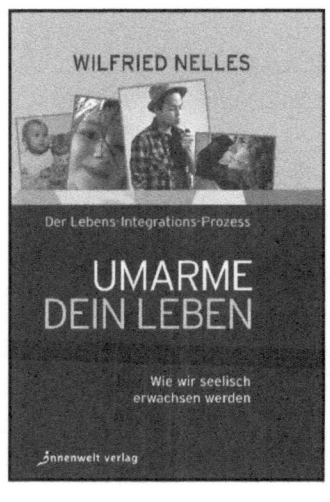

Wilfried Nelles
UMARME DEIN LEBEN

Wie wir seelisch
erwachsen werden

Der Lebens-Integrations-Prozess

160 S., Broschur
ISBN 978-3-942502-16-0

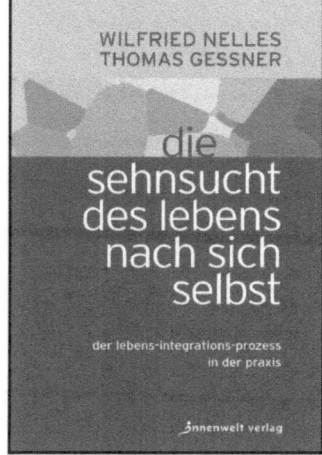

Wilfried Nelles
DIE SEHNSUCHT DES LEBENS
NACH SICH SELBST

Der Lebens-Integrations-Prozess
in der Praxis

352 Seiten, Broschur
ISBN 978-3-942502-30-6

www.innenwelt-verlag.de

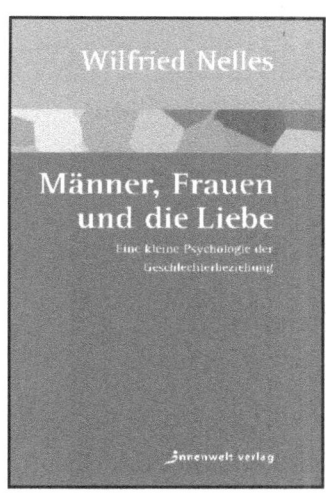
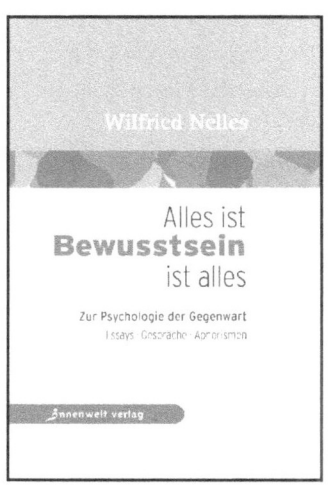

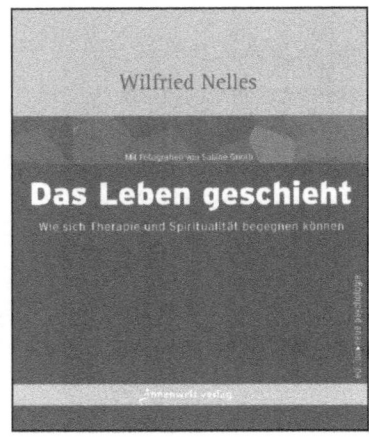

Wilfried Nelles
DAS LEBEN GESCHIEHT

Wie sich Therapie und
Spiritualität begegnen
können

Mit Porträts
von Sabine Gnoth

176 Seiten | Klappenbroschur
ISBN 978-3-942502-90-0

Wie kann oder müsste eine Psychologie und Therapie aussehen, die die moderne Seele und die psychischen Leiden, die das moderne Leben mit sich bringt, nicht nur notdürftig flicken, sondern in der Tiefe verstehen und heilen kann?

Um die heutige Zeit und ihre seelischen Prozesse zu verstehen, bedarf es einer Perspektive, die diese quasi von außen, aus einer weiteren Sicht heraus, sehen kann. Darüber handelt dieses Buch.

Grundlage sind fünf Vorträge, die Wilfried Nelles im Herbst 2016 und im Sommer 2017 in einem Ausbildungskurs und in der Sommerakademie des Nelles Instituts in Nettersheim gehalten hat.

www.innenwelt-verlag.de

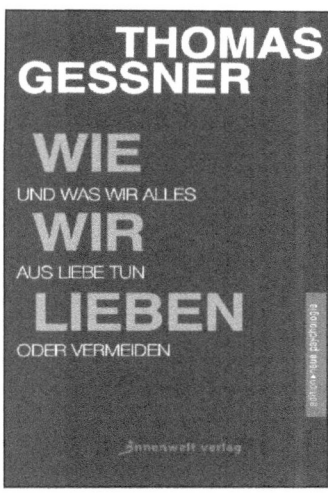

Thomas Geßner
WIE WIR LIEBEN

Und was wir alles aus Liebe
tun oder vermeiden

232 Seiten | Broschur
ISBN 978-3-942502-88-7

Wie kann man sich – ohne Selbstvorwurf – klarer sehen?

Dieser Frage geht Thomas Geßner in seinem Buch nach, indem er ausführt, „wie unbewusste Liebe unser Leben aus einer inneren Notwendigkeit heraus gestaltet."
Von der Gegenwart aus schaut er im ersten Teil des Buches auf unsere inneren Echos aus der Vergangenheit und wann sie uns heute noch bestimmen.
Im zweiten Teil beleuchtet er den anderen Pol der Liebe, die „Selbstliebe". Sie sucht Entfaltung und Hingabe und kann uns in ein entspannteres inneres Erwachsensein führen.
Im dritten Teil geht es darum, wie und wozu wir unbewusst die Überlebensstrategien von damals noch heute in ähnlich anmutenden Situationen aktivieren.

www.innenwelt-verlag.de

Mehr gute Bücher unter

www.innenwelt-verlag.de